U0152847

公共衛生
新思維

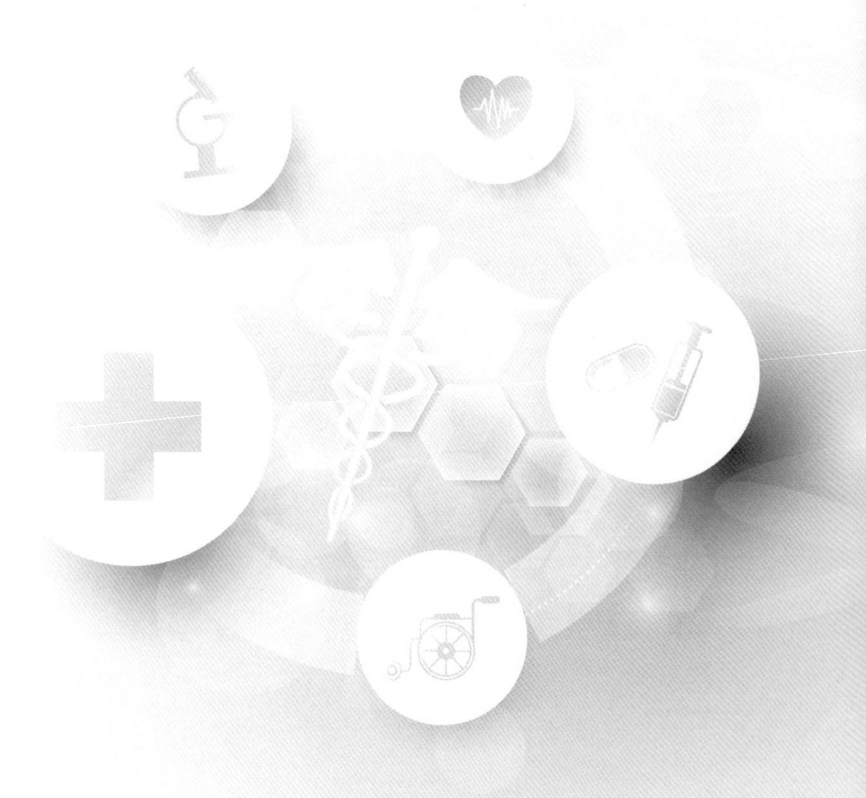

序言

《公共衛生新思維》這一本書集結了我以前的論文，為本人的論文集。我本身在中山醫科大學，生命科學系畢業之後，赴大陸北京大學唸臨床醫學系。〈兩岸醫師執照政策比較研究〉是以我那時候的感受，與之後變遷的最新資料寫成兩岸醫師執照政策比較。在學習上大陸學生比台灣學生充滿幹勁，很多時候找同學都要去圖書館或者自習教室才能找得到，大多數的同學比較喜歡打籃球或者是踢足球；也有比較混的學生，但是都可以畢業。大陸特別重視操作的考試，這也在畢業考中出現。先考問診、理學檢查、心電圖、X光、CT閱片。之後才是筆試，大部分平常都念得很扎實了，把它當作醫師執照的前哨站，很容易就通過了。另外本篇還從考試、執業登記來探討兩岸醫師執照政策之不同。大陸醫師執照考試分為兩部份，醫試操作考通常在七月，而筆試在九月份考，但事先考過操作考才能考筆試，筆試沒過隔年操作考必須從新再考，不能保留。報考要求是必須醫學系畢業，並且畢業後在醫院中實習，或住院醫師。這篇論文曾在公共政策研討會上報告過，感謝考試委員高明見的批評再度修改成本文。

人類為了生存必須要適應環境的挑戰。這篇〈人類生存規則的演化〉論文只在闡明動物為了應對自然環境的變遷所產生的逐步地改變自己。演化有天演論與人擇兩種方式。天擇是動物本身的基因發生的改變，並且經由殘酷的生活條件去蕪存菁所留下來的個體與族群。這些引申至人類的法律與社會結構的改變，也要隨著環境與世界潮流所改變。在漫長的演化歷史中，不能決定哪項生物特徵為當代最適應環境的代表作，演化的方向並沒有一定的方向，可以雙方面進行。但是當環境改變時，面貌一定會有改變。創新是社會的變革，社會規則的制定與演化是為了適應大環境所需，卻回過頭來，成為這個社會裡的人民要去適應的小環境。為了適應新的環境、或在這樣的環境下生存、獲益，人類社群的某些能力可能越來越強，有些可能越來越弱，宛如自我演化。本文以科際整合觀點，結合生物學、演化人類學、政治學，來說明人類規則的演化。

另外，民以食為天，生命的一切都要從外在攝取養分維持。在最近曾經發生食品安全事件，其中為了處理最近幾年發生的食品安全問題，立法院修改食品安全衛生管理法好幾次，其目的要讓食品安全管理體系完整，我寫了兩篇論文，一篇是這幾年食品衛生安全法修法的演進；另一篇用公共政策政策窗的觀點來詮釋這幾次的修法。這幾年國內發生重大食安事件，重創人民對於食品安全的信心。近幾年發生的食安問題，舉例來說：2011年5月發生塑化劑污染食品事件、2013年5月毒澱粉、2014年5月發生的毒醬油、毒澱粉，與2013年10月發生餿水油事件、銅葉綠素事件與低劣的棉仔油混充高級的橄欖油。一些總總的事件顯示現行的食品衛生管理法已經不符合現行的環境。本文從 John W. Kingdon(2011)的「政策窗」(policy window)的「問題流」觀點，分析〈食品安全管理法〉每次修正。雖然政策窗的理論包括「問題流」(problem stream)、「政治流」(political stream)、「政策流」(policy stream)，以及政策企業家主導這三流「匯合交會」(coupling)，而開啟「政策窗」(policy window)。成為修法的契機，才會在2014年12月進行翻修，並且小幅度修改了幾次。大部分修法內容都已經準備好了，但是因為不緊急所以立法並沒有排在優先法案，但是等到發生重大食品安全事故時，才開啟政策窗，修改法律。

複雜性科學 (complexity science) 在21世紀的醫療照護提供了新的觀念與工具。傳統的化約論 (reductionism) 思維，在目前形勢，已經無法充分處理醫療照護問題。〈健康照護：複雜性科學的觀點〉以一個醫師每天的作息、SARS 院內感染事件緊急處理，來說明。健康照護，不論臨床實務、醫療組織、訊息管理、研究教育，或個人的職涯發展，都不是各自獨立的，是彼此相互連結與影響，具有相互作用、相互調適的特性。在醫療複雜性系統中，不可預測性與弔詭一直存在。複雜性理論的主要特性有：系統範圍模糊、作用者活動基於內心規則、作用者與系統相互適應、系統鑲嵌其他系統且共同演化、醫療系統緊張與弔詭的自然現象、互動導致連續性的突現 (emergence)、創新行為、非線性，不可預測性、不確定性、吸引型態 (attractor patterns) 以及自我組織。本文正式將複雜性理論導入醫療照護的研究中，以西蒙醫師的例子說明在醫療系統的複雜性。每個醫療專業人士的時間不一樣，當突然有一個病患突然要動手術，其他醫療人員無法配合，最後西蒙醫師只能到他哥哥的診所做手術，從這個例子來說明醫療系統的複雜性。

由於複雜性理論非常重要，特別研究複雜性理論與醫藥照顧的影響，分別發表〈複雜性科學進入英美公共衛生領域〉，與〈公共衛生政策：層級體制在複雜性思維的爭論〉兩篇論文，旨在闡述複雜性理論對於醫療衛生體系的影響。複雜性科學 (complexity sciences) 興起於20世紀八〇年代，是系統科學發展的新階段。複雜性科學的發展，不僅引發了自然科學界的變革，而且也日益進入到哲學、人文社會科學領域。複雜性科學的理論和方法為人類的發展，提供新思路、新方法和新途徑，具有很好的應用前景，力圖顛覆從牛頓力學以來一直主宰世界的「線性」(line)觀點，拋棄「化約論」(reductionism)，創立新的理論框架體系，應用新的思維模式來理解各種自然與人文社會現象(Mitchell, 2009)。在複雜性的宇宙中，因與果不再一對一的對應，有一個因可能造成多個果，或者因果對調的情況。複雜性理論應用的層次很廣，可以連接宏觀世界，也可以應用在微觀世界。其中心思想為回饋 (feedback)、奇異的吸引子(strange attractors)、自我組織 (self organization)、突現(emergence)，不僅可以提供各學科的中心問題的解決，也可以提供其他學科連結的橋樑。在臨床實踐中，每個醫護人員都有它的臨床自主性。每個人習慣不一樣，但是如果產生衝突時，必須要彼此協調來找到解決方式，如果碰到疑難雜症時，也會產生自我組織，會因為各自的醫療專業而發展他們的創新解決模式。本文舉出很多醫療發生的例子，傳統模式無法解釋，現在複雜性理論可以說明完全詮釋。

另一個重要的新思維是說複雜性理論是否能夠與傳統的階層系統相合？公共衛生政策面對複雜、快速變遷，需要緊急有效應變，勢必引進層級體制。傳統認為層級結構是單方面、次序的。有可能與複雜性理論的內容相悖。複雜性理論告訴公共衛生執行者不要用線性思考，從上到下方式的政策形成與執行。1.層級體制 (hierarchy)本身為複雜的、動態的環境之產物。層級體制並非受到複雜性科學所排擠。2.層級體制的基本組織型態，即由上級指揮命令下級，常被誤會為等同於線性的(linear)、順序的(sequential)執行過程；以及上級利用層級體制，命令、控制下級，達成政策目標。3.公共衛生執行的組織方式，仍以層級體制為主，並與市場(markets)、網絡(networks)搭配，補強層級體制缺失。層級體制雖然看起來像單一的結構，但是他也是一種複雜的有機體，而且國家的醫療造護系統的產生也是依賴醫療專業的整合與疾病控制共同演化而成的。早期醫療機構為散亂不接受命令的情況，後來逐漸整合為有秩序、效率極高的體系，這些也是長期演化而來的。醫療系統為了回應人民的需求而轉型成為為了服務人民而成為的醫療場所。很多人誤會層級體制不屬於複雜性思維，因此必須將層級體制再納入複雜性思維。如何再納入？一是健康目標(health targets)應用層級體制而有效達成，二是層級體制與網絡(network)搭配，提升醫療服務效能，三是層級體制與複雜性思維嫁接(grafting)，提升醫療服務效能。

〈天然產物的發現：過去、現在、未來〉旨在說明天然產物在藥物研發的中藥性。天然產物是細菌、植物與真菌所產生的二級產物，也就是代謝的副產品。中藥的的發展自從神農本草經開始就已經奠定基礎。二次大戰時，由於青黴素的發現讓許多人從二次世界大戰的戰場救回來，免於死亡。這些藥物是偶然發現，因為發現者培養細菌時，意外讓黴菌孢子飄入，細菌生長少掉一大圈，因而猜想黴菌會分泌一個物質抑制細菌生長，這就是青黴素。接下來的三十年，已經累積大量天然物的知識，分子生物學的技術不斷進步，可以快速鑑定天然產物，其來源增加，許多經典藥品都在這時發現而應用。2000年之後由於人類基因圖譜的確立，可利用先進的基因體學與蛋白質體學將新穎天然產物快速確立並進入臨床。本篇提供不同藥物的發展歷史，例如：抗瘧疾藥物、抗感染藥物的發展，可以全面了解藥物發展的歷史。

〈Neuron書評：在軸突初始區域的信息加工〉一文指出歷年來對於神經系統電活動的研究，在軸突上有一個區域叫做軸突初始區域，他是所有神經元最早產生動作電位的地方。AIS 為軸突為出細胞本體的一段區域。這貢獻一段細的軸突未被 myelinate 包覆區域(長度約為10-60 μ m)，它起源於軸突小丘(axon hillock)特別在細胞本體與髓鞘包覆起始之間。未包覆軸突神經元細胞也包含一個AIS，而如同有髓鞘包覆的軸突，可被高密度表達特別離子通道及相關特殊蛋白所辨別。在電子顯微鏡的觀察中，軸突初始區域在細胞膜上有一層高度的顆粒層，而這些不會在細胞本體中發現。這些現象也發現在蘭氏節上。與蘭氏節相同，他被認為是高密度的voltage-gated channels，以及與特殊對於動作電位產生貢獻的錨定蛋白。一些種類的神經，也有接受突觸訊息的匯入功能。先前的研究指出，動作電位起始在軸突初始區域，而不是細胞本體上。這個現象與軸突初始區域的特性有關，本文舉例一些研究證明。

世界衛生組織是全世界最高的衛生機關，隸屬於聯合國旗下的組織。〈世界衛生組織健康促進之探討〉一文指出健康促進的定義為「健康促進是指促使人們提高與改善健康狀態的過程。」在美國一般採用狹義的定義，即指「幫助人們改變其生活習慣以達到理想健康狀態的一門科學與藝術。」2013年，世界衛生組織 (WHO) 與芬蘭

社會事務暨衛生部 (Ministry of Social Affairs and Health of Finland)共同舉辦「第八屆健康促進全球會議」(8th Global Conference on Health Promotion, 8GCHP)，將「政策都要有健康意涵」(Health in All Policies, HiAP) 定義為(WHO, 2013)：一種跨部門的公共政策制定途徑，以系統化的方法考量決策與健康的關聯性、尋求綜效 (synergies)、並且避免對健康造成不良的影響，以提昇人民健康與健康均等(Health equality)。

1. 強調維護人民的健康與幸福是政府責無旁貸的工作，且健康幸福的國民是達成社會、經濟和環境發展目標的關鍵(WHO, 2013)。
2. 提昇人民健康也成為政府所有部門的共同目標(WHO, 2013)。
3. 政府所做任何政策，或多或少、直接或間接、正面或負面，都會影響到人民的健康。而健康問題是由諸多社會、經濟與環境因素交互影響所導致，成為「棘手問題」(wicked problems)(WHO, 2013)。
4. 要解決健康問題，不能單從醫學或臨床層面下手，而是要從社會與環境層面來處理。因為影響健康的其他因素是由政府其他部門所管轄，但所造成的健康結果往往得由衛生部門概括承受。衛生部門即便想解決健康問題，成效有限(WHO, 2013)。
5. 藉由全觀性的考量各種政策對於健康的影響，尋求最好政策方案，可以提昇人民的健康並且減少醫療支出，降低國家財政的負擔(WHO, 2013)。

並且舉其他的例子，解釋健康促進的實踐，其中提出健康組織與健康學校的推動等議題。

接下來的一篇〈世界衛生組織〉，寫的是世界衛生組織的組織與其功能。因為世界衛生組織為聯合國附屬的組織，他在國際上實際執行的能力為何？隨著全球化的發展，交通的便利，各個國家人民往來頻繁，全球就是一個生命共同體，每一個人與其他人彼此相關，因為任何人的健康與疾病會相互感染與影響。因此，人類的健康、疾病的防治非常重要。任何傳染疾病的發生，很可能快速擴散，造成國際性傳染病，世界性衛生組織的存在與運作是人類生存發展所必須的國際組織。世界衛生組織總部設在瑞士日內瓦，其下設六個區，分別是非洲區、美洲區、東地中海區、歐洲區、東南亞區和西太平洋區。世界衛生組織(WHO)的宗旨是促進世界人類獲得最高水準的健康，主要任務是指導、協調世界各國的衛生工作，協助各國發展衛生業務，並加強撲滅傳染性流行病及其他疾病。世界衛生大會(World Health Assembly, WHA) 是該組織的最高權利機構，每年五月召開一次，主要工作是審查新會員國的加入、執行委員會(Executive Board)和總幹事(Director-General)的工作報告、計劃預算，以及改選執行委員會等(World Health Organization, 2016；國家教育研究院，2002)。本文中還有解釋其他有關於世界衛生組織的活動，也連同上一篇的健康促進相關的內容。

感謝科際整合月刊刊登這些的研究論文。匯集這幾篇，成為一本小書籍，內容大部份針對現在的公共衛生的議題進行廣泛的研究，除了少部分之前生物醫學的領域放在附件中給各位參考。希望這些新思維。在這2019年春節之前替這本書寫下序言，實在為人生一大樂事。

張耕維 謹誌

2019年1月31日

二版序

「十年研成書，學理未曾試。今朝把示君，誰有疫情事？」時間過得真快，2011年作者在成功大學攻讀生理學，後來又到陽明大學攻讀生理學、台北醫學大學研讀公共衛生，至2021年已十年。累積才學，2019年出版《公共衛生新思維》。2020年初，新冠肺炎病毒爆發全球疫情大流行，益見公共衛生新思維的重要性。作者趕緊重新改版《公共衛生新思維》，以應時代需要。

這次二版的內容，重新調整初版內容成三大篇：理論篇、臺灣篇、世界篇；刪除了初版關於生物醫學的文章；新增：健康與健康權釋義、自動創生(autopoiesis)釋義、適應度景觀(fitness landscape)探討、AI與智慧醫療、邊界組織、無邊界組織、打擊全球的衛生貪腐、WTO「一個世界：一同在家」特別節目等八篇。二版的序必須交代新增文章的大要觀點。

〈健康與健康權釋義〉揭示公共衛生新思維必須強調「健康與健康權」的重要性，列為首篇，由此引出公共衛生新思維。健康不是作為一種狀態，而是動態的適應力，是日常生活的一種資源，而不是生活的目標；已具有積極的意義，適應環境變遷的能力，強調社會和個人資源以及身體能力，與複雜性基本觀念連結在一起。「複雜性」(complexity)基本觀念認為公共衛生是「複雜適應系統」(complex adaptive system)。而健康權，「旨在保障人民生理及心理機能之完整性，不受任意侵害，且國家對人民身心健康亦負一定照顧義務。國家於涉及健康權之法律制度形成上，負有最低限度之保護義務，於形成相關法律制度時，應符合對相關人民健康權最低限度之保護要求。凡屬涉及健康權之事項，其相關法制設計不符健康權最低限度之保護要求者，即為憲法所不許。」(釋字第785號)。

〈自動創生(autopoiesis)釋義〉指出：系統內部各成分相互互動、作用，係自動的、創生的，而系統內各成分如何互動、相互作用，也是變化莫測，是具複雜性。自動創生系統也是複雜性系統：可以讓我們了解公共衛生系統實際運作狀況。〈適應度景觀(fitness landscape)探討〉說明適應度 (fitness)係物種適應其環境生存與發展的程度。物種適應度越高，則物種越有在其環境的生存競爭能力，反之，物種則容易被淘汰。各物種生存競爭，相互影響，共同演化，變造成生存環境的不同「景觀」(landscape)。

〈AI與智慧醫療〉將數位科技與醫療緊密結合，試圖將人工智慧的發展應用在醫療上，讓醫療變得更安全、錯誤更少、更精準，又能在最短時間內處理並解決病人的資訊，促進醫療效果更高、費用更低廉，是所有醫療領域最迫切得到的理想目標。目前AI領域在醫療科技的發展已經到達無時無刻守護人類的健康。例如: 醫療機器人：隨高齡化社會來臨，醫療照護的需求激增，醫療資源人力短缺，因此，為了降低醫療人員負擔，AI人工智慧的機器人技術，應用於醫療領域來補足這方面的缺口，必然日益提升。

〈邊界組織〉(boundary organization)與〈無邊界組織〉(boundaryless organization)必須對照的閱讀。 Guston (2001)提出「邊界組織」的概念，與1981年美國通用電氣公司(GE) 董事長韋爾許(Welch)所提出的「無邊界組織」的意義完全不同。「邊界組織」 指要突破科學與政治的邊界，能夠在有邊界的組織之間，遊走自如；組織要能夠針對不同組織之間的邊界，自由跨越或穿透，充分溝通、瞭解、信任、協調、運用並共享資源，達成政策目標。而「無邊界組織」強調組織要消除組織邊界的障礙，及消除縱向、橫向、外部、地域的邊界障礙，讓組織能夠機動、靈活、開放、有效經營。這兩個概念對公共衛生疫情防治在各部門、各機關之間，整合、配合、合作具有重大意義。

〈打擊全球的衛生貪腐〉指出世界衛生組織在防制貪污是一項很重要的工作。因為世界衛生組織支援第三世界某些國家改善衛生環境時，衛生機關所收到的款項往往不足，被當地的某些政客從中獲取利益，並沒有幫助到窮困的民眾。例如：在2014年伊波拉病毒流行，需要公共信任與信心；而醫療反應的能力卻被貪腐稀釋掉了。獅子山共和國與賴比瑞亞發現醫療經費不受審計規範，包括沒有任何文件證明的支出、醫療設備採購過程的腐敗以及埃博拉幽靈工人的索賠。(偽造身份以收取報酬或額外工資的員工的工作人員)因此，貪腐影響全球衛生有許多個方面：破壞提供生命搶救干預措施的能力、威脅衛生系統能力與緊急反應、以及浪費數百億經費投資在國內與全球衛生的計畫。《聯合國反腐敗公約》是聯合國歷史上首次通過用於打擊國際腐敗犯罪的法律文件，於2003年10月31日在第58屆聯合國大會全體會議投票通過。我國也於2015年 12月 9日生效施行《聯合國反貪腐公約施行法》。

最後，〈WTO「一個世界：一同在家」特別節目〉，由於2020年新冠病毒的疫情的爆發，世界衛生組織舉辦了「同一個世界，同一個家」的活動。鼓勵大家在疫情期間都待在家中，不要在疫情時間出去，避免群聚感染。該特別節目於2020年4月18日美國東部時間晚上8點/格林尼治時間上午12點/台北時間4月19日上午8點進行現場直播，以表達對於衛生工作者的支持，並展現奮鬥在一線的醫生、護士和世界各地家庭的真實狀況。在COVID-19團結應對基金的支持者和合作夥伴的共同努力下，該特別慈善節目將為各地區慈善機構提供多種協助，例如提供食物、避難場所和健康護理資源等。在節目當中募款，所募集的資金幫助全球在COVID-19肆虐下需要幫助的民眾。

2020年新冠肺炎病毒大流行，公共衛生已必須要有全新的思維，才足以應對。新冠病毒具有強大殺傷力、快速傳染力、隨機突變力，再加上無症狀潛伏力。傳統的防疫除疫的「化約模式」、「線性模式」，已無從處理新的複雜性、「非線性」的公共衛生性狀。希望本書能有所貢獻。也希望雅博君子有所指教。

張耕維 謹誌

2021年5月1日

目次

第一篇　理論篇

01　健康與健康權釋義......3
02　健康照護：複雜性科學的觀點......11
03　人類生存規則的演化......29
04　自動創生(autopoiesis)釋義......42
05　適應度景觀(fitness landscape)探討......47
06　AI與智慧醫療......62
07　公共衛生政策：層級體制在複雜性思維的爭論......69

第二篇　臺灣篇

08　台灣食品安全衛生法修法之研究......83
09　台灣食品安全衛生政策發展之研究：政策窗觀點......118
10　兩岸醫師執照政策比較研究......151

第三篇　世界篇

11　複雜性科學進入英美公共衛生領域......179
12　邊界組織(Boundary organization)......196
13　無邊界組織(boundaryless organisation)......207
14　世界衛生組織......214
15　世界衛生組織健康促進之探討......237
16　打擊全球的衛生貪腐......245
17　WHO「一個世界：一同在家」特別節目......253

索　引／264

第一篇

理論篇

01	健康與健康權釋義	3
02	健康照護：複雜性科學的觀點	11
03	人類生存規則的演化	29
04	自動創生(autopoiesis)釋義	42
05	適應度景觀(fitness landscape)探討	47
06	AI與智慧醫療	62
07	公共衛生政策：層級體制在複雜性思維的爭論	69

CHAPTER 01

健康與健康權釋義

摘要

本文探討1948年、1984年世界衛生組織對健康的不同定義。前者認為健康是一種狀態；後者認為健康是一種生活資源。並探討聯合國與我國釋字第785號對健康權的觀點。

壹、健康的定義

一、1948年世界衛生組織的定義

1948年，〈世界衛生組織〉（WHO）提出了健康的定義：「健康是一種狀態，將健康與福祉聯繫起來，即健康是『身體，精神和社會福祉，而不僅僅是沒有疾病和虛弱』」(WHO, 1958)。世界衛生組織（WHO）的信念：

1.健康是身體、精神和社會全面幸福的狀態，而不僅僅是沒有疾病或身體虛弱。

2.不分種族、宗教、政治信仰、經濟或社會狀況，享受最高的健康標準是每個人的基本權利之一。

3.各國人民的健康是實現和平與安全的基礎，並取決於個人和國家的充分合作。

4.任何國家在增進和保護健康方面的成就對所有人都有價值。

5.在促進健康和控制疾病，特別是傳染病方面，不同國家的不平等發展是普遍的危險。

6.兒童的健康成長至關重要。在不斷變化的整體環境中和諧生活的能力對於這種發展至關重要。

7.向所有人普及醫學、心理和相關知識的益處，對於充分實現健康至關重要。

8.公眾的知情意見和積極合作對改善人民的健康至關重要。

9.各國政府對人民的健康負有責任，只有提供適當的健康和社會措施才能實現。

二、1984年世界衛生組織的定義

1980年代，世界衛生組織提出新的健康概念，健康不是作為一種狀態，而是**動態的適應力**，換句話說，就是一種「**生活資源**」。1984年，世界衛生組織修訂了健康的定義，將其定義為「個人或團體能夠在多大程度上實現願望，滿足需求並改變或應對環境。健康是日常生活的一種資源，而不是生活的目標」；這是一個積極的概念，強調社會和個人資源以及身體能力(WHO,1984)。 因此，健康是指保持體內平衡並從損傷中恢復的能力。精神、智力、情感和社會健康是指一個人處理壓力，掌握技能和維持人際關係的能力，所有這些都構成了恢復力和獨立生活的資源。

有人認為1990年，世界衛生組織又修正健康的定義為：「除了生理健康、心理健康和社會適應良好外，還要加上道德健康。只有這四個方面都健全，才算是完全的健康。」經查證是以訛傳訛，世界衛生組織並未有此規定 (未具名，2019)。

三、世界衛生組織（WHO）關於健康的十大標準

1974年第27屆世界衛生大會決定關於健康的十大標準(孫曉明，2020: 62-63)為：

1.充沛的精力，能從容不迫的擔負日常生活和繁重的工作而不感到過分緊張和疲勞。
2.處世樂觀，態度積極，樂於承擔責任，事無大小，不挑剔。
3.善於休息，睡眠良好。
4.應變能力強，適應外界環境中的各種變化。
5.能夠抵禦一般感冒和傳染病。
6.體重適當，身體勻稱，站立時頭、肩臂位置協調。
7.眼睛明亮，反應敏捷，眼瞼不發炎。
8.牙齒清潔，無齲齒，不疼痛，牙顏色正常，無出血現象。
9.頭髮有光澤，無頭屑。
10.肌肉豐滿，皮膚有彈性。

其中前四條為心理健康的內容，後六條則為生物學方面的內容（生理、形態）(孫曉明，2020: 62-63)。

很多醫療發生的例子，傳統模式無法解釋，現在複雜性理論可以說明完全詮釋。

另一個重要的新思維是說複雜性理論是否能夠與傳統的階層系統相合？公共衛生政策面對複雜、快速變遷，需要緊急有效應變，勢必引進層級體制。傳統認為層級結構是單方面、次序的。有可能與複雜性理論的內容相悖。複雜性理論告訴公共衛生執行者不要用線性思考，從上到下方式的政策形成與執行。1.層級體制 (hierarchy)本身為複雜的、動態的環境之產物。層級體制並非受到複雜性科學所排擠。2.層級體制的基本組織型態，即由上級指揮命令下級，常被誤會為等同於線性的(linear)、順序的(sequential)執行過程；以及上級利用層級體制，命令、控制下級，達成政策目標。3.公共衛生執行的組織方式，仍以層級體制為主，並與市場(markets)、網絡(networks)搭配，補強層級體制缺失。層級體制雖然看起來像單一的結構，但是他也是一種複雜的有機體，而且國家的醫療造護系統的產生也是依賴醫療專業的整合與疾病控制共同演化而成的。早期醫療機構為散亂不接受命令的情況，後來逐漸整合為有秩序、效率極高的體系，這些也是長期演化而來的。醫療系統為了回應人民的需求而轉型成為為了服務人民而成為的醫療場所。很多人誤會層級體制不屬於複雜性思維，因此必須將層級體制再納入複雜性思維。如何再納入？一是健康目標(health targets)應用層級體制而有效達成，二是層級體制與網絡(network)搭配，提升醫療服務效能，三是層級體制與複雜性思維嫁接(grafting)，提升醫療服務效能。

〈天然產物的發現：過去、現在、未來〉旨在說明天然產物在藥物研發的中藥性。天然產物是細菌、植物與真菌所產生的二級產物，也就是代謝的副產品。中藥的的發展自從神農本草經開始就已經奠定基礎。二次大戰時，由於青黴素的發現讓許多人從二次世界大戰的戰場救回來，免於死亡。這些藥物是偶然發現，因為發現

貳、健康權的定義

一、聯合國《經濟，社會，文化權利國際公約》(1966)

本公約第12條，定義了健康權：本公約締約國確認人人有權享受可能達到之最高標準之身體與精神健康。本公約締約國為求充分實現此種權利所採取之步驟，應包括為達下列目的所必要之措施：
(一)設法降低死產率及嬰兒死亡率，並促進兒童之健康發育；
(二)改善環境及工業衛生之所有方面；
(三)預防、療治及撲滅各種傳染病、風土病、職業病及其他疾病；
(四)創造環境，確保人人患病時均能享受醫藥服務和醫藥護理。

二、《經濟，社會，文化權利委員會》《第14號一般性意見》(2000)

2000年5月11日《經濟，社會，文化權利委員會》（CESCR）提出《第14號一般性意見書》。案該委員會係由18名獨立專家組成，負責監督締約國對《經濟，社會，文化權利國際公約》的執行情況。該委員會是根據1985年5月28日《聯合國經社理事會》第1985/17號決議設立的，負責履行《該公約》第四部分賦予《聯合國經濟及社會理事會》的監督職能。

該意見書主張：健康權是行使其他人權必不可少的一項基本人權。每個人都有權享有有助於實現有尊嚴的生活的最高可達到的健康標準。可以通過許多補充性方法來實現健康權。國際人權法中的健康，有《經濟，社會，文化權利國際公約》第12條、1965年《消除對婦女一切形式歧視國際公約》第5（e）（iv）條，1979年《消除對婦女一切形式歧視公約》第11.1（f）和12條，以及1989年《兒童權利公約》第24條中的規定。Gostin (2008:281)提出簡潔摘要，分規範、義務、違規、實施，說明如下：

(一)規範

各國健康權規定的內容應：(a)可用性(availability)。必須有足夠數量的、有效的公共衛生和保健設施、商品和服務以及方案。(b)可及性(accessibility)。必須所有國民都能夠不受歧視、身體可及、經濟可及、資訊可及，獲得保健設施、商品和服務。(c)可接受性(acceptability)。所有衛生設施，商品和服務，都必須尊重醫學道德並符合當地文化習慣。(d)品質(quality)。保健設施、商品和服務還必須在科學和醫學上適當且品質優良。

(二)義務：要求各國履行最基本義務：(a)確保人民無歧視地，獲得保健設施、商品和服務的權利，特別是邊緣化群體；(b)確保獲得足夠營養，免於飢餓；(c)確保獲得基本的住房，衛生設施、安全和飲用水；(d)提供基本藥物；(e)提供醫療資訊、控制傳染病、培訓衛生人員。

(三)違規：各國不得侵犯國民健康權，不論其為無能力，或不願意。要利用國家最大資源，(a)承擔尊重國民具有健康權的義務、(b)保護國民免於健康權被侵害的義務、以及(c)履行採取一切必要措施，確保國民健康權實現的義務。

(四)實施：以(a)框架立法(framework legislation)落實。由立法通過執行的策略、計劃、措施和評估，以實現更好的健康的行動；建立(b)中立監察制度，要求資訊揭露、透明、以便實現問責制度；(c)設立健康權指標和基準，隨時監測健康權實施狀況，以便隨時改善。

三、我國健康權規定 (釋字785號) (2019.11.29)

1. 明示健康權之依據

明示健康權之依據為**憲法第22條** (凡人民之其他自由及權利，不妨害社會秩序公共利益者，均受憲法之**保障**) 規定。該理由書明示「人民之健康權，為憲法第22條所保障之基本權利（釋字第753號及第767號解釋參照）」。

(1) 釋字第753號提及健康權。「全民健保特約內容涉及全民健保制度能否健全運作者，攸關國家能否提供完善之醫療服務，以增進全體國民健康，事涉憲法對全民生存權與健康權之保障，屬公共利益之重大事項，仍應有法律或法律具體明確授權之命令為依據。」

(2) 釋字第767號釋憲文：藥害救濟法第13條第9款規定：「有下列各款情事之一者，不得申請藥害救濟：……九、常見且可預期之藥物不良反應。」未違反法律明確性原則及比例原則，與憲法保障人民生存權、健康權及憲法增修條文第10條第8項國家應重視醫療保健社會福利工作之意旨，尚無牴觸。

2. 詮釋憲法所保障健康權的內涵

該理由書明示「憲法所保障之健康權，旨在保障人民生理及心理機能之完整性，不受任意侵害，且國家對人民身心健康亦負一定照顧義務。國家於涉及健康權之法律制度形成上，負有最低限度之保護義務，於形成相關法律制度時，應符合對相關人民健康權最低限度之保護要求。凡屬涉及健康權之事項，其相關法制設計不符健康權最低限度之保護要求者，即為憲法所不許。」分析具有5個內涵：

(1) 保障人民生理及心理機能之完整性，不受任意侵害。

(2) 國家對人民身心健康亦負一定照顧**義務**。

(3) 國家於涉及健康權之法律制度形成上，負有最低限度之保護**義務**。

(4) 形成相關法律制度時，應符合對相關人民健康權最低限度之保護要求。

(5) 凡屬涉及健康權之事項，其相關法制設計不符健康權最低限度之**保護要求者，即為憲法所不許**。

3. 裁定目前相關法規「與憲法保障人民服公職權及健康權之意旨有違」

〈**公務員服務法**〉第11條第2項規定：「公務員每週應有2日之休息，作為例假。業務性質特殊之機關，得以輪休或其他彈性方式行之。」及〈**公務人員週休二日實施辦法**〉第4條第1項規定：「交通運輸、警察、消防、海岸巡防、醫療、關務等機關（構），為全年無休服務民眾，應實施輪班、輪休制度。」並未就業務性質特殊機關實施輪班、輪休制度，設定任何關於其所屬公務人員服勤時數之合理上限、服勤與休假之頻率、服勤日中連續休息最低時數等攸關公務人員服公職權及健康權保護要求之框架性規範，不符憲法服公職權及健康權之保護要求。於此範圍內，與憲法保障人民服公職權及健康權之意旨有違。

4. 提出倡導式裁判

解釋文做成倡導式判決「相關機關應於本解釋公布之日起3年內，依本解釋意旨檢討修正，就上開規範不足部分，訂定符合憲法服公職權及健康權保護要求之框架性規範。」

參考文獻

WHO(World Health Organization). 1958. *The first ten years of the World Health Organization*. Geneva: WHO.

WHO. Regional Office for Europe. 1984. *Health promotion : a discussion document on the concept and principles : summary report of the Working Group on Concept and Principles of Health Promotion*, Copenhagen, 9–13 July 1984 Copenhagen: WHO Regional Office for Europe.

未具名，2019，〈道德健康，辯駁：亦論道德與健康的關係〉，《醫學與哲學》，40(1)：21-23, 42。

世界衛生組織（WHO）關於健康的十大標準，網址：https://kknews.cc/health/maergg6.html

孫曉明，2020，《世界醫療制度》，台北；時報文化。

清華大學南大校區網站，「健康的概念」，www.nhcue.edu.tw

CHAPTER 02

健康照護：複雜性科學的觀點

摘要

複雜性科學 (complexity sciences) 在21世紀的醫療照護提供了新的觀念與工具。傳統的化約論 (reductionism) 思維，在目前形勢，已經無法充分處理醫療照護問題。本文用一個醫師每天的作息、SARS院內感染事件緊急處理，來說明。健康照護，不論臨床實務、醫療組織、訊息管理、研究教育，或個人的職涯發展，都不是各自獨立的，是彼此相互連結與影響，具有自我組織、相互調適的特性。在醫療複雜性系統中，不可預測性與弔詭一直存在。複雜性理論的主要特性有：系統範圍模糊、作用者活動基於內心規則、作用者與系統相互適應、系統鑲嵌其他系統且共同演化、醫療系統緊張與弔詭的自然現象、互動導致連續性的突現 (emergence)、創新行為、非線性，不可預測性、不確定性、吸引型態 (attractor patterns) 以及自我組織。

本文說明醫療照護符合這些複雜性科學的特質。複雜性科學是解決目前以及未來醫療照護複雜問題的最新學科。

壹、前言

一、研究背景

查考所有醫療照護理論，在所有層次，以及在這個世界上，健康照護在現今社會變得越來越複雜了。僅僅50年前，英國的典型一般醫師在私人擁有的醫療場所進行醫療行為，只需要最少的支持人員，訂閱簡單期刊，打電話給相關專業人員，不管什麼時候需要建議，每周做一大堆文書作業。專業醫療人員都在醫院工作，專注於病人身體狀況，無所爭議接受醫院首長領導，及經常下達命令給醫療人員。醫療人員工作時間很長，且大多數的問題載在生物醫學的教科書中，並使用相關知識與技能解決醫療問題，而這些都是在醫學院訓練來的 (Plsek and Greenhalgh, 2001)。

當你覺得很不舒服時，你習慣去醫院看病，找出哪裡出錯了，以及得到可以康復的藥物。你的治療將由證據決定；可是，這也許是不精確、口是心非、衝突。你的敘述看法與偏好也許可以用，醫師在分享你所提供的資訊，決定怎麼處理你的疾病。對你的問題的解決，不一定簡單，也許涉及不同科別，需要會診 (Plsek and Greenhalgh, 2001)。

公共衛生是一門控制疾病傳播的科學，藉由明辨病因 (也許是外來生物)與採取一系列的步驟移除病因。今天疾病大流行有更雜亂的範圍(其中之一，甚至被認為是X症候群)(Hansen,1999)：它們是基因傾向、環境因素、生活習慣的交互作用 (Plsek and Greenhalgh, 2001)。

醫療上複雜的經驗在實務與個人層次上，可導致挫折與幻滅。這也許是真有原因而令人恐慌，也許是處理醫療問題的傳統方式已不再合適了。古典牛頓的科學思維，將大的問題都能化約 (reduct)，分解為小片段，並且分析，及有合理的推論解決方法，強烈地影響著醫療實務與醫療院所組織領導(Plsek and Greenhalgh, 2001)。舉例來說，將心臟比喻為一個幫浦，表達醫學思考；傳統管理思考認定工作與組織可以完全控制並規畫，將複雜的醫療狀況分解為無數小小單元，進行完善的處理(Plsek and Greenhalgh, 2001)。

二、研究目的

但是，在醫療過程中，我們發現很多狀況都是不連續的、不固定的、不是各自獨立的、不可預測的，讓我們無所適從。本文說明複雜性科學提供新的觀點 (Wilson,1971)，可以幫助我們更好處理這些問題 (Waldrop, 1992)。

貳、研究方法

一、資料的蒐集

本文蒐集廣受醫療界引用的〈複雜性在健康照護的挑戰〉(Plsek and Greenhalgh, 2001)一文，登載在《英國醫療期刊》(British Medical Journal)、《社會科學與醫學》(Social Science & Medicine)2013年第93期專刊、以及《複雜性與公共政策手冊》(Handbook on Complexity and Public Policy)(Geyer and Cairney eds.,2015) 的論文。 這些文獻，以複雜性科學探索健康照護的臨床實務、組織領導，和教育問題。

二、資料的分析

本論文分析方法是找到兩個具體健康照護實例；一個是2001年英國一位西蒙女醫師 (Dr. Fiona Simon)的醫療日記(Plsek and Greenhalgh, 2001)，另一個是2003年臺北市立和平醫院發生SARS院內感染事件的危機處理(康明珠，2004)。對於這兩個實例，從複雜性科學的觀點，予以分析，跳脫傳統「化約論」(reductionism)的思維方式，認定採取複雜科學觀點的必要性，並且加以補強。複雜性科學的觀點包括：系統範圍模糊、作用者活動基於內心規則、作用者與系統相互適應、系統鑲嵌其他系統且共同演化、醫療系統緊張與弔詭是自然現象、互動導致連續性的突現 (emergence)、創新行為、非線性，不可預測性、不確定性、吸引型態 (attractor patterns)以及自我組織等等 (Plsek and Greenhalgh, 2001)。並且認為應加上強勢醫療政策的公權力之層級節制 (hierarchy) 與權力運用 (Tenbensel, 2015)，才能周全。

參、健康照護實例

一、 實例1：西蒙醫師複雜的一天

西蒙女醫師 (Dr. Fiona Simon) 只有部分的時間在大醫療中心，在她的初級照護診所為臨床醫療的實際負責人。在某一個忙碌的上午手術之後，她繼續主持一項關於當地倡議的多學科教育會議，以建立當地的哮喘指導醫療聯繫聯盟，與會者都是學術專家，就醫學證據進行討論 。一切都講究嚴謹的科學證據與推論，是非黑白分明。可是，實際上，一群護士，提出不同實務經驗，病人很少符合醫學教科書中的案例解說 (Plsek and Greenhalgh, 2001)。

接著，西蒙醫師在下午又有幾個過度安排的手術。之後，她看到孰悉的病患，韓德愻 (Mr. Henderson)老先生，71歲的鰥夫老人，患有糖尿病，且需要社會的支柱。這位老人沒有身體上的立即的問題，西蒙醫師 (Dr. Simon)在上次門診時，已告示他，六個月之後再回診。但是他不到兩週時間，就回診了。西蒙醫師只有給予幾分鐘時間的診斷，並在他的紀錄上只寫上 [一般閒聊] 。

到了晚上，西蒙醫師要召開醫療工作會議，討論一個建議案，即在明天午餐時間，臨時插入一個小手術，以配合病人的方便。因為病人只能在午餐的時間有空，可以來接受小手術。西蒙醫師已經發送了開會通知，開會人員應有五人。可是，有兩人強烈反對，並且不來開會。因為這兩位夥伴醫師，不喜歡違反常規，在午間進行小手術，耽誤正規生活作息。晚上的這次會議原定20分鐘，實際卻持續開會超過一個小時，爭論仍然沒有解決。到了翌日，小手術仍照西蒙醫師原定計劃舉行，只是小手術的地點，變通地，改在她的哥哥的診療室。西蒙醫師下班後，在回家的路上想到：「在哥哥的診療室，午餐時間小手術，進行順利，真好」、「為什麼醫事人員與我的醫師夥伴之間，常有火爆場面呢?」(Plsek and Greenhalgh, 2001)。

二、實例2：SARS院內感染事件緊急處理

2003年4月間，臺北市立和平醫院發生SARS院內感染事件，中央與地方衛生主管機關會議決議：「和平醫院暫時關閉全部管制，所有病人集中治療，員工全數召回集中隔離」。和平醫院成了臺灣醫療史上第一個被封的醫院，而將全部工作人員及病患，集中隔離在被懷疑已遭感染的院區內，也是全國首例。在緊急且複雜的處理過程中，醫療機構組織的臨時編組仍很難整合、任務重疊，分工不明確等，以致危機處理組織未發揮最大功能。由於工作人員在因應各種醫療狀況時，處於不確定狀況，無前例可循，一切都在做中學，相互連結、互動、學習 (康明珠，2004)。

肆、複雜性科學分析

一、複雜適應系統的定義

複雜適應系統(complex adaptive system)是由若干作用者(agent)組成的集合體。作用者自由行動，不可預測，與其他作用者連結，並互動與影響。複雜適應系統的例子，有免疫系統、白蟻聚落、金融市場、人類群體 (例如：家庭、委員會，或者是初級照護體系) (Plsek and Greenhalgh, 2001)。

二、複雜適應系統的範圍模糊，不僵硬

機器的邊界是固定及明確的；舉例來說，人們明確知道什麼是汽車的一部分，什麼不是汽車的一部分。可是，複雜系統的界線顯然是模糊的。系統成員可以替換，與系統內部的要角也可同時是其他系統的成員(Plsek and Greenhalgh, 2001)。

實例1：西蒙醫師不知道員工為何如此排斥小手術排在午餐時間，因為她不曉得有人利用午餐時間到學校接小孩，或參加會議，或與人約會見面。醫療團隊作為一個複雜適應系統，其邊界是模糊、不僵硬(Plsek and Greenhalgh, 2001)。

實例2：台北市和平醫院SARS院內感染危機處理團隊，也是一個複雜適應系統，其成員進進出出，其邊界也是模糊、不僵硬(康明珠，2004)。

三、作用者活動基於內心規則

在複雜適應系統，作用者(agents)以內心規則來回應環境挑戰(Stich,1990)。在生化系統，這些規則是一系列化學反應。在人類層次，規則可表現為直覺、構想、心理模式。醫師了解病人的想法、關切的事、及期盼要求，是醫師內心規則，驅動著醫師的行動(Plsek and Greenhalgh, 2001)。

實例1：西蒙醫師內心規則不需要與其他同事明講，或理所當然地分享。其他醫師也有他們的內心規則包括：病人就診方式、醫師給予科學的診斷。在醫院，醫師的夥伴與員工不會分享到西蒙醫師內心規則。西蒙醫師試圖滿足病人(Mr. Henderson)的特定慾望，不在通常手術時間內。在複雜適應系統內，作用者是各自獨立的，其心理模式與規則並非固定(Plsek and Greenhalgh, 2001)。

實例2：台北市和平醫院SARS院內感染危機處理團隊，其組成份子，也就是作用者，來自各醫療院所，對於如何緊急應變，內心裡，各有各的不同觀點、規則(康明珠，2004)。

四、作用者與系統都是適應的

因為在系統內，作用者的行為可以改變，複雜性系統隨時適應其行為(Holland, 1995)。在生化系統層次，具有適應力的微小有機物頻繁發展對抗生素的耐受性。在人類行為層次，如同實例1，病人(Mr. Henderson)似乎學習到手術在任何地方他可以清醒地與醫師友善聊天。在這實例1裡，告訴人們，在系統之內的適應，可以更好或更壞，端賴當事人的觀點(Plsek and Greenhalgh, 2001)。

實例2：台北市和平醫院SARS院內感染危機處理團隊，其組成份子，也就是作用者，來自各醫療院所，彼此之間要相互配合、積極互動，相互適應(康明珠，2004)。

五、系統鑲嵌在其他系統及共同演化

系統的演化 (evolution) 是影響與受到其他系統的影響 (Wilson and Greenhalgh, 2001; Hurst and Zimmerman, 1989)。

實例1：西蒙醫師 (Dr. Simon) 與病人 (Mr. Henderson) 改變系統的行為；病人頻繁看醫師，改變了醫院行為模式；小手術也可以額外安排在午休時間。健康中心是鑲嵌在當地的社區裡，也就是在另外一個系統裡。醫院的醫療方式也會影響病人 (Mr. Henderson) 的行為。

醫療人員的互動行為，也會衝擊並影響到整個系統。系統、各別作用者與其他系統，彼此相互嵌鑲、互動，並共同演化。如果某社區有太多的糖尿病病人，原本不會治療糖尿病的診所，也變成專供糖尿病的治療。在自然界，共同演化是很頻繁的。舉例來說，某種植物的花蕊不想被任何生物侵擾，就發展出很長的花瓣、花苞。而某些生物要很快吸到花蜜，就演化出長嘴，吸取花蜜。演化是參與者互相互動而形成的。

實例2：臨時任務編組的台北市和平醫院SARS院內感染危機處理團隊與衛生署醫療團隊，彼此也是相互嵌鑲、互動，並共同演化(康明珠，2004)。

六、緊張與弔詭是自然現象

複雜適應系統，其內部的作用者彼此互動的狀況，導致產生緊張與弔詭的現象 (Plsek and Greenhalgh, 2001)。在複雜的社會系統，競爭與合作的對立，經常一起相互作用；其正向結果---在工廠激烈競爭，改善參與者的表現 (Axelrod, 1997)。

實例1：很多人同意西蒙醫師 (Dr. simon) 對於嚴謹醫療標準規範的困惑。這裡有未解決的弔詭；在需要堅持照護的標準？還是顧及單一困境、情境、個別病人的選擇與優先權？而複雜性理論卻放心，甚至贊許緊張與弔詭。

實例2：台北市和平醫院SARS院內感染危機處理團隊，為了要緊急應付危機事件，各單位的成員之間，各單位之間，彼此因為觀念、利益不同，造成緊張。很也弔詭，激烈衝突與緊張，反而造成彼此激烈競爭而產生皆大歡喜的共識與創見(康明珠，2004)。

七、互動導致突現與創新

複雜適應系統的行為從作用者之間的互動，顯現、突現(emerge)出來。這些可觀察到的結果是比各別部分的總和更多(Plsek and Greenhalgh, 2001)。例如，氫與氧原子的特性不能只結合估計噪音或溪水中滾燙的泡沫的比例而定(Gell-Mann, 1995)。複雜性科學應用在健康組織，作用者之間的互動會導致新創 (Plsek, 2002)。化約論無法解釋創新與突現的現象。在傳統化約論(reductionism)的科學思維裡，我們都要找出所有的問題，解決所有的問題，並且相同的問題採取同一的方式解決。

實例1：西蒙醫師已經發送了開會通知，開會人員應有五人。可是，有兩人強烈反對，並且不來開會。因為這兩位夥伴醫師，不喜歡違反常規，在午間進行小手術，耽誤正規生活作息。晚上的這次會議原定20分鐘，實際卻持續開會超過一個小時，爭論仍然沒有解決。到了翌日，小手術居然能夠順利舉行，只是小手術的地點，變通地，改在她的哥哥的診療室。這就是突現與創新 (Plsek and Greenhalgh, 2001)。

八、非線性

複雜性適應系統的行為通常是非線性的 (Plsek and Greenhalgh, 2001; Loreuz, 1993)。舉例來說，在天氣預報，基本定律控制氣體包含非線性，導致複雜性科學家強調「初始條件(initial conditions)」，因為小小不同的初始變數，導致的結果，巨大的不同。例如在巴西亞馬遜河的蝴蝶鼓動翅膀，配合當地的初始條件，造成遠在一千公里外的美國新墨西哥州發生大颶風。

非線性的特性出現在所有複雜性適應系統。實例1.； 西蒙醫師，建議改變診療時間，不依照常規，開放額外30分鐘午餐時間。實例2.：台北市和平醫院SARS院內感染危機處理團隊，有很多醫療行為因受到緊急、危機的壓迫，不依照正常牌理出牌，變通方式應變。

九、未可預測性

在複雜適應系統裡，作用者多樣、複雜、快速變化、互動、相互牽連，某因素的變化、因果關係不是固定線性關係，是非線性關係。作用者對於一小改變很敏感，任何一個複雜性系統的切確行為隨著時間的變遷，是不可預測的 (Plsek and Greenhalgh, 2001)。

實例1：病人 (Mr. Henderson) 甚麼時候進行小手術？西蒙醫師 (Dr. Simon) 在上次門診時，已告示他，六個月之後再回診。但是他突然心血來潮，不到兩週時間就回診了。西蒙醫師只有給予幾分鐘時間的診斷，靈機一動，就嘗試明天午休時間進行小手術，緊急協調相關人員，要能夠配合。這是不可思議、不可預測的 (Plsek and Greenhalgh, 2001)。

實例2：台北市和平醫院SARS院內感染危機處理團隊，對於院內的感染，如何緊急處理？大家忙得團團轉，非常緊張，也非常刺激，也非常焦慮；大家沒辦法預測何時可以完成任務？大家也想像不到，峰迴路轉，一下子，疫情便受到控住了(康明珠，2004)。

十、不確定性

複雜性適應系統除了缺乏明確的可預測性外，做為基本的事實與實際上有用的陳述，都是很不確定的，不曉得何時出現？以何種內容、方式出現？太多的不確定性！天下事，就這麼一回事 (Briggs, 1992)。

實例1：病人 (Mr. Henderson) 週期地來看門診、或複診，可是也會突然，不定時，出現在西蒙醫師 (Dr. Simon) 的門診。病人何時看診？看診什麼？都不確定 (Plsek and Greenhalgh, 2001)。

實例2：台北市和平醫院SARS院內感染危機處理團隊成員，在對外隔絕、封閉的醫療團隊裡，其食衣住行，都很特別，也很不方便，成員也不易適應。中間如果有一小差錯、或意外事件，魔鬼藏在細節裡，後果，不堪設想，充滿不確定性(康明珠，2004)。

十一、吸引型態

複雜性科學注意到一種特別形式(type)的型態(pattern)叫做「吸引者(attractor)」，或譯為「引子」，【吸引】作用者進行互動、以及互動的方式，稱「吸引型態 (attractor pattern)」(Plsek and Greenhalgh, 2001: 627)，或者 「吸引情況(attractor state)」 (Shine, 2015: 627)，從不穩定狀況進入穩定狀態，或從無秩序邁向秩序 (Haynes, 2015: 435)。在健康照護有三種「吸引狀態」，1.是作用者會趨向選擇較好的醫療設施的社區。2.是作用者會趨向選擇較高的服務品質的健康中心、或醫療院所。3.是作用者會趨向選擇較有關懷心的醫師(Plsek and Wilson, 2001：748)。

實例1：病人(Mr.Henderson)會選擇較有關懷心的西蒙醫師(Dr. Simon)。西蒙醫師會為病人安排對病人較好的手術時間，會以病人為主，而不是以院方為主、或以醫師方便為主(Plsek and Greenhalgh, 2001; Sharp and Piesmcyer, 1995)。

實例2：台北市和平醫院SARS院內感染危機處理團隊，其吸引型態，從流感控制不穩定狀況進入穩定狀態，也是從危機處理無秩序型態邁向秩序型態(康明珠，2004)。

十二、自我組織

作用者在複雜系統的互動會突現(emerge)秩序、創新及進步；作用者不需要由中心或從外面壓迫，自己會自動產生有組織的行動，邁向秩序、穩定、創新與進步。例如，白蟻聚落建造高結構的蟻窩，沒有主管白蟻、也沒有工蟻，亦無藍圖；每一隻白蟻只在當地行動，依循少數簡單行為規則，在周圍的白蟻也行動一致。白蟻蟻窩出現出自我組織的過程，因為牠們需要一個安身立命的窩(Plsek and Greenhalgh, 2001: 627)。

自我組織有4個特性，1.具有驅動力，從作用者的互動中驅動形成。2.自我組織引導出一條發展路徑。3.自我組織自有其觀念、察覺與利益。4.自我組織由作用者追求生存之道，包括自我的利益、競爭、合作等 (Price and Haynes, 2015:98)。

實例1：西蒙醫師為了方便醫治病人(Mr. Henderon)，會找方便的時間(午餐、午休時間)、方便的地點 (他的哥哥的診療室)、並找可以配合的醫師與醫事人員，構成自我組織，進行小手術(Plsek and Greenhalgh, 2001)。

實例2：台北市和平醫院SARS院內感染危機處理團隊成員，面對SARS的威脅、面對生死的威脅、面對專業榮譽的挑戰，團隊成員內部會自動產生腦力激盪的小組、行動小組，克服困難，衝破難關，達成任務(康明珠，2004)。

伍、複雜性領域

一、複雜性問題範圍的界定

複雜科學所處理的問題是複雜性問題 (complex problem)，是難處理的問題(intractable problem)，也是棘手問題(wicked problem)，複雜、多樣、動態、快速變化、糾纏在一起的問題。Stacey (1996) 將所有問題分為三類，見圖1：1. 簡單的問題、2. 複雜性問題、3. 混沌的問題。並繪圖，建構其領域。有兩個變項，縱的是【同意】情況，橫的是【確定性】情況。如圖1. 接近同意、確定性的是簡單的領域，在左下角。遠離同意與確定性的是混沌的領域，在右上角。其他為複雜性領域，在圖的中間。複雜性領域是離開簡單領域，到達「混沌邊緣」(Langton, 1989)。

這三種問題的各自領域是動態的，可以改變。某些簡單問題可以發展成為複雜性問題。某些複雜性問題可以發展成為簡單問題。某些複雜性問題可以發展成為混沌問題。某些混沌問題可以發展成為複雜性問題 (Plsek and Greenhalgh, 2001)。

簡單的問題，是線性的、可有固定的因果關係、可以有標準作業程序處理、可以預測的、明確性、偏向靜態的，作用者很容易處理簡單問題，可以化約的，馭繁化簡，無須適應。混沌的問題，是混亂的，毫無章法，無從解決，也無從適應。複雜性的問題，是非線性的、無固定的因果關係、不能以標準作業程序處理、不可預測的、不確定的、動態的，作用者不易處理複雜性問題，不能化約的，必須設法適應各種複雜狀況，才能解決複雜性問題 (Gray, 2015: 385)。

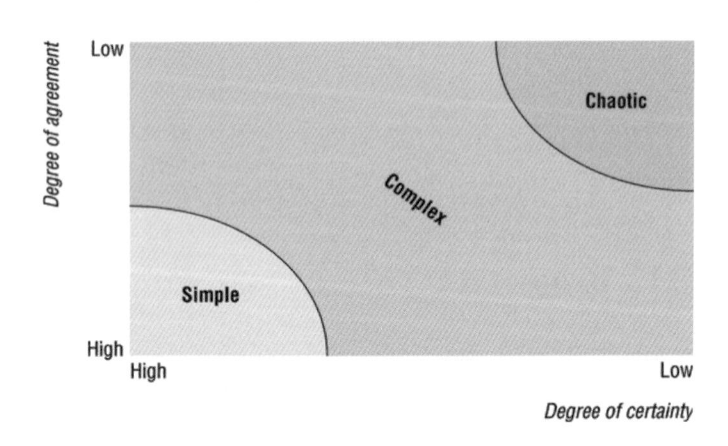

資料來源：Stacey, 1996；Plsek and Greenhalgh, 2001.

圖1 問題種類建構圖

二、化約論者解決問題的方式

化約論者(reductionist)主張任何複雜的現象，都可由分析現象之內的基本結構來解釋；化約論者極力簡化複雜的觀念、事件、狀態，簡單易懂的觀念、事件、狀態等。馭繁化簡，是很多人處理複雜問題(complicated problem)的作法。複雜問題與複雜性問題(complex problem)是不同的。簡單的問題(simple problem) 、複雜的問題(complicated problem)與複雜性的問題(complex problem)，區別如下(Gray, 2015:385)。

1. 簡單的問題

健康照護有許多簡單的問題。例如簡單的外科手術問題。包括手術團隊的組成、手術進行的標準作業流程。手術團隊最重要的人物是麻醉醫師。手術台上，手術醫師管病，麻醉醫師管命。麻醉醫師的醫學知識面要很廣，內科、外科、婦科、兒科都要懂。手術的標準作業流程：決定手術時間，手術之前的準備過程 (手術醫師忙碌幾天，把病人手術前準備工作做好，手術前一天早上，把手術通知單遞到手術室)。麻醉醫師一般在手術前一天下午，來病房看病人，看完病人，麻醉師給指示：手術可以做。外科醫師準備次日手術。如果麻醉師說，因為檢查不完善，或者病人身體不能做手術，手術暫停，外科醫師只能聽指示，去做完善檢查或者進一步準備。如果麻醉師說這手術做不得，外科醫師就要繼續檢查或準備。

簡單的問題，可以經由標準作業流程，不斷重複地做，都可以產生很好、快速、令人滿意的結果。例如，簡單的外科手術問題，包括手術團隊的組成，成員要有一定的資格與經驗；手術進行的標準作業流程，要控制得很中規中矩。手術房內的問題，事關人命，都是要十分確定、完全可以正確預測的簡單問題(Plsek and Greenhalgh, 2001: 627)。

2.複雜的問題

新藥品的研發，有醫藥學理之根據，有嚴謹、必要的研發標準與程序，第一次的實驗失敗，會從失敗中，獲得經驗與教訓，在下一次的實驗裡，獲得改進與進步，最後獲得成功。這種新藥品的研發，有如火箭的研發與試射(Plsek and Greenhalgh, 2001)，都是屬於複雜的問題(Gray, 2015: 385)，不能完全可以掌控、不完全可確定、也不能完全可預測，但其結果可有高度確定性(Gray, 2015: 385)。傳染性痲疹的控制，也屬於複雜的問題 (Gray, 2015: 386)。

3.複雜性的問題

複雜性問題，如同本論文所舉的2個實例，受牽涉到的人，其行為因人而異，不確定、也不可預測，須經由人們之間的實際互動，因緣際會，顯現出來，其結果也很難預知，非到最後結局，不能明確知道結果(Gray, 2015: 385)。複雜性問題，不能以化約方式解決，另有其他方法處理(Plsek and Greenhalgh, 2001)。

三、處理複雜性問題的方式

處理複雜性問題，要因問題的狀況而定，多種方式進行嘗試。有些問題是「事緩則圓」，有些是「劍及履及」、「快刀斬亂麻」。從圖1，兩個變項，提示要增加「確定性」與「同意性」。對於確定性部分，主事者要利用掌控力，使該事件固定，不要變化。例如對付流感H1N1，要控制住，固定在H1N1，不要讓其演化為其他類型的流感，例如H2N2；否則，沒完沒了。在問題還沒惡化之前就要立即處理掉。對於同意性部分，要增加人們對問題看法的多數優勢，或一致性。其具體方法有(Plsek and Greenhalgh, 2001)：

1.反思實踐

對於複雜性醫療問題的處理，醫師能否真正掌控全局，要運用反思實踐（reflective practice）方法，在學習的過程中，能夠對行動進行反思的能力。培養反思實踐的能力，強調在思考問題的原因；在得到經驗的同時，也有進行反思 (schön,1983)。醫師能夠在執業經驗中學習，而不只從正式學習或知識轉移裡獲得。同時，也可以將理論與實踐結合；透過反思，醫師可以發現並標記出在其工作成果的脈絡之中的各類想法或理論。醫師在實踐過程中不斷反思，不只是回顧過去的醫療行為與事件，同時也要有意識地查看情緒、行動、與反應，使用這些資訊來添增到其既有知識庫中，以達成更高層次的理解。而增進對複雜性問題的掌控力、確定性、同意性(Plsek and Greenhalgh, 2001)。

2.體驗式學習

對於複雜性問題的處理，體驗式學習著重於醫師的學習過程(Plsek and Greenhalgh, 2001)。 醫師可以直接用知識獲得發現和進行實驗，而不是聽取或閱讀他人的經歷 (Kolb, 1984) 。體驗式學習著重學習者個人的體驗，不只是他們的參與。參加體驗式學習的醫師被要求思考及運用自己的體驗作為自我瞭解的基礎、自己的需求、以及資源和目標的評估。醫師為他自己的學習負責任，當學習者試著主動消化外在的知識並內化為內在的參考資訊時，學習就發生了。體驗式學習是基於反省的觀察力(Kolb, 1984)，藉此呈現概念分析，且可主動測試。這樣的測試產生新的體驗(Kolb, 1984)。體驗式學習特別強調省思，藉由省思所產生的體驗，提供新的思維模式及架構；並提供機會，讓參與者在精神上及彼此支持的氛圍中去參與省思/學習 (Kolb, 1984)。體驗式的學習增進了醫師對複雜性問題的體認，加強了對事件的瞭解與掌控力，並且對醫療團隊增加了說服力。

3.PDSA循環

醫療品質的提升問題，常落在複雜問題 (complicated problem) 領域；如牽涉到低度確定性與低度同意性，則落入複雜性問題 (complex problem) 領域(Plsek and Greenhalgh, 2001; Berwick, 1998)。「規劃、執行、研究、行動」(plan-do-study-act) 循環 (Berwick,1998)也可以善加利用，運用人際關係的互動、經驗與知識相互驗證，滾動式、循環式，逐漸將問題確定，也逐漸促使人際關係和諧一致，就可以處理某些屬於醫療品質的複雜性問題。其具體程序為：

規劃（plan）：建立解決問題的明確目標、相關的計劃、必要的程序。經由這樣的方式可以在今後的過程中，更好地衡量執行的結果和目標之間的差距，以便更好的進一步研究改進與修正。

執行（do）：運用執行團隊、收集必要的資訊、激勵士氣、溝通協調、下達指令與實施。

研究（study）：執行後，對於執行結果進行評估、稽核，研究提出修改方案，提升計劃的可執行性。以列表和數據圖，顯示執行結果和預期結果的差距，作為下一步行動的依據。

行動（act）：依據研究的結論，進行修正的(adjusted)與調適的(adaptive)行動。然後，再進入下一輪，更詳細地規劃 (plan)、重新執行 (do) 、重新研究 (study)、重新行動(study)。

4.強勢的複雜性政策

處於複雜、多元、快速變遷的社會，對於複雜性的健康護照問題，必須要有強勢的政策(robust policy) (Dennard, et. al., 2008)，才能有效、快速處理。其內容：

「作用者為基礎的分析模式」(agenda-based modelling)，事在人為，有人才有事。複雜性問題的關鍵在人。找出複雜性問題有關的利害關係人(stakeholder)、行動者(actors)、作用者(agents)、關鍵人(key agents)，強化負責人的權威，賦予政治力與現實利益的考量(Room, 2015; Tembensel, 2015) 。重視、並引導作用者之間的互動、共同演化、突現(emergence) 往正向發展、營造自動自發，積極主動解決問題的自我組織(self organization)。在解決問題的過程中，要把握「勢」與「識」，勢就是營造多數的同意。識就是對複雜性問題認識的確定性。並建立起「複雜性倫理」(complex ethics) (Shine, 2105: 183)，維護既定的發展方向，從不確定，演化為潛在可能(potentialities)、小有可能(possibilities)、極有可能(probabilities)，到確定，而能夠解決複雜性問題。

陸、結論

本文以兩個具體實例說明21世紀健康照顧的複雜性，及強調化約論(reductionism)的解決問題方式對健康照護的複雜性問題，已不管用。為了處理逐漸越多、越嚴重的健康照護的複雜性問題，醫師必須放棄線性作業模式，接受不確定性、不可預測性，體認醫療人員的自主性、創造性，運用強勢醫療政策，以作用者為基礎進行模式分析，引領其互動演化，走向健康照護的高度品質(Plsek and Greenhalgh, 2001)。

參考文獻

康明珠，2004，〈和平醫院 SARS 危機處理之研究〉。台北：台北大學公共行政暨政策學系碩士在職專班碩士論文。

Axelrod, R. M. 1997. *The complexity of Cooperation*. Princeton: Princeton University Press

Berwick, D. M. 1998. Developing and testing changes in delivery of care. *Am Intern Med,* 128: 651-6.

Briggs, J. 1992. *Fractals: the pattern of chaos*. New York: Simon & Schuste.

Dennard, L. et. al. 2008. *Complexity and Policy Analysis: Tools and Concepts for Designing Robust Policies in a Complex World.* Goodyear, AZ: ISCE.

Gell-Mann, M. 1995. *The quark and the jaguar: adventures in the simple and complex*. New York: Freeman.

Gray, B. 2015. A Case Study of Complexity and Health Policy: Planning for a Pandemic , in Robert Geyer and Paul Cairney (Eds), *Handbook on Complexity and Public Policy.* Cheltenham, UK: Edward Elgar, 384-98.

Hansen, B. C. 1999. *The metabolic syndrome X. Ann NY Acad Sci,* 892:1-24.

Haynes, P. 2015. The financial crisis: the failure of a complex system, in Robert Geyer and Paul Cairney (Eds), *Handbook on Complexity and Public Policy.* Chelterham, UK: Edward Elger, 432-57.

Holland, J. H. 1995. *Hidden order: how adaption build complexity*. Reading, MA: Addison-Wesley.

Hurst, D. and B. J. Zimmerman. 1989. From life cycle to enocycle: a new perspective on the growth, maturity, and renewal of complex systems. *J Manage Inquiry*, 3: 339-53

Kolb, D. A. 1984. *Experiential learning. Experience as the source of learning and development.* Englewood Cliffs, NJ: Prentice Hall.

Langton, C. G. 1989. Artificial life. *Proceedings of the Santa Fe Institute. Studies in the sciences of complexity.* Vol 6. Redwood City, CA: Addison-Wesley.

Loreuz, E. 1993. *The essence of chaos.* Seattle: University of Washington Press.

Plsek ,P. E. and T. Greenhalgh. 2001, The Challenge of Complexity in Health Care, *British Medical Journal,* 323: 625-8.

Pisek, P. E and T. Wilson. 2001. Complexity, leadership, and management in healthcare Organisations. *British Medical Journal*. 323: 746-9.

Price, J. and Philip Haynes. 2015. The Policymaker's Complexity Toolkit, in Robert Geyer and Paul Cairney (Eds), *Handbook on Complexity and Public Policy.* Chelterham, UK: Edward Elger, 92-110.

Room, Graham. 2015. Complexity,Power and Policy, in Robert Geyer and Paul Cairney (Eds), *Handbook on Complexity and Public Policy.* Chelterham, UK: Edward Elger, 19-31.

Schon, D. A. 1983. *The reflective practitioner*. New York: Basic Books.

Sharp, L. E. and H. R. Piesmcyer. 1995. Chaos theory: A primer for health care. *Quality management in health care.* 3(1):71-86.

Stacey, R. D. 1996. *Strategic management and organizational dynamics.* London: Pitman Publishing.

Stich, S. P. Rationality, In D. N. Osherson and E. F. Smith (Eds) *An invitation to cognitive science: thinking.* Vol 3. Cambridge, MA: MIT Press.

Tenbensel, T. 2015. Complexity and Health Policy, in Robert Geyer and Paul Cairney (Eds) *Handbook on Complexity and Public Policy*. Cheltenham UK: Edward Elgar, 369-383.

Waldrop, M. W. 1992. *Complexity: the emerging science at the edge order and chaos*. New York: Simon and Schuster

Wilson, T. and Trisha Greenhalgh. 2001. Complexity and clinical care, *British Medical Journal*, 323:685-8.

CHAPTER 03

人類生存規則的演化

摘要

人類為了生存，必須適應環境。「適者生存，不適者淘汰。」在適應環境的同時，人類有意識地與無意識地製作許多規則，規範人類的行為方式，以便較具「生存力」地適應環境。在這些制訂與執行規則的過程中，人類也多多少少改變了人類自己的內部環境與外在大環境。人類社群內部的小環境與外部大環境隨時都在改變中。因此，規則也隨時以不同程度的修正。在演化，隨時適應環境的變遷。

當人類社群規則，未能妥善的演化，以適應環境的變遷，其生存能力便較低，如不適時修正規則，則該社群便在生存競爭過程中，逐漸凋亡，以至於被淘汰。

本文以科技整合的觀點，包括生物學、人類學、政治學，闡述人類生存的演化。

壹、前言

自從地球開始有了生命現象的時候，許多物種的興、衰、盛、敗就在地球的大舞台上進行。先是古生代的三葉蟲到中生代的恐龍。在三億年前，恐龍一度為地球上的霸主。但是，現在恐龍還一直存在嗎?最新發現指出恐龍已經從地球上消失了(Futuyma, 2013)。

關於恐龍的滅絕，許多人都把帳算在多年前一顆隕石—可能是弄出了猶加敦半島西端那個海灣的那顆隕石頭上。可是，那場劇變後，還是有許多物種存活下來，為什麼恐龍沒有(羅志成，2016a)？

因此，我們推測：環境或遊戲規則的改變，往往讓原先的優勢瞬間成為劣勢。像這些奇形怪狀、十分超現實的爬蟲類，也許是因為更早適應當時地球的環境，成為這顆行星的主角，牠們高踞食物鏈頂端，體型越來越大，食量越來越大；一旦面對突變，環境惡化、氣候變遷，原先需要優渥食物來源或穩定環境的物種，便第一個告別了白堊紀(羅志成，2016a)。

在物種演化的歷史上，這樣的例子應該不少。但是除非過了某個臨界點，否則以星球級的速度或節奏感，滅絕的發生，一定緩慢到沒有被當事者注意到(羅志成，2016a)。

貳、演化的產生

在生物界，由於新的基因突變(mutation)而造成動物行為的改變。有些突變是有害的，會被自然界淘汰。但是突變為中性突變，他會一直保存在族群的基因庫中，持續繁殖幾代之後。這突變也會固定在族群的基因庫中。新的突變往往也會改變動物的行為，經過自然選擇之後，新的基因一直世代繁衍傳遞下去。如果有利於突變種與其後代的生殖成功率，那麼他會產生適應(Futuyma, 2013:192-208)。

影響著地球人的法則基本上有兩種：

一是，被廣義相對論到達爾文「優勝劣敗、適者生存」的物種演化等假說，試圖解釋的自然法則；它們是所有存在最根本的規則，往往不可動搖，但是人類的活動更為細緻、頻繁。大部分都在自然法則的空隙裡發生(羅志成，2016a)。

二是，有了人類社會後，發展出來的種種文明趨勢或生存發展的社會規律。這當中還可分成無意識的形成，例如習慣，習慣法，以及有意識的制定，例如法律規章(羅志成，2016a)。

無意識形成的規則，猶如自然環境中，自然形成的，也是我們生存競爭的基本場景。例如文明發展趨勢、生產方式、價值變遷、全球化等，我們很難改變它，只能盡快了解它，順勢而為(羅志成，2016a)。

但是人類也有可能利用本身的優勢改造整個環境，譬如:與其他動物相比，人類腦容量最大，可以創造發明工具，而這些有用的工具可幫助人類比起其他生物更有優勢。例如：輪子的發明可以讓運輸更方便，可將一小群的人從甲地更容易遷徙到乙地。還可以發展農機，可減少人力，讓作物快速採收。

參、演化的內容

達爾文的演化論以「天擇說」和「地擇說」為演化理論基石。達爾文晚年將演化論加入[性]選擇，有別於天擇，以強調交配競爭對於進化的重要性。由於各種基因的變異，同一個族群中，不同個體的生存方式和繁殖方式有所不同。當環境發生改變，便會產生天擇作用。天擇並非如基因漂變(gene draft)或基因突變一樣隨機。當環境發生改變時，只有某些帶有特定特徵的群體能夠通過環境的考驗。若這種特徵情況具有優勢或劣勢，劣勢者不利於生存而被環境淘汰，優勢者得以繁殖而將優勢情況遺傳後代。而地擇說則說明了同一物種受到地形障礙分隔，比如地殼大陸移動或海洋隔開的島嶼，在夠長時間之後，物種產生了性狀情況的差異，比如亞洲象和非洲象是顯著不同(珞加網)。

以「天擇」的定義來說，一般都將演化等同於「進化」，有待商榷：因為情況特徵的優勢或劣勢取決於地球當時期的客觀環境，比如冰河時期的生物的厚毛皮和脂肪可能利於生存。但一旦到了冰期氣候轉溫的時候，這些情況可能不利於調節體溫。因此漫長時間演化，決定哪種情況特徵是環境的「適者」。 他們的演化觀乃「代代相傳，略有差異」之意，他們認為演化沒有特別的目的；沒有方向，不一定朝著更高等的事物進化；生物只為了要更能適應生存環境，其中並無所謂的進步或退步的觀念(珞加網)。

對生物的現在和過去存在情況的研究結果表明，生命的發展脈絡是有一定的方向的。正是這個脈絡的存在才使得演化論成為一門條理清晰的科學，而非無方向、無結論的散亂的統計數據陳列。這個演化脈絡的方向就是：擴大適應範圍，增加生存餘地，就是產生更有利於生存、發展的資源與效率的利用組合(珞加網)。

生物學家常常談到動物型態器官的改變，很少提到行為上的改變。因此研究動物的行為演化，比起研究動物行為演化還要困難。動物行為事實上很抽象的概念，一個行為除了要看骨骼肌的收縮，還要配合神經的支配，接下來還要看大腦特定的腦區活化。如果個人行為之間有遺傳差異，群體之間的行為都是自然選擇的結果。事實上，行為演化不像身體型態可用化石研究，而是靠科學家推想，或其他線索推論，如恐龍走路方式。遠古環境可能變化不大，可維持同樣生活狀態數年(尚玉昌，2005)。

到了人類時代的廿一世紀，環境變化的速度，令人瞠目結舌。對人類來說，適應變化比適應演化更為迫切(羅志成，2016a)。

以中國古代的科舉制度的例子來說，魏晉南北朝的政治被世家貴族所壟斷，平民百姓難以參予政治。整個社會逐漸沒有生機，缺乏活力。到了隋朝，為了讓社會階層能夠有流動，開始實施科舉制度。可是到了明朝政府為了壟斷思想及攏絡讀書人，最後科舉考試只能以朱熹的四書集註為主，不能有自己的意見。後來到清朝鴉片戰爭整個大環境改變，這種制度已經不能為國家帶來一絲一毫的進步動力。在光緒年間就被廢除了。

這不但只有社會制度演化的現象。目前，臭氧層破洞、地球暖化、海水上升、極端性氣候增加等自然環境，更包括科技躍昇後，生活方式、文明典範的變遷、產業的更迭這一類的現象。例如：某些品牌與產業，甚至某些政權的一夕瓦解、傳統製造業彷彿成為另一種農業、網路服務型態的推陳出新威脅著傳統服務業，還有石油的跌價、學歷的貶值等等。這些現象使得過去成功的經驗越來越不可靠；也讓人類一時之間無所適從，怕一不留意就淪為最後一隻恐龍(羅志成，2016a)。

這些為了適應大環境所制定的規則，回過頭來成為這個社會裡的人民要去適應的小環境。為了適應新的環境、或在這樣的環境下生存、獲益，人們的某些能力可能越來越強，有些可能越來越弱，宛如自我演化的亞種(羅志成，2016a)。

肆、規則的演化

新達爾文主義，2008年3-4月第45卷第2期，美國《社會科學與現代社會》期刊推出以《新達爾文主義與對它的不滿》為主題共八篇文章的專欄討論；2008年5月，美國《西北大學編年史》第18卷第9期也推出長篇文章〈達爾文主義：生物學的帝國主義〉，指出「達爾文主義統治了學術和媒體」；此外，美國西北大學從2008年4月開始舉行了為期4個月的「達爾文時代的設計：從威廉-莫里斯到弗蘭克-勞埃德-賴特」文化藝術系列講座。2008年6月，美國《人性：一種跨學科的生物社會學視角》期刊第19卷第2期推出三位新達爾文主義者合著的長篇文章〈對文化進化論的五大誤解〉。種種跡象表明，隨著時代的發展，達爾文主義呈現出各種各樣的版本，新達爾文主義作為版本之一正逐漸升溫。

而且，這一達爾文主義的最新版本內部也是門派紛爭、陣營林立(珞加網，2016)。

哲學家托馬斯·內格爾（Thomas Nagel）在他的論文〈理性的沉睡〉中預言到，「後現代主義也許就要出局了，但我想某種新的東西將迅速填補巨大的美國學術市場。它如果不是社會建構主義的話，就會是其他東西--達爾文主義對現實一切事物的解釋。」新達爾文主義則無疑充當了這種填補美國學術市場的角色，因此布蘭迪斯大學的教授尤金-古德哈特（Eugene Goodheart）在《社會科學與現代社會》2008年3-4月第45卷第2期〈新達爾文主義和宗教〉一文中指出，「最近幾十年，人類被後現代懷疑主義所束縛，然而，達爾文主義，帶著他們在生物學和心理學當中所取得的天才進步的十足信心，開始將目光投向將人類從後現代主義的肆虐中拯救出來。」(珞加網，2016)

複雜性、信息和設計國際社團網站將新達爾文主義定義為，「達爾文進化論的現代版本：孟德爾遺傳學與達爾文主義的綜合」。其初衷是試圖在現代科技條件下對達爾文的進化理論作適當修正，但隨著這一學派的發展，新達爾文主義已經遠遠不局限在自然科學領域之中，而成為一種重要的社會理論，而且這一學派內部在關於科學與宗教、人性與文化等問題上存在不同旨趣。正是這種分歧導致了有很多學者主張應對新達爾文主義進行區分，不能籠統地進行批判(珞加網，2016)。

1. 種群是生物演化的基本單位；演化機制的研究屬於群體遺傳學的範圍(珞加網，2016)。
2. 突變、選擇、隔離是物種形成及生物演化中的3個基本環節。他認為，突變是普遍存在的現象，突變不僅能產生大量的等位基因，還可以產生大量的複數等位基因，從而大大增加了生物變異的潛能。隨機突變一旦發生後就受到選擇的作用，通過自然選擇的作用，使有害的突變消除，而保存有利的基因突變。其結果便造成基因頻率的定向改變，這才使新的生物基因類型得以形成。群體的基因組成發生改變以後，如果這個群體和其他群體之間能夠雜交就不能形成穩定的物種，也就是說，物種的形成還必須通過隔離才能實現。這是他早期提出的綜合理論，又稱「老綜合理論」。1970年，杜布贊斯基又發表了他的另一本書《進化過程的遺傳學》。在這本書中，他又對以上綜合理論進行修改，他認為在大多數生物中，自然選擇都不是單純的起過篩選作用的。在雜合狀態(heterozygote)中，自然選擇保留了許多有害的甚至致死的基因，其原因就在於自然界存在著各種不同的選擇機制或模式 (珞加網，2016)。

華人在形塑環境、制定規則上表現不佳，一部分原因，是我們花太多精神在既定的規則裡競爭求存了，很少跳出來質疑：這樣的遊戲規則對不對、好不好；過去百來年甚至被迫接受許多別人制定的規則(羅志成，2016b)。

另一個原因，則是我們同時也不夠重視、相信、遵守某些遊戲規則。人為制定的規則約可分為成文與不成文兩類；成文的泛指一般法令、制度。不成文的，泛指人治文化與各式潛規則。潛規則包括某些做人處事的作風與習性、社會價值、政治考量甚至江湖道上的規矩。這些規則雖然沒搬到檯面上來，卻往往更具效率、影響力甚至破壞力；因為它通常是成文規則有了疏漏、不可行或不方便所產生，本質上形同否定成文規則(羅志成，2016b)。

在過去，我們是相當依賴不成文規則的社會，人與人互動多屬初級關係，更由於人治傳統、便宜行事、人情壓力的因素，對於成文規則的制定與執行不免較為輕忽、粗略。到了現代，人類開始量產成文的規則，進入法治社會；一旦嚴實厲行法治，才意識到原先許多規則的不完善(羅志成，2016b)。

當然規則不太可能完美，這當中有過時的時代產物或權宜之計，有平衡各界利益與觀點的妥協，更有錯誤的認知…即使如此，先進各國還是努力地把制度、規則完善化。因為，當法治越內化為我們的生活，我們便越感受到規則品質的重要。而形塑環境、制定規則的表現便代表了一個國家文明的高度(羅志成，2016b)。

華人社會在這一方面明顯落後：因為華人社會缺乏法治精神，所以缺乏完善的規則；因為缺乏完善的規則，所以對法治更無法產生信仰，而形成惡性循環(羅志成，2016b)。

以台灣來說，人們隨時會遇到恐龍級的規則：台灣的大學治理讓原先優秀的人才進到一個假競爭的評鑑氛圍，完全脫離真實社會的競爭，讓過度量化掩飾了「質盲」、壓抑了個性與想像力；台灣的觀光產業環境嚇阻了宏觀、永續的開發與投資，但嚇阻不了劣質業者的擴散孳生；我們的文創投資基金證明了公部門不適於以這種角色推展文創產業。而目前更大的困境應該是：台灣無法在規則裡處理兩個或多個彼此矛盾的需求與願望，大政府的社會體質與小政府的政治價值之間，找不出產業轉型的主導力量(羅志成，2016b)。

史坦福大學與矽谷相互成就的關係，是其特殊歷史發展過程造就的，當時各種條件可能都優於史坦福的大學如哈佛耶魯等，由於歷史發展歷程的差異，並沒有辦法造就像史坦福大學與矽谷這樣相互扶持的鏈結模式(李英明，2016)。

史坦福大學的發展過程表現出一些可供參考的經驗：一、教授及科研人員更願意從業界而不只是公部門，取得資源或進行直接的鏈結；二、教授及科研人員更願意從事具實用應用價值的的研究，而不只是高理論水平的研究；三、教授及科研人員願意將科研技術直接轉成利潤，而不是將技術轉給公司，再從公司獲得相對的報酬；四、教授及科研人員願意改變價值觀念，和學生一起創業；五、通識教育與專業教育平衡，讓學生擁有專業之外的三創思考能力與空間；六、大學必須建構能為師生一起創業服務與輔導的健全機制。但是每一個國家都有自己的發展過程也不應該模仿別人的成功經驗，可以當作參考(李英明，2016)。

大陸方面似乎也有許多盲點。例如，政治上的強勢與財務上的寬裕，可以雷厲風行一些政策或用錢應付一些棘手的挑戰。他們看似解決了問題，但其實常此以往，反而弱化解決問題的能力。「權力越大，資源越多，理解問題的能力就越小」，當人們聽到：把一個地區的人遷走不是問題，讓整個交通管制幾小時不是問題、蓋個大工程不是問題時，人們已經用威權簡化了問題的難度，失去周延思索問題的契機(羅志成，2016b)。

但是目前的教育並非訓練人民能夠獨立思考的判斷，而是在維持權威體治之下的設定。學生每天只會反覆機械重複者每一個動作，每天應付著寫不完的考卷，自己未來能夠成為什麼樣的人，基本上沒有想過。選擇科系則按照社會的期待，醫科、律師、會計師、老師等。結果出社會發現沒有可以立足的地方，結果造成下一代的憤慨(羅志成，2016b)。

解決問題的長遠之計是培養更多有解決問題能力的人民，所有遊戲規則最終成果要看它培育、演化出什麼樣的人民；所以晚近全球治理的趨勢，莫不著重於各種鬆綁、重視創意、強化內需與分配正義(羅志成，2016b)。

伍、規則的比較

達爾文的進化論是一套漸進式（Gradualism）的理論。達爾文理論認為：自然選擇必須靠極度微小並對生物有利的遺傳改變，長期不斷地累積才能發揮作用。他給賴爾（Charles Lyell）的信中說:「如果我的自然選擇論必須藉助……突然演化的過程才能說得通的話，我將棄之如糞土。……如果在任何一個步驟中，需要加上神奇的進步，那自然選擇論就不值分文了。」主張演化論的人說，每次的遺傳改變必須是極其微小甚至是不能覺察到的改變，經過漫長的自然選擇，動植物才漸漸進化出新種來。高等動物是由低等動物進化而來，生物界全體的關係好比是一棵大樹，同出一源，低等的生物好比樹根，高等的種類好比樹枝，如此這般，進化是連續不斷的，漸漸改進的。這是生物學上有名的「演化樹」(斯蒂克斯，2009)。

法國生物學家拉馬克(Jean-Baptiste Lamarck)（1744—1829）創立的學說。他認為，生物是由簡單到複雜、由低級到高級逐步演化的，外界環境的影響是生物演化的主要原因。 1809年，拉馬克在其代表作《動物學哲學》一書中，系統提出了他的生物演化思想，標誌著拉馬克主義的形成。在書中，他提出了生物演化的兩條法則：

一是「用進廢退法則」。生物經常使用的器官趨於發達、演化，經常不用的器官趨於衰亡、退化。二是「獲得情況遺傳法則」。生物通過用進廢退獲得或喪失的一切情況，只要為兩性所共有或者為產生這兩性的個體所共有，就能通過繁殖遺傳給下一代，從而使生物不斷演變。拉馬克稱這兩條法則是確定不移的。此外，他還用生物天生的向上發展的傾向、慾望、目的等解釋生物的演化(珞加網，2016)。

在生物學史上，拉馬克主義是第一個比較系統的生物演化學說。這一學說主張生物演化，並且用環境的適應來說明演化，從而把歷史的觀點引入生物學。這種合理的科學成分為人類所繼承和發展。目前，學術界肯定拉馬克的歷史貢獻，但一般認為用進廢退不能說明所有的生物演化，獲得性狀不能遺傳。也有人認為獲得性狀能夠遺傳，目前沒有定論(珞加網，2016)。

拉馬克認為，生物是由簡單到複雜、由低級到高級逐步進化的，外界環境的影響是生物演化的主要原因。在《動物學哲學》中，他提出了生物進化的兩條法則：

用進廢退法則。生物經常使用的器官趨於發達、進化，經常不用的器官趨於衰亡、退化(珞加網，2016)。

獲得性狀遺傳法則。生物通過用進廢退獲得或喪失的一切性狀，只要為兩性所共有或者為產生這兩性的個體所共有，就能通過繁殖遺傳給下一代，從而使生物不斷演變。拉馬克稱這兩條法則是確定不移的。此外，他還用生物天生的向上發展的傾向、慾望、目的等解釋生物的進化(珞加網，2016)。

拉馬克的學說在19世紀上半葉影響很小。達爾文進化論發表後，拉馬克主義的影響也隨之而興。E.科普、A.S.帕卡德、F.Le唐德克、Y.德拉熱等生物學家不同意自然選擇在生物演化中的主導作用，而推崇拉馬克的學說，強調環境的作用和獲得情況遺傳。1884年，帕卡德將他們所倡導的學說稱為新拉馬克主義以與達爾文學說相區別(台灣Word網，2016)。

在生物學史上，拉馬克主義是第一個比較系統的生物演化學說。這一學說主張生物演化，並且用對環境的適應說明進化，從而把歷史的觀點引入生物學。這種合理的科學成分為所繼承和發展。拉馬克主義所主張的用進廢退和獲得情況遺傳觀點，試圖用自然因素解釋生物為什麼演化是有意義的，但缺乏科學論證，基本上是一種猜測。由於歷史條件的限制，拉馬克學說中也夾雜著若干虛構的、唯心的因素，它是爭論較多的一種演化理論。學術界肯定拉馬克的歷史貢獻，但一般認為用進廢退學說不能說明生物進化，獲得性狀不能遺傳。也有人認為獲得性狀能夠遺傳(台灣Word網，2016)。

拉馬克主義在生物演化學說發展史上曾有過重大影響，但其缺點在於把環境對於生物體的直接作用和以及獲得情況遺傳給後代的過程太過於簡單化，錯誤地認為生物天生具有向上發展的趨向，並認為動物的意志和慾望也在進化中發揮作用(台灣Word網，2016)。

假設人類社會制度的演化是屬於有意識的演化的話，就好比說: 某種制度因為大部分的國家採用這個制度而這個制度愈發達，而且人類有意識的改善這個制度直到完美，並將此制度在傳給下一世代周而復始。但是這種觀點無法解釋制度突然廢止，或者有另外的規則產生出來。一切制度的改變，都來自於人類的創新。這種創新等同於達爾文演化論(Futuyma, 2013, 605-628)。

10年前在手機市場稱霸的龍頭Nokia，如今已面臨被市場淘汰的命運。在捷運上，現代人人手一隻智慧型手機，方便的社群軟體與遊戲功能，令大家都成了低頭族，放眼望去，大家人手不是I Phone就是Samsung、HTC，智慧型手機發展前熱門的Nokia、Motorola，早已不復見於市場中(魯皓平，2014)。

成立於1865年的Nokia，是間擁有近150年歷史的公司，經典的「科技始終來自人性」廣告台詞深植人心，也是Nokia銷量最輝煌的時刻。但它卻在iOS與Android系統的夾殺下，短短4年內就被智慧型手機的浪潮擊退。Nokia最大的敗筆，在於錯估智慧型手機的風潮，以及執著於單一難用的Symbian系統，許多手機專家評論他們是「老大」心態，因為自視甚高，錯過轉型的機會(魯皓平，2014)。

另一家手機大廠Motorola，也曾在全球手機市場上引領潮流。時尚的外型與嶄新的功能設計，同樣令人愛不釋手。但它也頂不住智慧型手機的浪潮，銷售量每況愈下，之後還被Google收購，日前再轉賣給Lenovo，快速的科技變遷，令歷史悠久的大公司，也難以抵擋被收購的命運(魯皓平，2014)。

隨著時代的發展與顧客的需求變化，曾經紅極一時的產品可能也不再符合消費者需求，例如Sony Walkman。(隨身聽)曾稱霸市場20餘年，最後卻被MP3吞食取代，令Sony公司不得不宣布停止生產隨身聽。Apple的iPod順著這股趨勢成了最大贏家(魯皓平，2014)。

陸、結論

一切的演化是隨機進行的，但是一個表現型會在族群中隨機漂變，有些個體會占盡各種生育的空間把自己的基因傳遞至最大值，卻有些個體會放棄自己傳遞基因的機會，讓同一個家族或相似基因的個體存活率提高。上面為生物界生存的法則。而且規則還會因環境有所調整(Futuyma, 2013)。

人們要真心相信，不夠好的規則是不會忽然產生好的結果的。從交通規畫、都市更新、美豬、大學治理、產業政策到網路金融，甚至社會價值、風俗習慣，無論是否疏漏、短視或僵化，這些規則將是人們據以生活的真實環境，也是人們演化的方向(羅志成，2016a)。

也可以說，當代人類的身心特質是依據人類社會塑造的環境與對應方式發展出來的。這兩者相互影響、辯證，人們生存環境的變化也就越來越快。而在地遊戲規則的制定，則關乎人類能否適應甚至影響這多變的全球環境(羅志成，2016b)。

參考文獻

台灣 Word 網，2016，〈拉馬克主義〉，網址：http://www.twword.com/wiki/%E6%8B%89%E9%A6%AC%E5%85%8B%E4%B8%BB%E7%BE%A9，檢索時間：2016 年 7 月 24 日。

李英明，2016，〈新高教 不必做台灣史坦福〉，《聯合報》，7 月 19 日，A15 版。

尚玉昌，2005，《動物行為學》，北京：北京大學出版社。

珞加網，2016，〈新達爾文主義〉，網站：http://www.luojia.net/baike/2008/0831/article_100414.html，檢索時間：2016 年 7 月 25 日。

斯蒂克斯，2009，〈向達爾文致敬〉，《新科學人雜誌》，2:30-32。

魯皓平，2014，〈被時代浪潮淘汰！ Nokia 面臨的巨大衝擊〉，《遠見雜誌》，4 月 22 日，頁 15。

羅致成，2016a，〈關於恐龍的滅絕 — 遊戲規則的思索〉，《聯合報》，6 月 13 日，A15 版。

羅致成，2016b，〈人類是自己創造出來的新物種 - 遊戲規則的思索二〉，《聯合報》，6 月 30 日，A15 版。

Futuyma ,Douglas J. 2013.*Evolution* 3rd ed Sunderland , MA: Sinauer Associates.

CHAPTER 04

自動創生（autopoiesis）釋義

摘要

自動創生(autopoiesis)是系統與外界環境交互作用時，為求生存，內部產生新的能量；以維持其自身的獨特性、內部的一致性、統一性。「生命自己會找出路」，其內部能量的變化，就是自動創生的表現。本文說明自動創生名詞的來源、涵意，與複雜性、認知、自我組織的關係，以及其應用。

壹、名詞來源

Autopoiesis 的意義，auto 是自動、自我，和 poiesis 是創造，生產。Autopoiesis是指系統會自我創生。1972年由智利生物學家Humberto Maturana和Francisco Varela引入，指「細胞的自我維持的化學作用 」(Maturana and Varela, 1980:16)。這個詞可以直接表示生命系統適用的自治(autonomy)動態中發生的事情。

autopoiesis (自動創生)的現象，從生物系統，也應用到其他系統 (物理系統、社會系統等等)。社會系統的事業也可以是自動創生，其組成的成分，不斷適應社會的變遷，逐漸轉換、變遷和發展，其中：(i)通過其內涵與外界交互和變換不斷地重新生成並實現過程，產生新的內容；(ii)其與外界互動發展過程中，仍維持其自身的獨特性、一致性、統一性(Maturana and Varela, 1980:78)。

貳、涵意

autopoiesis 定義和解釋生命系統的本質。自動創生系統的典型例子是生物細胞。例如：真核細胞(eukaryotic cell)，由各種生化成分如核酸(nucleic acids)和蛋白質(proteins)組成，並組織成有界限結構，例如細胞核 (cell nucleus)，各種細胞器(organelles)，細胞膜(cell membrane) 和細胞骨架(cytoskeleton) (Wikipedia, 2019, Autopoiesis)。這些結構係基於分子和能量的外部流動， 組成的成分。這些組成的成分繼續維持組織的有界限結構，從而產生這些組成的成分。內部各成分相互互動、作用，產生新的成分，能夠自動創生 (Wikipedia, 2019, Autopoiesis)。

雖然，有人經常使用「自動創生」(autopoiesis)這名詞作為「自我組織」(self organization) 的同義詞，但Maturana認為這兩個名詞是不同的(Wikipedia, 2019, Autopoiesis)。自動創生系統是自主的並且在操作上是封閉(closed)的，因為在其中有足夠的過程來維持整體。 自動創生系統與其媒介 「結構結合」(structurally coupled)，嵌入(embedded)變動中，可以作為感覺 – 運動結合(sensory-motor coupling) (Wikipedia, 2019, Autopoiesis)。這種持續的變動可以在整個生命形式中觀察到，認為是知識 (knowledge)或認知 (cognition)的基本形式 (Wikipedia, 2019, Autopoiesis)。

McGann (1986:15)認為自動創生機制，作為自我生成的反饋系統，引用Maturana和Varela的觀點，他將自動創生系統定義為「一個封閉的拓撲空間(topological space) ，通過其作為自身組成成分之生產系統的運作，不斷產生和確定自己的組織，並在其成分的無限更新中，實現這一目標。」(a closed topological space that 'continuously generates and specifies its own organization through its operation as a system of production of its own components, and does this in an endless turnover of components') (Wikipedia, 2019, Autopoiesis) 。**拓撲空間** (topological space)指系統所占有的空間不撕裂、不減少、不外加，可變形的空間。「自動創生系統 (autopoietic systems) ， 與「全創生系統」(allopoietic systems)不同。全創生系統指本系統以外所創生者 (Wikipedia, 2019, Autopoiesis) 。舉例說， McGann認為，編碼和標記不是系統自身自動創生，而是外在因素創生的，但它們是維護系統的生成部分，而人類語言和印刷或電子技術是系統自動創生的 (Wikipedia, 2019, Autopoiesis)。

參、自動創生與複雜性 (complexity) 的關係

自動創生(autopoiesis)只限於系統本身所自我創生者，不包括由環境所創生者 (Wikipedia, 2019, Autopoiesis) 。

自動創生的觀點認為：系統內部各成分相互互動、作用，自動創生的，至於系統內各成分如何互動、相互作用，也是變化莫測，是具複雜性。自動創生系統也是複雜性系統。

肆、自動創生與認知的關係

自動創生的基本概念涉及與環境的建設性相互作用，擴展到包括認知 (Thompson, 2007:91-127)。自動相互作用與認知有密切相關，否則如何相互作用。Maturana and Varela (1980: 13)將認知定義為：與維護自身有關的有機體行為 (behavior of an organism "with relevance to the maintenance of itself")。因為要維護有機體自身，所以要有認知。生命系統涉及自我創造和認知。

伍、自動創生與自我組織的關係

Ashby於1947年提出了「自我組織」(self organization)的原始原則，指出任何動態系統都會自動演變為均衡狀態(Ashby, 1947)。在侏羅紀公園的影片裡的名言：「生命自己會找出路」，驗證任何系統為了求生存 (或均衡狀態)，自己會自動、自發，產生或形成新的組織。

自動創生觀點於1972年由智利生物學家Maturana和Varela引入，指「細胞的自我維持的化學作用 」(Maturana and Varela, 1980:78) 。自動創生(autopoiesis) 觀點與自我組織 (self organization)，相同之處為系統不論為內部組成之成分或系統整體，會自動、自我、自發創生。其相異處為：自動創生(autopoiesis) 在系統內，封閉的，維護其獨特性、統一性、完整性。而自我組織 (self organization)則對外，在更上層的系統內求生存發展或均衡狀態。

陸、自動創生的應用

自動創生 (autopoiesis) 概念在社會學中的應用 (Wikipedia, 2019, Autopoiesis)，例如Niklas Luhmann的系統理論 、Bob Jessop對資本主義國家體系的研究、 Marjatta Maula在商業環境的探討，Niklas Luhmann和Gunther Teubner也應用自動創生概念於研究法律體系 (Wikipedia, 2019, Autopoiesis; Teubner, 1992)。

柒、結論

本文概括說明自動創生 (autopoiesis)名詞的來源、內涵、與複雜性、認知、自我組織的關係，以及其應用，對學術相關研究會有所幫助。

參考文獻

Ashby, W. R. 1947. Principles of the Self-Organizing Dynamic System. *The Journal of General Psychology*. 37 (2): 125–28.

Maturana, H. R. and F. J. Varela .1980. *Autopoiesis and cognition: The realization of the living*. Springer Science & Business Media.

McGann, J.1986. *The Textual Condition* .Princeton: Princeton University Press.

Teubner, G. 1992. *Law as an Autopoietic System*. The European University Institute Press.

Thompson, E. 2007. *Mind in Life: Biology, Phenomenology, and the Sciences of Mind*. Harvard University Press.

Wikipedia. 2019. Autopoiesis

CHAPTER 05

適應度景觀(fitness landscape)探討

摘要

「適應度景觀」(fitness landscape)一詞，由生物學家Wright（1932）提出，Kauffman（1993）發揚光大。物種的適應(adaptation)和適應度 (fitness)在演化生物學很重要，強調生存競爭，適者生存，不適者被淘汰；物種要生存繁殖，就要與其他物種共同演化，並適應環境。人類也是一種生物，其生存發展與生物相同。人類各行各業的經營，也要講求增強適應力與競爭力。「適應度景觀」(fitness landscape)的觀點現在已廣泛應用於人文社會科學 (Gerrits and Marks, 2014)。本文從演化與遺傳探討適應度景觀的內涵、Kauffman的NK模型與操作、及其貢獻。

壹、前言

演化生物學(Evolutionary biology)指出，對於一個生存的物種，它需要適應 (adapt)其環境，獲得適應度(fitness) (Gerrits and Marks, 2014)。適應度(fitness)指物種適應其環境生存與發展的程度。適應度越高，則物種越有在其環境的生存競爭能力；反之，物種則容易被淘汰。各物種生存競爭，相互影響，共同演化，便造成生存環境的不同「景觀」(landscape)。景觀指：「一個特定地理區域的特徵、佈局和結構，包括其中的生物群落，物理環境，人為或社會型態。多個生態系統聚集在一起並重複地相互影響的區域。」（引用自：EPAGLO）。「適應度景觀」是指在共同生活的環境裡，物種 (或生物體)與其他相關物種 (或生物體)與其環境相互作用，以各種演化基因型所模擬的景觀 (Gerrits and Marks, 2014)。

物種的適應 (adaptation) 和適應度 (fitness)在演化生物學很重要。「適應度景觀」(fitness landscape) 一詞，由生物學家Wright (1932)提出，Kauffman (1993)發揚光大，現在已廣泛應用於人文社會科學(Gerrits and Marks, 2014)。本文從演化與遺傳探討適應度景觀的內涵、Kauffman 的 NK 模型與操作、及其貢獻。

貳、演化與遺傳

演化的定義是產生新物種 (侯維恕，2018：32)。不同環境中生長的孔雀魚，各自發展不同的特徵；在河流裡，孔雀魚體型較小，繁殖力強，以對抗河流裡的肉食魚類；在小溪裡，孔雀魚體型較大，小溪裡的肉食魚類較小，不能吃體型較大的孔雀魚 (侯維恕，2018：32)。DNA內有調節蛋白質(regulatory proteins)是控制細胞內基因的開關，是十分重要的。個體發展與生物演化的管制機制，其運作通常十分穩定，其稍微改變，就可導致生理、型態的改變 (侯維恕，2018：32)。圖1，生物體的基因組 (genome) 裡的某基因 (gene) 改變成為新基因，其功能也跟著改變，而其特有的基因型 (genotype) 也改變。

HOX基因是 Homeobox 的簡寫，是決定生長順序、型體的安排，也就是身體的結構。基因是編碼指示如何展現成型體，稱「表現」(expression)。例如，哺乳類有共同39個HOX基因 (維基百科，HOX 基因)。每一個 HOX 基因都有其在染色體的位置，及其影響身體的部位。單獨的 HOX 基因可以控制其他基因的運作，並且同一個 HOX 基因又可以控制身體不同部位的的基因組 (genome) 。其過程非常複雜，不是線性運作 (侯維恕，2018：67)。

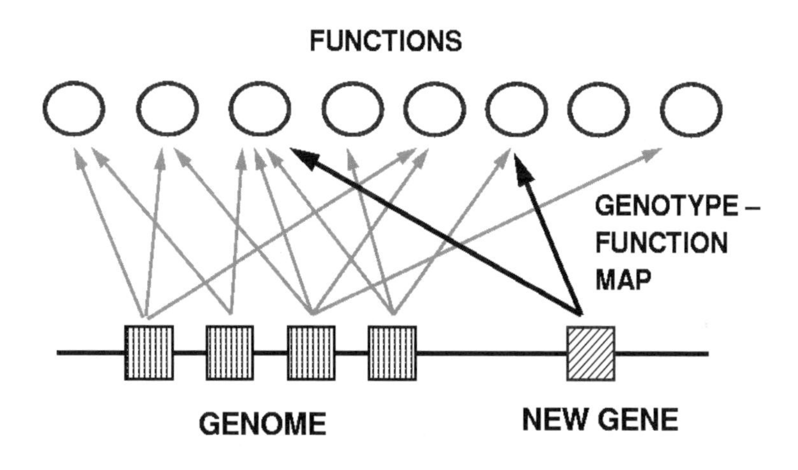

圖1　基因組、新基因、基因型功能

資料來源：維基百科，fitness landscape

有關遺傳與演化的名詞，為能充分了解，說明如下：基因 (gene) 是指控制生物性狀的遺傳信息，通常由 DNA 序列來承載。基因也可視作基本遺傳單位，亦即一段具有功能性的 DNA 或 RNA 序列。人類約有一萬九千至兩萬兩千個基因 (維基百科，基因)。基因產物可以是蛋白質（蛋白質編碼基因）及RNA，從而控制生物個體的性狀（差異）表現。在一個個體當中所有的基因總和叫基因組（genome）。基因組是指包含在該生物的DNA（部分病毒是RNA）中的全部遺傳信息。基因組包括基因和非編碼DNA (維基百科，基因)。基因型（Genotype）指的是一個生物體內的DNA所包含的基因 (gene)特有的型態，也就是說該生物的細胞內所包含的，所特有的基因型態。一般來說，同一生物體中的每個細胞體都含有相同的基因（除了已經分化的免疫細胞），但並不是每個細胞中的所有基因攜帶的遺傳信息都會表現出來。控制基因表達的因素分為傳統的遺傳學（增強子，啟動子序列相關）因素及表觀遺傳學 (DNA甲基化，組蛋白乙醯化和脫乙醯化及RNA干擾相關）因素。職司不同功能的細胞或不同的細胞類型中，活化而表現的基因也不同 (維基百科，基因)。「等位基因」 (allele) 是染色體內的基因座的 DNA 序列可能有許多不同的變化，各種變化形式稱為等位基因，其在細胞有絲分裂時的兩個染色體上的基因座是對應排列的，故在早期細胞遺傳學裡稱其為等位（維基百科，等位基因）。

參、適應度景觀的內涵

「**適應度景觀**」(fitness landscape)是指在共同生活的環境裡，物種（或生物體）與其他相關物種 (或生物體)與其環境相互作用，以各種演化基因型所模擬的景觀 (Gerrits and Marks, 2014)。其內涵為：

一、物種要生存繁殖。演化生物學認為物種生存競爭，優勝劣敗，適者生存，不適者被淘汰。

二、任何物種與其他物種，以及其環境，都是不斷動態演化。

三、任何物種都在互相競逐其高度適應度。高適應度者容易生存發展；低適應度者容易被淘汰。

四、物種彼此可高度相互適應，也須適應其周遭環境。

五、物種及其各別成員在生存競爭上各有其適應值(adaptive values)。整體而言，不同物種之間，各有其整體的適應值。例如，青蛙與蒼蠅各有其適應值。對個別而言，同一物種內之成員，也其個別適應值。例如，某隻青蛙A與另一隻青蛙B，也有不同適應值。適應值是動態的，也是相對的，隨環境變化、相關的物種、或生物情況而變動。

六、適應值之高低，表現適應之程度，稱適應度(fitness)。適應度之提升，可以其「等位基因」（allele）和基因型 (genotypes)的頻率變化，適應其演化壓力，諸如：(1)自然選擇、(2)突變和(3)遷移等。

七、適應度景觀(fitness landscape)，是以景觀模擬物種或生物生存適應程度，以山峰、山巒、丘陵、山谷等地形呈現。物種及其個別成員以其 [適應值] (adaptive values)表達，適應值高者為山峰，底者為山巒、丘陵，最低者為山谷。相互比較其適應值高低，表現「適應度」(fitness)。物種的演化為動態、持續進行、且相互競爭。適應度景觀圖片，如圖1，模擬物種(或生物體)演化的各種可能情況，以及實際上演化的路徑。有些物種的演化進展，可以從山谷「走到」山峰，也可能從山峰「走回」山谷（Kauffman, 1993: 11）。

八、適應度情況以Kauffman的NK模型 (NK-model)表達。

肆、Kauffman 的 NK 適應度景觀模型

「適應度景觀」是由Wright (1932)的生物進化研究中提出。Wright (1932)製定了一個數學理論進化，從而顯示「等位基因」(alleles)和基因型(genotypes)的頻率如何變化應對自然選擇、突變和遷移等演化壓力。後來，Kauffman (1993)加以修改，發展NK 景觀模型。

物種的適應度端賴其基因（gene）；每個物種的全體基因稱基因型（genotype），在研究景觀模型，只選擇其中幾個有關的 (N個)基因（gene），而其適應度又要視K個其他基因（gene）而定 (齊若蘭譯，1996：417)。在生存環境裡，物種能任意演化、突變；但實際上，物種間相互反應的方式只有幾種。例如，青蛙總是以黏舌捕捉蒼

蠅。如果青蛙經由演化，舌頭變長，蒼蠅就要學習逃得更快。如果蒼蠅經由演化，發出難聞的氣味，青蛙就要學習如何忍受這種氣味 (齊若蘭譯，1996：417)。

這樣的演化過程以「適應度景觀」說明，青蛙在任何時候，都會發現某些策略比其他策略奏效。任何時候，青蛙可以採用的各種策略，就形成一種想像的適應度景觀。最有用的策略停在山峰，最沒有用的策略，停在山谷。當青蛙演化的時候，牠在景觀中四處移動。每次青蛙歷經演化的時候，就由目前的策略移至新策略。天擇會使青蛙的所有策略平均仍然朝向適應度更高的山上攀升。每一物種都在自己的景觀中活動。然而，共同演化的重點，這些景觀都不非各自獨立，而是兩兩配對。青蛙要看蒼蠅的動作，才能決定甚麼是好策略，反之亦然。所以每個物種適應的時候，也改變了其他物種的適應度景觀 (齊若蘭譯，1996：417)。

適應度景觀採用了適應度 (fitness) 的「爬山」類比，從較低的山丘(適應度較低)，爬上較高的山峰 (適應度較高)，建構適應度在景觀中，是從較地山丘，「行走」 (walks) 到較高山峰的圖像 (Kauffman, 1993: 11)。每一個山丘或山峰代表每一種模擬的基因組合的該物種或其成員的基因型 (genotypes)。基因型(以山丘表達)的適應度是以N個基因與K個基因，連結、結合、互動，產生演化作用，而產生新的適應度。適應度在畫圖表達上，是以布爾值超立方體(Boolean hypercube)呈現。於是，在景觀圖上，就有許多山丘。演化的過程，就從較低的山丘，行走到較高的山峰。適應度景觀圖，模擬出各種情況的山丘 (表示：基因型)及其高度 (表示：適應度)，可讓物種 (或研究者)決定應該行走的路線，進行優勢的演化。如圖2。各山丘表示各基因型。各山丘的高度表示各基因型的適應度。物種或其成員的演化在圖1 應選擇藍線，較能達到最高峰。

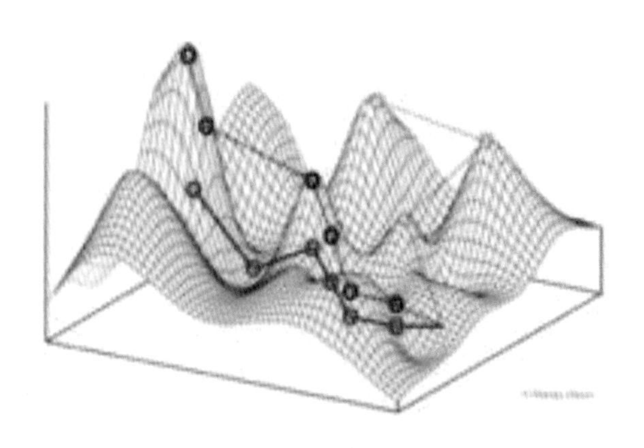

圖2 適應度景觀圖

資料來源：維基百科，fitness landscape

在這個模型中，有2個參數，基因總數 N，某個基因 (gene)和其他基因 (gene)之間連結作用數量K。 原來Kauffman (1993)也考慮到同一基因裡有幾個不同的等位基因（allele），會有不同影響。後來他發現，等位基因影響不大，只需研究到基因這一層即可，不必探討到基因的下一層(等位基因)(Kauffman , 1993)。該模型的基本原理是把某個物種描述成由N 個基因構成的總體。 K 取0 到N-1 之間的值。當 K 取 0 時表示各個基因之間不存在相互作用；而當 K 增大時表示基因之間的聯繫不斷增加。 Kauffman (1993) 通過電腦大量模擬試驗發現，隨著N 和K 的增加，基因型 (以山丘表示)的數量會增加，而其適應度 (山丘高度)的平均高度在不斷下降。

伍、NK 適應度景觀模型操作說明

假定我們要研究4個基因(gene) (A、B、C、D)如何進行最有利的演化。N=4。K=N-1=3。每個基因有連結成敗之分，表現為2種態樣。成為1，敗為0。基因改變，有成有敗，圖3，以Capra (1997) 黑白子互動情形為例，規則：少數服從多數。圖中，各子均接鄰3子。如接鄰3子有2

白1黑者，本子要為白。如1白2黑者，本子要為黑。如接鄰3子全白，本子亦應為白；如接鄰3子全黑，本子亦應為黑。圖中舉A、B兩種情況說明。

A情況，成功。圈內各子演化結果，都成黑子，穩定。

B情況，失敗。圈內各子演化結果，仍黑白數目不變。變動不停，不穩定。

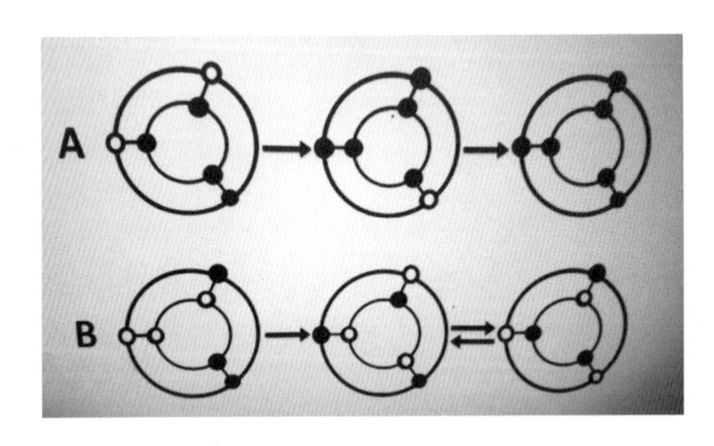

圖3　互動情況

資料來源：Capra (1997)

本例，N=4與K=3配對，一共有5種狀況，產生16種基因型（genotype）。亦即4個基因，在演化過程的作用，有成有敗，具有2種態樣，演算為2x2x2x2=16。說明如下：

第一種情況，當成=0，各基因演化都未成功，表示這4個基因都主動、自發與其他基因連結、互動、配合，但未發生作用，都失敗。各基因未改變，整體基因型（genotype）停留在原狀況，未演化，維持原本情況；就景觀而言，停留在原點。依照這4個基因 (A、B、C、D)的次序排列 (A=0、B=0、C=0、D=0)，以其適應度為原型(0000)，電腦模擬計算，其適應度為0.15。這數字如何來？請勿計較。因為所有電腦模擬數字都是相對的、動態的，絕不可能是一個固定數字 (齊若蘭譯，1996：348)，只具有比較作用、啟發作用。

第二種情況，當成=1時，表示這4個基因都只是1個改變成功，有所成就。成者為1，未連結成功者為0。依照這4個基因 (A、B、C、D)的次序排列，整體基因型 (genotypes)有4種情況：

當A=1、B=0、C=0、D=0，以A型(1000)表示，其適應度為0.22。
當A=0、B=1、C=0、D=0，以B型(0100)表示。其適應度為0.21。
當A=0、B=0、C=1、D=0，以C型(0010)表示。其適應度為0.25。
當A=0、B=0、C=0、D=1，以D型(0001)表示。其適應度為0.19。

第三種情況，當成=2時，表示這4個基因有2個基因自發、自動連結、互動、配合，發生作用，成功。成功者為1，未成功者為0，各整體基因型(genotypes)便有所改變。依照這4個基因 (A、B、C、D)的次序排列，整體基因型(genotypes)有6種情況：

當A=1、B=1、C=0、D=0，以AB型(1100)表示，其適應度為0.32。
當A=1、B=0、C=1、D=0，以AC型(1010)表示。其適應度為0.41。
當A=1、B=0、C=0、D=1，以AD型(1001)表示。其適應度為0.34。
當A=0、B=1、C=1、D=0，以BC型(0110)表示。其適應度為0.37。
當A=0、B=1、C=0、D=1，以BD型(0101)表示。其適應度為0.33。
當A=0、B=0、C=1、D=1，以CD型(0011)表示。其適應度為0.40。

第四種情況，當成=3時，表示這4個基因中有3個自發、自動與其他基因連結、互動、配合，發生作用，成功。成功者為1，未成功者為0，各主動連結的基因便有改變。依照這4個基因 (A、B、C、D)的次序排列，整體基因型(genotypes)有4種情況：

當A=1、B=1、C=1、D=0，以ABC型(1110)表示，其適應度為0.59。

當A=1、B=1、C=0、D=1，以ABD型(1101)表示。其適應度為0.49。
當A=1、B=0、C=1、D=1，以ACD型(1001)表示。其適應度為0.51。
當A=0、B=1、C=1、D=1，以BCD型(0111)表示。其適應度為0.57。

第五種情況，當成=4時，表示這4個基因全數自發、自動連結、互動、配合，發生作用，成功。只有這一種整體基因型 (genotypes)，達到景觀的最高峰。依照這4個基因 (A、B、C、D)的次序排列，這個整體基因型(genotypes)情況為：A=1、B=1、C=1、D=1，以全型(1111)表示，其適應度為0.77。

由以上敘述，16種基因型已產生，也各有其適應度。運用布爾超立方體(Boolean hypercube)來建構其適應度景觀圖 (見圖 4、圖5)。這圖很難畫，姑且在現有山水畫，找到有16個山丘(峰)者表示。

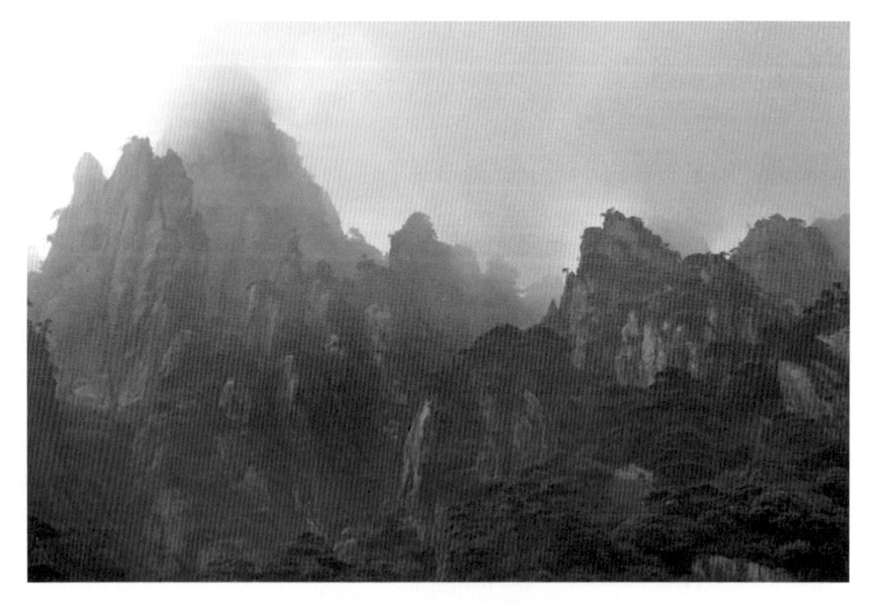

圖4 適應度景觀圖

資料來源：google 山水畫擷取

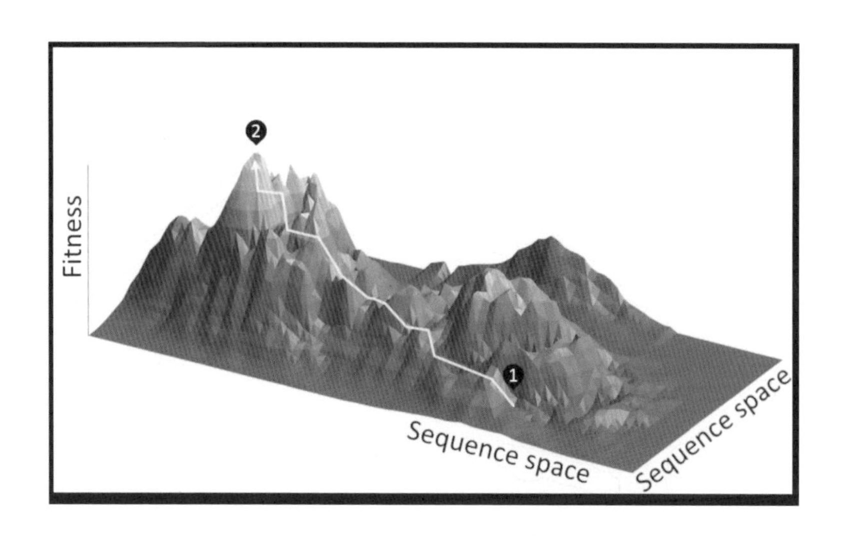

圖5 適應度景觀圖

資料來源：google, fitness landscape

景觀圖已表現出來，現在研究如何從原點 (0000)，也就是第一種情況，開始「行走」，經過第二種情況、第三種情況、第四種情況，到最高峰，也就是第五種情況 (1111)？從原點，即第一種情況，怎麼行走，都可以到達最高峰(第五種情況)。問題在：演化是最適者生存，因此在每一種情況都要保持最適者，否則未達最高峰就被淘汰出局。有如球類比賽，是採取淘汰賽制，在各組比賽如果不是贏的球隊，就被淘汰出局，不可能進階，邁向冠軍之路。

從原點(0000)出發，要邁向第二種情況，有4種選擇 (A型、B型、C型、D型)，以C型的適應度0.25較高，選擇從原點邁向C型 (0010)的路徑。從C型要往第三種情況邁進，有6種選擇 (AB型、AC型、AD型、BC型、BD型、CD型)，以AC型的適應度0.41較高，選擇往AC型(1010)的路徑。再來，要邁向第四種情況邁進，有4種選擇 (ABC型、ABD型、ACD型、BCD型)，以ABC型的適應度0.59較高，選擇往ABC型 (1110)的路徑。最後，從ABC型(1110)攻頂，即全型(1111)。因此，演化的路徑為：原型(0000)---C型(0010)---AC型(1010)---ABC型(1110)---全型(1111)。

從這條最佳路徑，可以分析獲得發現：1.每一段路都有基本要求，未取得基本要求，就被淘汰出局 (Kauffman,1993)。這是NK模型應用到其他學科，研究策略的精華所在 (Gerrits and Marks, 2014)。本實例，經過電腦模擬，就發現基本要求，一定要最先取得C基因演化成功；再取得A基因演化成功；次取得B基因演化成功；最後才取得D基因演化成功。有一定的次序與策略。2.生物體的基因演化成功數越多，則其適應度節節高升。本實例，從原型0.15演化，經C型0.25、AC型0.41、ABC型0.59，到全型(ABCD型)0.77，基因型的適應度隨越多的基因演化成功而節節高升。因此，物種的生存競爭要有越多的基因演化成功；也就是在NK模型，N的數目、K的數目要越多，越有較高的適應度，其生存競爭力越強 (Kauffman,1993)。

陸、結論

適應度景觀(fitness landscape)理論是Wright (1932)研究生物基因開始，由Kauffman (1933) 提出NK模型，對於復雜系統具有極強的解釋能力，已成為人文社會科學領域研究的重要工具。其貢獻為：

1. 強調生存競爭，優勝劣敗，最適者生存。在物種競爭如此，在人類競爭也復如此。物種的競爭、人類各行各業的競爭，也是由互動、演化、突現(emergence)而來，是非線性的、複雜動態的、變化莫測的。其中過程可能有突變，原來居劣勢者，一朝突變，一躍而居優勢。也有可能因某種極微小的變化，而釀成大巨變。這種觀點顛覆傳統、靜態、線性、單純的觀點，是屬於最新科學，複雜性科學研究的領域。由Kauffman 等科學家在1990年代在美國新墨西哥州聖塔非研究院(The Santa Fe Institute)發展起來 (Waldrop, 1992)。

2. 著重物種演化的長期動態過程，物種在每一階段的演化，都要居優勢，不然未到最高峰，就已因半途居劣勢，而慘遭淘汰。借用圖5說明，圖中有7種生物體，右2生物體之適應度本來最低，後來突變，演化到最高適應度。因此，對於競爭者而言，在演化的過程中，就要模擬最佳路徑。最佳路徑如何研擬？Kauffman (1993) 提出NK 模型，以物種基因演化數(N)，對應其他基因數(K)，連結、配合、互動，產生作用，來探討所產生的各種新基因型之適應度，研判應該行走哪個演化路徑，最有適應度與競爭力。

3. 適應度的計算，在生物演化的研究，由研究者精心以電腦實驗模擬。應用到人文社會科學，就要以問卷調查、訪談得到具體數字。適應度的數字是動態的、相對的、與時俱進的，作為比較、啟發，研擬策略的參考。

4. 適應度景觀圖的製作，是運用布爾超立方體(Boolean hypercube)來建構的 (見圖2、圖5)，將抽象的適應度具體化，可以由視覺觀察、比較、研判。在科學知識的表達與傳播行銷，具有高度競爭力。

5. 適應度景觀的觀點，其知識本身與其他知識相比，具有高度競爭力與解釋力，得以廣泛、快速應用到社會和行為科學、經濟學、組織與管理科學、人類學、社會學、心理學、認知科學、公共行政和政治科學、以及法律。在社會科學與行為科學，以「**作用者**」(agents)一詞取代物種或生物體一詞的研究。詳細請見：Gerrits, L.M, Marks, P.K. 2014. The evolution of Wright's (1932) adaptive field to contemporary interpretations and uses of fitness landscapes in the social sciences. *Biology and Philosophy*, 30(4), 459-479.以及中國大陸的研究 (朱方策、上官昕玥、戴海金，2011)。

Aiming for great sequence diversity

▪If the fitness landscape is rugged, point mutations alone are likely to lead to local optima. Point mutations are too gradual to allow the block changes that are required for continued sequence evolution

The Fitness Landscape

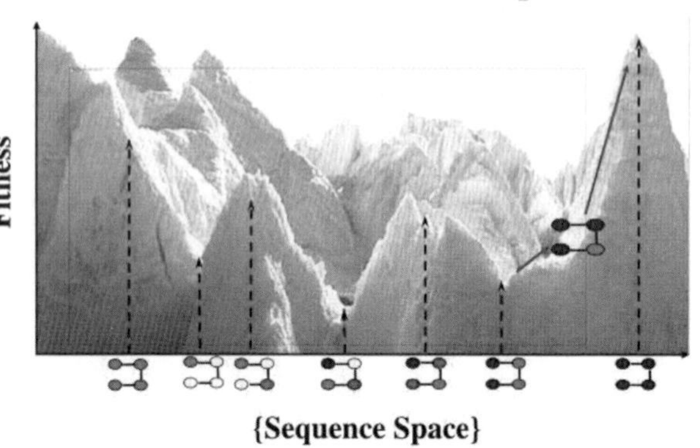

圖6　物種突變競爭圖

資料來源：google, fitness landscape 下載

參考文獻

朱方策、上官昕玥、戴海金，2011，〈企業隱性知識管理的 NK 模型分析〉，《情報雜誌》，30(4)：120-125。

徐 迪，2005，《商務模式創新復雜性研究》。北京：經濟管理出版社。

馬駿，張華，席酉民，2008，〈基於 NK 模型的管理者認知仿真研究〉，《運籌與管理》，17(1)：137-143。

侯維恕，2018，《演化、宇宙、人》，台北：聯經。

席酉民，張華，馬駿，2008，〈成員間互動對團隊績效影響研究：基於和諧管理理論的視角〉，《運籌與管理》，17 (6)：134- 139。

唐方成，馬駿，席酉民，2004，〈和諧管理的耦合機制及其複雜性的湧現〉，《系統工程理論與實踐》，2004(11)：68-75。

張鋼，薄秋實，2009，〈基於 NK 模型的組織結構模塊化理論〉，《軟科學》，23(6)：24-27。

齊若蘭(譯)，1996，《複雜》，最新修訂版，台北：天下文化。譯自：Waldrop, M. M., 1992. Complexity: The Emerging Science at the Edge of Order and Chaos. New York: Touchstone.

維基百科，HOX 基因、基因、基因組、基因型、等位基因、fitness landscape。

Capra, F. 1997. *The Web of Life*. London: Flamingo.

Gerrits, L.M, Marks, P.K. 2014. The evolution of Wright's (1932) adaptive field to contemporary interpretations and uses of fitness landscapes in the social sciences. *Biology and Philosophy*, 30(4), 459-479.

Google. 2019. 山水畫。

Kauffman S. A. 1993. *The Origins of Order: Self-Organization and Se lection in Evolution*. New York: Oxford University Press.

Wright S. 1932. The Roles of Mutation, Inbreeding, Crossbreeding and Selection in Evolution. *Proceedings of the Sixth International Congress on Genetics*, 1 (6): 356-366.

CHAPTER 06

AI與智慧醫療

摘要

比爾蓋茲1999年曾成功預言智慧手機、社群軟體等重大科技誕生。2019年2月，他又對20年後的科技發展再次做了10項預測。其中至少有4項與智慧醫療直接有關。本文從相關文獻，探討現代醫療發展趨勢、人工智慧在醫療的應用、智慧醫療的電子資訊基礎、AI醫療產業發展的問題，結論提出未來展望：電子資訊與醫療產業兩強要成功攜手。

壹、現代醫療發展趨勢

在很多人的眼中，醫生的職業都是神聖不可侵犯的行業。但是在科技發展不斷的演進之下，也許有這一天，醫生的角色也會被人工智慧取代。事實上，一些醫療場所已經開始導入機器人，陌生的背影背後有跟醫療人員一樣的醫療知識，甚至橫跨不同的領域、不同的科別。冷冰冰的外表之下，卻讓羞於啟齒的病患得到應有的答案。當人工智慧應用到醫療領域，小至救護車派遣，大到腫瘤判斷，將能因技術層面的突破，加快判讀與實驗時間，不僅有效提升醫療的精準度，同時也讓醫療產業開始進行翻轉。

2019年2月，**比爾蓋茲**（Bill Gates）對20年後科技發展再次做預測 (Gates, 2019)，科技發展一半以上的項目都與人工智慧（AI）及智慧醫療有關 (Gates, 2019; 簡立峰，2019)。研究 AI 需要仰賴電子資訊科技，而推動智慧醫療，需要健全醫療產業支持，這都是台灣產業強項。若電子資訊與醫療產業能成功攜手， AI 智慧醫療將是台灣下一階段非常重要的產業方向 (Gates, 2019;簡立峰，2019)。

比爾蓋茲1999年曾成功預言了智慧手機、社群軟體等重大科技誕生 (Gates, 1999; 簡立峰，2019)。2019年2月，他對20年後的科技發展再次做了10項預測。其中至少有4項與智慧醫療直接有關，包括藥丸式的腸道探測器、手腕上的心電圖、定制癌症疫苗、預測早產兒技術。這些技術都必須結合 AI 與醫療科技。若加上另兩項懂自然語言的 AI 助理、更靈巧的機器人，對醫療照護也會有所助益， AI 智慧醫療相關技術就占六項，可以說是未來科技發展的重心 (Gates, 2019; 簡立峰，2019)。

貳、AI 在醫療的應用

近來 AI 技術在醫療領域應用，確實獲致不少進展，其中以影像辨識、大數據分析的成果最為豐碩。醫學實務上有很多學門都跟影像科技有關，像是電腦斷層、X 光影像判讀等，如能借重 AI 影像辨識與機器學習技術，將有助於提高診斷能力；以Google為例，只利用12.8萬張的視網膜眼底影像，便可藉由機器學習成功建立診斷模型，自動辨識視網膜病變，其精準度已可達到專科醫生的程度。此外，大數據分析用於基因定序、病理資料庫分析，也可增加醫療數據的精準度與分析價值。微軟創辦人比爾蓋茲對廿年後科技發展再次做預測 (Gates, 2019；簡立峰，2019)。

美國食品藥物管理局於2018年批准 AI 眼部診斷軟體IDx-DR上市，是第1款獲准上市的 AI 醫療診斷軟體，能協助醫師更早發現糖尿病患者的視網膜病變(孫永年，2019)。IDx-DR是一不需經臨床醫師解讀影像，便能直接提出診斷篩查的器材。由於醫療人士不見得都具有眼科專業，因此這器材對他們而言相當實用。

另一方面，醫院已開始運用初階的醫療機器人。例如，英國的AGV醫療機器人能送餐、消毒及攙扶病人。至於高階的 AI 醫療機器人，則以醫療手術為發展重點。台灣許多醫院也已購入機器人手臂「達文西」或其他機器人，把影像導引手術實際運用在手術房內(孫永年，2019)。

參、智慧醫療的電子資訊基礎

發展上述這些智慧醫療科技，須有良好的電子資訊與醫療科技為基礎 (簡立峰，2019)。電子資訊與醫療剛好是台灣兩大優勢產業(簡立峰，2019)。雖然出口為導向的電子產業，與內需市場為主的醫療產業，在台灣過去其實沒太多交流機會，但隨著AI在醫療應用愈來愈受重視，最近跨產業之間的合作也開始熱絡起來 (簡立峰，2019)。一些資通訊大廠紛紛嘗試投入AI生技醫療領域。實例很多，例如：鴻海捐贈的台大癌醫中心已正式試營運；廣達結合雲端運算、大數據分析、機器學習及物聯網技術，開始與國際醫療研發機構合作；仁寶也布局遠距醫療、電子病歷、癌症免疫細胞等領域，緯創則是鎖定醫療檢驗與大數據整合軟體領域，並發展智慧機器人；明基友達在醫材領域也有相當可觀的發展成績 (簡立峰，2019)。

AI在醫療領域中的應用，都需要建置大數據的資料庫。以往，患者看病問診大都依感覺敘述及基本檢查，由醫生經驗診斷再加以治療。精準醫療則利用基因檢測、蛋白質檢測，再加上患者的個人資料，彙整成人體基因資料庫，從中比對分析，提供更準確且個人化的治療方式(孫永年，2019)。如果能把人體資料庫追溯到過去，了解整段疾病的發展，透過科學研究探討疾病的因果關係，更可達到有效預防。

目前，中研院針對精準醫療的需求，建置「台灣人體生物資料庫」，蒐集國人生物基因數據，提供學者研究使用，希望能改善國人健康，有效預防疾病。但資料庫所需的資料蒐集還需花好幾十年的持續追蹤才能廣泛運用 (孫永年，2019)。

另一方面，台灣從實行全民健保至今，已擁有數千萬筆的看診資訊，成為一個巨量的資料庫。今後期望能妥善結合健保資料和AI技術，把資料變成數據平台創新應用，讓醫療達到最好的效果 (孫永年，2019)。但除必須做到資料的去除識別與妥善運用外，對於病患的個人隱私、公眾利益等問題，必須符合相關法律的規定，例如；個資法與生物資料庫之法規 (孫永年，2019)。

肆、AI 醫療產業發展的問題

AI醫療產業發展的問題，最大的問題是人才問題。台灣104人力銀行(2019)調查在2018年前10大新進榜的包含醫療器材研發工程師、生物專業學與研究，當中生物專業學與研究的需求，彈跳力最大，一舉從2014年42名跳到2019年第6名，人才需求很大；薪資也從38,600元提升到56,000元，成長45%；又表示，生物學專業已打破只在實驗室做實驗的刻板印象，結合發展速度越來越快的AI，生物基因檢測、癌症診斷，亦或是製藥大廠採用結合化學、生物學資料集和雲端運算能力，都需要生物學專業研究與AI的跨領域合作，也帶動生物專業的發展 (台灣104人力銀行網站，2019)。

在中國大陸情況，〈尋夢網〉揭露：「人工智能人才現在是短板中的短板，既懂醫療，又懂技術的復合型、戰略型人才尤其短缺。」(尋夢網，2018)。2018年12月3日領英 (LinkedIn)發布《全球人工智能領域人才報告》，顯示中國大陸人工智能領域專業技術人才總數超過5萬人，排名全球第七位 (尋夢網，2018)。而美國有超過85萬的AI人才。不難看出，目前中國人工智能專業人才總量較美國和歐洲發達國家來說較少，其中，10年以上資深人才尤為缺乏 (尋夢網，2018)。此外，《全球人工智能領域人才報告》還提到，目前大陸人工智能領域的專業人才供求失衡嚴重，供求比例接近1比10。

基於這樣的背景，大陸加強對人工智能專業人才的重視程度，國家發改委、科技部等四部委去年聯合發布《「互聯網+」人工智能三年行動實施方案》，並將「人工智能」首次納入到中國政府工作報告中。從人才從業年限結構分布上來看，大陸新一代人工智能人才比例較高，人才培養和發展空間廣闊(尋夢網，2018)。

相關企業也紛紛推出相應的人才培養計劃。此前，飛利浦中國副總裁兼首席技術官王熙表示，無論是對於整個醫療AI產業來說，還是對正在踐行本土化戰略的飛利浦來說，人才都是必不可少的重要因素 (尋夢網，2018)。一方面大家都在競爭人才。另一方面，隨著人工智能的越來越有挑戰性，對於相關人才的素質也提出了更高的要求 (尋夢網，2018)。

飛利浦一方面希望可以吸引到更多的科學家，和相應的從業人員。另一方面也在不斷地培養人才，通過內部的相關機制，去拓寬拓展他的視野。因為飛利浦的研究院是世界範圍的，相關工作人員可以共享飛利浦來自世界範圍的知識和經驗，從而拓寬自己的視野 (尋夢網，2018)。

而台灣的情形，除了上述的人才問題外，依據簡立峰的分析，台灣發展AI醫療產業仍有幾個關鍵問題有待突破 (簡立峰，2019)。第一個問題是：電子業與醫療業的產業結構與型態有很大差異 (簡立峰，2019)。台灣電子業偏向大量生產、追求高效率，台灣醫療業則是強調精準安全、速度不是唯一，尤其醫療體系主要工作是服務病患。雖然台灣醫療業也進行醫學研究，但較缺乏開發產品與服務的動機，加上認證測試的程序複雜冗長，因此電子業與醫療業的合作雖然不少，但至今商業化的成果有限(簡立峰，2019)。

第二個問題是：台灣電子病歷資料的取得不易，即便有最先進的 AI 技術也派不上用場 (簡立峰，2019)。 AI 要能達到精準醫療的目標，須仰賴大量且準確的資料，但目前台灣累積大量健康資訊的健保資料，因涉及隱私權、責任歸屬等議題，因此使用限制多，加上台灣醫療體系的資訊系統一般過於老舊，且多未建置完整的雲端病歷系統，都讓 AI 醫療研究很難使得上力 (簡立峰，2019)。

伍、未來展望

AI對於智慧醫療貢獻甚巨。科技巨頭Google就運用電腦視覺與深度學習等人工智慧技術，針對30萬名患者的醫病紀錄資料進行機器學習，結果經過訓練的人工智慧系統，從患者的眼底攝影資料中，就可推斷出病人的性別、年齡、血壓，甚至是否有吸菸習慣等資訊，而這些資料正是預測心血管疾病風險的重要因子。根據這些有限的數據資料，進一步預測五年內會發生重大心血管疾病的準確度，已經高達七成 (謝昌邦，2018)。

AI 應用於智慧醫療的未來展望，相較於過去推動的醫療 E 化，醫生較少參與，最近 AI 智慧醫療似乎獲得更多醫療院所與醫生的關注與支持。要加速獲得進展，可考慮從醫學院階段就讓學生學習 AI 概念，培養跨領域人才；另一個重點也必須借重台灣在硬體的優勢，多往具備 AI 功能的智慧醫療裝置多嘗試，例如可以協助帕金森氏症患者防手震的智慧湯匙、可以測血糖免扎針的隱形眼鏡等，讓台灣智慧醫療技術有其獨特性。若是電子資訊與醫療產業兩強能成功攜手， AI 智慧醫療有極大潛力，能成為台灣重要的科技產業 (簡立峰，2019)。

參考文獻

孫永年，2019，〈人工智慧的醫療照護應用〉，《科技大觀園》，3月19日。

簡立峰，2019，〈AI開啟智慧醫療的新紀元〉，《聯合報》，3月10日，A12 版。

謝邦昌，2018，〈從大數據到 AI，精準醫療跳躍式進化〉，《數位時代》，頁 50-51 尋夢網，2018，〈機遇與挑戰並存，醫療 AI 發展還有哪些問題待解決〉，《尋夢網》，8 月 4 日，https://ek21.com/news/1/33846/，擷取時間：2019 年 7 月 20 日。

台灣 104 人力銀行，2019，《薪資福利調查報告》，台灣 104 人力銀行網站，https://www.104.com.tw. 擷取時間：2019 年 7 月 21 日。

Gates, Bill. 2019. How we'll invent the future: The thinking behind this year's list of 10 Breakthrough Technologies began with the plow. *MIT Review*. 2/27.

Gates, Bill. 1999. *Business @ the Speed of Thought: Succeeding in the Digital Economy*. New York: Warner.

CHAPTER 07

公共衛生政策：層級體制在複雜性思維的爭論

摘要

公共衛生政策面對複雜、快速變遷，需要緊急有效應變，勢必引進層級體制。但層級體制被一般人誤解甚深。以為層級體制是線性的、順序的，與複雜性思維格格不合。本論文加以澄清。分：1.政策制定者不應放棄層級體制、2.層級體制為政策動態之產物、以及3.將層級體制再納入複雜性思維，析論之。

壹、前言

自從西元二千年的初期，公共衛生的實務已提供了肥沃的資源，來激勵人們採用複雜性理論的觀點 (Kernick, 2004; Haynes, 2008; Geyer, 2013; Marchal et al.,2013)。複雜性科學告訴公共衛生政策制定者，要避免「線性思考」(linear thinking)，與從上而下的政策形成與執行 (Tenbensel, 2015:376)。

本論文對複雜性科學應用於公共衛生政策的層級體制研究進行分析，採用文獻分析法，站在Tenbensel (2015)成果，加以引申：1. 層級體制 (hierarchy)本身為複雜的、動態的環境之產物。層級體制並非受到複雜性科學所排擠。2. 層級體制的基本組織型態，即由上級指揮命令下級，被誤會為等同於線性的 (linear)、順序的 (sequential) 執行過程；以及上級利用層級體制，命令、控制下級，達成政策目標。3. 公共衛生執行的組織方式，仍以層級體制為主，並與市場 (markets)、網絡 (networks)搭配，補強層級體制缺失。

貳、政策制定者不應該放棄層級體制

從複雜性科學的觀點，認定政策制定者應該放棄層級體制嗎？很多公共衛生研究者認為應該放棄「層級體制」(hierarchy)觀點。最具有代表性的說法是：David Kernick (2004:101)在他的教科書「複雜性理論與衛生照護組織」所說的：

政策不是政府上級所設計的明確目標 (explicit goals)，而是由指導原則所支撐的不斷進展的活動與關係 (activities and relationships)。英國國家衛生服務部 (National Health Service, NHS) 的未來是內在的不確定性，係由地方層級的選民所決定 (Kernick,2004:101)。

與此一貫的說法，瑞典風濕病研究人員 (Essen and Lindblad, 2013:211)建議：政策制定者需要盯緊醫療實務的變化，而不是由上而下的重大變革 。

這樣的觀點淵遠流長，至少追溯到Lindblom (1959)；每一代公共政策研究 (Van Gunsteren,1976；Fischer,1990；Parsons,2004)都會批判公共政策研究的化約論(reductionism)、線性(linearity)、由上而下制定(top-downism)的研究觀點。整體來說，至少自從1980年以來，公共政策研究文獻，已經高度懷疑：公共政策的線性觀點、因果解釋、層級體制執行過程，是很有問題的。而公共衛生的研究，受到公共政策研究，以及最近又受到複雜性科學的影響，更加排斥層級體制的觀點 (Tenbensel, 2015:376)。然而，公共衛生無論實務與研究，可以放棄層級體制嗎？不可能。因為實務上，人們很明顯看到公共衛生行政組織，仍是上級指揮領導下級，下級服從順服於上級的領導。本文同意Tenbensel (2015:376)的論點：「層級體制」 從複雜性科學的觀點，係受到誤解的。

本文必須了解層級體制被誤解的原因。從複雜性基本觀點說起，複雜性科學認為系統 (system)是由作用者(agents)組成。系統是動態的，由作用者之間互動，並與環境互動，所演化形成。系統的運作是從均衡到不均衡，再從不均衡到新的均衡。當作用者或系統遇到不均衡時，有如「生命自己會找出路」，自己會找出路。自己找出路，就是「自我組織」(self organization)。系統或作用者為應付困境，或適應環境，所產生的作為，都稱為「自我組織」(self organization)。在自然科學的觀點下，自我組織都是自然的，不是人為的，更不是外力強制的。因此，由上而下的層級體制，就很容易被誤認為不是自然的，是人為的，是由上而下強制的 (Tenbensel, 2015:379) 。

系統為求生存發展，會自發地、新穎地、發展出自我組織，其方式因個別環境不同，可以有不同方式呈現；例如：層級體制（hierarchy）、市場機制(market mechanisms)、網際網絡 (network)、策略聯盟(strategy alliance)、公私夥伴關係 (public- private partnership)等等，而層級體制只是其中之一。例如：為及時控制流行病擴散，採用事權集中，由上而下的嚴格管控之層級體制。或為提升醫院專業醫療品質，引進市場機制，不要由某一大醫院獨佔全部醫療市場，由數家醫院相互競爭與互補(Resnick & Siegel, 2013: 73)。

參、層級體制為政策動態的產物

一、層級體制為源遠流長的政策動態之自然產物

一般人只把層級體制放在目前眼睛所看到的情形。選民選出公職政務人員，民選公職政務人員控制文官體系 (bureaucracy)。文官體系是上級指揮命令下級，下級服從上級的層級體制。因此，就容易被認為層級體制是線性的、順序的、控制的組織，不符合複雜性科學所稱的非線性、非順序、非可控制、複雜多變的情況。人們如果將遠光放長，人們會發現公共衛生政策的背景，衛生醫療服務體系不只是被國家建立；相反地，它是長期醫療專業整合和控制醫療治病的產物，也就是醫學專業與醫院的共同演化 (co-evolution) 的結果，是自然的產物。以英國與英國殖民地時期的加拿大、澳洲、紐西蘭為例，早期的醫療院所極為散漫、零散、醫療成本又高、不經濟、醫療服務不平等、又缺乏效率，社會大眾極為不滿意，自然要求改善、整併，以提高醫療品質，公平又有效率，形成後來的醫療組織的層級體制 (Hay, 1989：Tuohy, 1999；Ham, 2000；Klein, 2000)。

在歷史的發展下，醫療體系在民主問責制 (democratic accountability) 的要求裡，為要回應民眾需求，便突現 (emerge) 成為權力更為集中、醫療資源更為充分有效利用，且更為公平合理的層級體制。這是自然的突現 (emergency)，民選公職人員被選民要求所必需的---特別的在醫療服務方面---有長期的與合理的期望。層級體制，由上而下的指揮命令組織是政策動態的自然產物 (Tenbensel, 2015:377)。

再從醫療經費探討，納稅人要衛生醫療品質提高、公平又有效率，且醫療費用低廉。這對民選公職人員而言，是極殘酷的挑戰。極有可能的解決方式是：部長、高級政務官員及管理業務的公共經理將衛生醫療體制修改為更權力集中的層級體制。這當然是醫療系統產生自我組織的自發 (spontaneous) 行為，而不是控制 (commanding) 行為 (Tenbensel, 2015:378)。

二、層級體制只是政策動態的一種產物

政策動態 (policy dynamics) 有許多產物 (products)，例如層級體制、市場及網絡等等，層級體制只是政策動態的一種產物 (Rhodes, 1997；Tuohy, 1999；Thompson, 2003；Tenbensel, 2005)。這些產物，分享複雜性理論應用到複雜性系統的宏觀、中觀、微觀的背景情況。

這些產物是複雜性系統要尋求生存發展，所產生出來的「自我組織」(self organization) (Colebatch and Larmour, 1993)。自我組織的產生方式，係依複雜性系統自認為適當的 (appropriate)、自發的(spontaneous)，突現(emerge)出來的。在各複雜性系統皆有可能產生各種不同的自我組織，當然在健康照護也會有層級體制的產生。

複雜性系統遇到困難或挫折時，為求生存發展，會自發地發展出自己認為適當的自我組織。即如同侏羅紀公園所說的「生命自己會找出路」一樣。在這過程中，並不一定立即發展出適當的自我組織，很可能經由嘗試錯誤法，才發展出適當的自我組織 (Entwistle et al., 2007)。自我組織，也不一定只有一種，可能會有幾種自我組織的混搭，各有不同的分量。當某一自我組織會有副作用時，複雜性系統也會再搭配另一自我組織來補強。例如衛生政策，除引進層級體制外，也會引進市場機制和網絡機制，其間關係是調和的(coordinative) (Rhodes,1997；Tuohy,1999； Thompson,2003；Tenbensel,2005)。

複雜性系統，例如公共衛生系統，為了達到衛生醫療目的，其自我組織，如何在層級體制、市場與網絡相互搭配，搭配方式、搭配成分多寡，形成理想的調和模式，將依實際運作進行 (Rhodse,1997；Thompson and Ellis,1997；Jessop,2000)。這給予我們了解層級體制只是如何為政策動態過程的產物。

三、層級體制治理不是線性的

政策執行不是線性的。「層級體制治理」(hierarchical governance)也不是線性的。政策執行意圖達成政策目標，將政策目標與政策執行的

關係，認為是線性的，這是錯誤的。政策制定者利用層級體制，達成政策目標；將層級體制與政策目標之間的關係，也視為線性的，這也是錯誤的。層級體制必須與市場、網絡等各種機制相互搭配，才能實現政策目標(Jessop, 2003；Sørensen, 2006；Bell and Hindmmor, 2009)。政府要有去控制的意願 (the will to control)，與運用機制去控制(the mechanisms by which to control)，是明顯的不同。機制必須講究有效性，由上而下的層級式政策指導，必須與市場與網路搭配，成為混合機制，才有效。

執行過程很少是順序的(sequential)，線性的(linear)。如此的形式在衛生政策是不可能的。早期學者研究政策執行，認為只要政策制定下來，交給執行機關執行，必然順遂完成。但是經過實證研究，發現並不是這麼單純、簡單 (Pressman and Wildavsky, 1973；Hogwood and Gunn, 1984)。政策執行，經由層級體制，並不是線性的；一道命令，一道動作；也不是順序的，更不是有其因，必有其果，是錯綜複雜的。因此政策執行的層級體制研究，必須與複雜性理論相聯結，了解其間執行過程的複雜情況。

肆、將層級體制再納入複雜性思維

很多人誤會層級體制不屬於複雜性思維，因此必須將層級體制再納入複雜性思維。如何再納入？一是健康目標 (health targets) 應用層級體制而有效達成，二是層級體制與網絡 (network) 互相搭配，提升醫療服務效能，三是層級體制與複雜性思維如何嫁接 (grafting) ，以提升醫療服務效能。

一、健康目標的有效達成

政府訂定健康目標之後，就要貫徹執行，採用層級體制，俾使命必達； 由上而下，上級指揮命令下級，下級服從聽命上級；上級嚴格監督管控下級，下級認真執行。2000年代晚期，紐西蘭的公共衛生政策執行，表現良好績效 (Tenbensel, 2015:379)。但在英國，健康目標管理，卻成為痛苦的夢魘(Gubb, 2009; Geyer, 2012)；一味由上而下的嚴格績效管理制度、未有充分資訊提供合理的目標訂定、又缺乏員工的內在激勵(Radin,2006)，或者當目標很難實現時，又出現怪異的折衝行為(Bevan and Hood, 2006；Radnor, 2008)。這無疑是目標訂定的問題，目標可以如此定下來，要有其效果。但是實際上員工怎麼做，能否達成目標，是一個非常現實的問題，不是僅僅訂下目標，就可以實現的。

如果人們認為只要訂下目標，一切依賴自上而下的層級體制來執行，便可大功告成，即是大錯特錯，不了解層級體制的真實狀況。同樣是醫院急診中心的病人等待時間之目標管理，英國做得很糟糕，而紐西蘭做的較順遂。在紐西蘭，急診中心的臨床醫師必須一樣受到的政治壓力，新上任的衛生主管，為了要表現政績，訂定病患等候較少的時間，他們引用了複雜性思維，從底層做起，嘗試改善過度擁擠的急診中心，以及其他措施。在2009年，實現95%急診中心病患在六小時內治療或出院 (Tenbensel, 2009)。

從目標貫徹的故事，說明了應用複雜性理論時，可以預期許多動態情況，包含臨床醫師的阻力，特別是住院醫師拒絕侵犯他們的臨床自主權，還有某些協商行為，例如移動病人到急診評估單位，增加急診中心的病患收容量。急診中心受限於空間、設備、醫療資源與員工人數，而有病患收容人數管控的計數器 (target clock)，為了因應特別情況，必要時必須關掉 (Chalmers, 2014) 。醫師、醫院管理人員和護士之間出現了當地的政治聯盟，以便達成對於醫療目標的承諾。醫療目標有助於促進醫療人員對資訊系統和數據收集的關注，以及管理人員與前台工作人員建立新的系統，發展他們自主的創新。各醫院的做法各不相同(Chalmers, 2014)。

健康目標貫徹的要求，必須引進層級體制，極為有效；但是必須要有配套措施。例如，紐西蘭政府訂下健康目標：2歲以下幼兒接種疫苗率95%。醫療院所的前台工作人員認為這個目標值得追求，但是很難達成 (Willing, 2014)。因為醫療服務區，組織環境零散。可是，這個健康目標刺激，並產生一種「自我組織」：網絡合作機制，透過網際網絡，連結零散的基層衛生站與家庭，快速提升接種疫苗率。並且也產生另一種「自我組織」：市場競爭與誘因機制，各基層醫療照護組織之間相互競爭接種疫苗率。層級體制，加上網際網絡、市場競爭與誘因機制，實現這個高難度的目標。至於急診中心的健康目標，有了層級體制的貫徹，地方醫療資料的蒐集更為緊密，反映實際醫療服務情況 (Willing, 2014)。這些實況表示健康目標加上層級體制，使得醫療行為受到刺激而大大改變。

二、層級體制與網絡(network)搭配

有人將訂定了健康目標之後，就要以「線性」的方式，即上級機關直接要求下級機關，經由層級體制來貫徹，是錯誤的。因為如何達成健康目標是當地執行過程的產物。這包括要運用執行人員的知識、經驗、當地政治實況資訊、以及網際網絡。在這兩個案例 (2歲以下幼童接種疫苗、急診中心健康目標之達成)，都同時牽涉到層級體制與網際網絡的合作。在接種疫苗的案例，層級體制需要網際網絡來協助；而且運用了網際網絡，又需要層級體制來強化；兩者相輔相成，成為正向回饋，動態過程之間，彼此相互加強 (Tenbensel, 2015:380)。

三、層級體制與複雜性思維嫁接 (grafting)

或者有人認為：由上而下的層級體制命令貫徹，上級機關並不了解下級機關的實際情況，也未必能因應環境的變化；因而，將健康目標定的不精確，以便隨時可以調整以符合實際情況，也是錯誤的。相反地，採用複雜性理論的視角是必要的，以便符合現實：深不可知、開放和務實的情況。僵硬的層級體制，固然有其缺點，運用在複雜性理論，必然弱化複雜性理論；與其厭惡層級體制，不如加以修正，以嫁接 (grafting) 方式，與複雜性理論連結。

Tenbensel (2015:380)主張：與其將「層級體制治理」(hierarchical governance) 依附在複雜性理論，不如將層級體制做為複雜性理論的一種特別模式，也許更有學理的生產力。現代的社會系統，幾乎都是複雜性系統 (complex system)，複雜性系統的構成成分也非常複雜而多樣，除層級體制外，有市場、網絡、社區等等。對於衛生政策的研究，處理衛生系統，將層級體制、市場、網絡、社區等等，都依實際需要，共存在同一個系統空間之內，或許會更有成效。

這種思維方式與Graham Room (2011)將複雜性理論與制度論(institutionalist theory)聯繫起來，是一致的。制度論有許多派別。經濟制度論認為制度的設計、發展與運作是經濟理性的。人們在制度裡的行為是理性考量與選擇。在複雜性系統的作用者之互動行為，也經常是經濟理性的，與經濟制度論的觀點吻合。歷史制度論認為制度是歷史發展，逐漸形成的。在複雜性系統為尋求發展所產生的自我組織，例如層級體制，也會經時間的歷程而制度化，成為一種制度，與歷史制度論的觀點吻合。Room (2011)的觀點涵蓋Elinor Ostrom和Fritz Scharpf的經濟制度論、Paul Pierson和Kathleen Thelen的歷史制度論。Kathleen Thelen又提出「制度壓枝變遷」(institutional layering)的觀點，連結制度「漸進變遷」(incremental change)和「斷續均衡」(punctuated equilibrium)的觀點。這些可以幫助層級體制與複雜性理論在衛生服務應用中的微觀(micro)、內生的(endogenous)變化，而不是宏觀(macro)，外來性(exogenous)的解說。

伍、結論

公共衛生政策分析，與公共政策、管理和行政、衛生服務研究，流行病學和醫學相關，是科際整合的研究，以進一步加強複雜性的靈感概念和內容。當複雜性分析成熟，我們期待公共衛生政策研究會改變，會更穩定，可能會出現一些容易識別的想法和方法。然而，對於複雜性思惟來說，經得起時間的考驗，所有這樣理論發展持續以與其他異質研究觀點結合為特徵。如同在宏觀的歷史新制度論、微觀的經濟新制度論，連結治理模式（層級體制、網絡、市場）在任何層次分析，可與複雜性思維相容。使用複雜性科學在公共衛生政策的未來成長不是以犧牲層級體制的權力分析為代價。本論文分析了不應放棄層級體制，因為層級體制本來就是政策動態的一種產物，必須結合市場機制、網際網路，加以補強。

參考文獻

Bell, S and A. Hindmoor. 2009. *Rethinking Governance*, Melbourne: Cambridge University Press.

Cairney,P. 2012. Complexity theory in political science and public policy', *Political Studies Reviews*, 10(3), 346-58.

Coleman,A.,K. Checkland, S. Harrison and U.Hiroah. 2010. Local histories and local sensemaking：A case of policy implementation in the English National Health Service', *Policy and Politics*,38,289-306

Chalmers, L. 2014. *Inside the Black Box of Emergency Department Time Target Implementation in New Zealand*, PhD, University of Auckland.

Kernick, D. 2004. *Complexity and healthcare organization1: A view from the street*, London : Radcliffe Medical Publishing

Kingdon, J.W. 1984. *Agendas, Alternatives, and Public Policies*,Boston: Little, Brown.

Essen, A. and S.Lindblad. 2013. Innovation as emergence in healthcare: Unpacking change from within', *Social Science & Medicine*, 93(0), 203-11.

Geyer,R. 2012. Can complexiy move UK policy beyond evidence-based policy making and the audit culture? Applying a complexity cascade to education and health policy, *Political Studies*, 60(1),20-43.

Glouberman,S.,M.Gemar, P .Campsie,G. Miller, J. Armstrong, C.Newman, A. Siotis and P. Groff. 2006. A framework for improving health in cities: A discussion paper, *Journal of Urban Health*, 839(2), 325-38.

Gubb, J. 2009. Have targets done more harm than good in the English NHS? Yes', *British Medical Journal*, 338, 130

Hogwood,B.W. and L.A. Gunn 1984. *Policy Analysis for the Real World*, Oxford and New York: Oxford University Press.

Jessop, B. 2003. Governance and metagovernace: On reflexivity, requisite variety and requisite irony, in H.P. Bang(ed.), *Governance as social and political communication*, Manchester: Manchester University Press, pp.101-16

Lanham, H.J., L.K. Leykum,B.S. Taylor, C.J. McCannon, C. Lindberg and R.T. Lester 2013. How complexity science can inform scale-up and spread in health care: Understanding the role of self-organization in variation across local context, *Social Science& Medicine*, 93(0), 194-202

O'Sullivan, T.L., C.E. Kuziemusky, D. Toal-Sullivan and W. Cornell. 2013. Unraveling the complexities of disaster management: A framework foe critical social infrastructure to promote population health and resilience, *Social Science & Medicine*, 93(0),238-46

Plsek, P. E. and T. Greenhalgh. 2001. The challenge of complexity in health care', *British Medical Journal*, 323(7313), 625-8

Resnick, E. A. and M. Siegel. 2013. *Marketing Public Health*, 3rd ed. Burlington, MA: Jones & Bartlett Learning.

Rhodes,R.A.W. 1997. From marketization to diplomacy: It's the mix matters's, *Australian Journal of Public Administration*, 56(2)40-53

Room,G. 2011. *Complexity, Institutions and Public Policy: Agile Decision-Making in a Turbulent World,* Cheltenham, UK and Northampton, MA, USA: Edward Elgar Publish

Tenbensel, T. 2015. Complexity and health policy, in R. Geyer and P. Cairney (eds.), *Handbook on Complexity and Public Policy*, Cheltenham, UK: Edward Elgar, pp. 369-383.

Thompson, G. 2003. *Between Hierarchies and Markets*, Oxford: Oxford University Press.

Thompson,M. and R. Ellis. 1997. Introduction, in R. Ellis and Thompson(eds), *Culture Matters,* Boulder: Westview Press.

Willing, E. 2014. Understanding the Implementation of New Zealand's Immunisation Health Target for Two-year-olds, PhD, University of Auckland.

Xiao,Y.,K. Zhao, D.M. Bishal and D.H. Peters. 2013. Essential drugs policy in three rural counties in China: What dose a complexity les add? *Social & Medicine*, 93(0),220-28

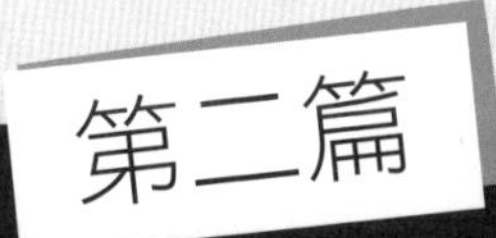

臺灣篇

08 台灣食品安全衛生法修法之研究 83

09 台灣食品安全衛生政策發展之研究：政策窗觀點 118

10 兩岸醫師執照政策比較研究 151

CHAPTER 08

食品安全衛生法修法之研究

摘要

民以食為天，俗語說：「吃飯皇帝大。」國人對於我們每天吃進去的食物，它的是否衛生安全很大的重視。隨著消費意識抬頭，民眾對每天所吃的、用的商品品質與安全日益重視。近幾年，在報章雜誌、電視報導或談話性節目中，食品消費或食品安全常是報導的話題。但隨著每一次媒體報導某種大食品安全事件時，例如：塑化劑事件、胖達人麵包香精事件、棉籽油混充橄欖油事件，以及地溝油事件等。當這些重大食安事件發生時，這會讓民眾對於食品安全信任度下降。所以有必要修改食品衛生管理法。食品衛生管理法共修改了四次。2014年度還大幅翻修食品衛生管理法，並把它更名為食品安全衛生管理法。這樣標示著食品衛生管理之重大的突破，本文探討食品安全衛生管理法每次修正的時空背景、修正內容，與後期效果。希望對於後續食品安全衛生管理法與建立食品安全管理體系有明顯的幫助。

壹、前言

一、研究背景

民以食為天，生命的一切都要從外在攝取養分維持。這幾年國內發生重大食安事件，重創人民位於食品安全的信心。近幾年發生的食安問題，舉例來說：2011年5月發生塑化劑污染食品事件、2013年5月發生的毒醬油、澱粉，與2013年年底發生餿水油事件、銅葉綠素事件與低劣的棉仔油混充高級的橄欖油。一些總總的事件代表現行的食品衛生管理法已經不符合現行的環境，又加上之前轉殖基因作物，如大豆的問題。促成了食品衛生管理法有必要修改，前後進行了四次修法，對於食品安全的把關有所裨益，以及對於犯法的不肖之徒予以嚴厲處罰，方能贏回民眾對於食品安全的信心。

食品安全要通過風險評估，如：食品中污染物、食品添加物、農藥殘留、動物用藥殘留、重金屬輻射(放射線)等， 除大量攝食導致的急性中毒外，大部分引起的是一些慢性病或是癌症的發生，這與一般微生物引起的食品中毒機制與預防有所不同。這些物質常常利用估算其由食品攝入的風險，評估出對健康的危害，再採取適當的行動降低其在食品中的含量。食品的風險評估與一般的風險評估雷同，當中的四個主要步驟，包含危害辨識 (hazard identification)、危害特性化 (hazard characterization)、暴露評估 (exposure assessment) 與風險特性化 (risk characterization) (食品衛生管理署，2015)。而這幾次食品安全衛生管理法也將食品安全風險評估也納入其架構當中。對於業界的自主管理與源頭管理有所幫助。

二、研究目的

本文分析食品安全管理法每次修正的時空背景、修法內容與修法後成效。以及對於修法過程的批評。採用文獻比較法，收集各個修法的資料進行比較與分析。修法是否符合國家需要進行說明。

三、名詞界定

食品安全是一門專門探討在食品加工、存儲及銷售等步驟中確保食品衛生及食用安全、降低疾病隱患、防範食物中毒的一個跨學科領域。透過科學之方法對於可能造成消費者生命健康危害的項目進行風險分析，進而制定出確保食品安全的管制措施，以食品安全措施來排除或減低對於消費者生命、健康的風險，是食品安全的核心(行政院食品安全辦公室，2016)。

食品安全風險評估：風險評估 (risk assessment)，就是要評估某個危害源對人體健康所造成危害的健康風險的大小，有學者更精確地定義風險評估是「一整合現有最佳科學證據與數據，以定量估算人的行為或決策對環境或人體健康潛在影響的過程」(風險評估技術指引，2015)。

食品安全事件：指歷年來發生關於食品衛生重大事件。著名的食品安全事件，如含有瘦肉精及四環素的肉品、塑化劑、黑心油（油品摻銅葉綠素、地溝油、飼料油、工業用油）等。

基因改造食品：科學家利用生物基因工程科技，以人為的方法，改變物種的基因序列，抽取所選植物或動物的基因，移植到另一種生物體內，或以分子生物技術將某種生物的某個基因，從一連串的基因中分離，將遺傳物質轉殖入活細胞或生物體，藉由異種基因的活性，而達到改變植物或動物的性狀(黃嘉琳，2017)。

貳、研究方法

本論文採用文獻分析法以及歷史研究法，分析每次修法的前因後果。文獻來自立法院當時修法的文獻紀錄、衛生福利部的新聞稿以及當時的新聞報導。為什麼要利用這三項，作為研究資料？因為要還原當年修法時的時空背景、以及修法的目的。本論文逐一探討為何食品安全管理法修法的原因、目的、內容、以及成效，了解修法脈絡；引導整個食品安全衛生相關體系的健全等。分析方式：比較各修訂條文的內容、修訂過程、修定理由、以及修定效果作為分析的比較項。分析食品衛生安全管理法修正的脈絡。歷年來食品安全問題事件如下：

- 2011年「塑化劑事件」：衛生署查獲飲料食品違法添加有毒塑化劑DEHP，總計有上萬噸的違法起雲劑製成濃縮果粉、果汁、果漿、優酪粉等50多種食物香料 (中時健康網，2015)。
- 2011年「竄改過期原料重新販售」：烘焙原料進口商竄改西點原料有效期限，重新銷售給多家五星級飯店、餐廳及西點店，牟取暴利 (中時健康網，2015)。
- 2013年「毒澱粉事件」：查獲統一企業原料供應商使用工業用化學物質順丁烯二酸製造毒澱粉，製成布丁、豆花及寒天等眾多澱粉類食品 (中時健康網，2015)。
- 2013年「胖達人香精麵包」：胖達人連鎖麵包店標榜麵包以天然酵母製成，無添加人工香料，卻被爆出使用人工合成香精 (中時健康網，2015)。
- 2013年「大統黑心油事件」：大統涉嫌欺騙消費者，其特級橄欖油是用部分橄欖油加上廉價的棉花籽油，再加入銅葉綠素調色，吃多肝腎會出問題 (中時健康網，2015)。
- 2014年「鼎王麻辣鍋湯頭事件」：知名餐飲集團「鼎王麻辣鍋」遭員工爆料湯頭是用味精、大骨粉等10多種粉末調製而成，且被驗出含重金屬成份 (中時健康網，2015)。
- 2014年「肉類注保水劑增重事件」：高雄農正鮮公司將牛、羊肉填充大量保水劑加水按摩後冷凍販賣，使牲畜肉重量增加至少一倍，再販售給國軍食用(中時健康網，2015)。
- 2014年「餿水油混充食用油事件」：強冠企業股份有限公司購買餿水油製成「全統香豬油」賣給包含奇美食品、盛香珍、85度C、味全、黑橋牌等多家企業；此外強冠公司還替工研整合行銷公司代工製造「合將香豬油」餿水油品，販售給許多食品原料行、烘焙坊、早餐店等。一個月後查獲頂新味全集團旗下正義公司前處長吳容合，涉嫌將飼料油謊稱食用豬油賣給正義公司，正義公司旗下油品皆為混充飼料油(中時健康網，2015)。

◆ 2015年「飼料用雞血製鴨血事件」：新北市雙鵬公司製售黑心鴨血、豬血糕等相關產品，受波及店家包括鼎王、無老鍋、麻辣粉絲及各大夜市小吃攤 (中時健康網，2015)。

◆ 2015年「手搖飲料店殘留農藥」：英國藍、清新福全、50嵐等飲料店相繼傳出殘留農藥芬普尼(中時健康網，2015)。

◆ 2015年「亞硝酸鈉熱狗、火腿」：台北台全熱狗火腿行為節省成本，使用工業用的化學原料亞硝酸鈉和硝酸鈉，製成火腿、培根等肉品，販售給多家餐廳和早餐店業者中時健康網(中時健康網，2015)。

這些食品安全衛生事件，造成原有的法規不足以維護、保障食品安全衛生，所以就需要修改食品安全衛生管理法，歷年來修法有2014年2月、2014年12月、2015年2月、2015年12月，依照修訂內容、修定過程、修訂理由、修定效果分析之。

參、食品安全管理法之訂定 (2014 年 2 月)

為了防堵食品衛生危機再度發生，民國2014年進行食品衛生管理法的大幅修訂，防堵未來有人利用食品問題某取暴利，捍衛政府維護食品衛生的決心。依據衛生福利部「近期重大食品安全事件之稽查及後續處辦情形」專案報告指出：

一、強化聯合稽查及取締

2013年10月30日於行政院食品藥品安全會報下設「食品安全聯合稽查及取締小組」，結合中央相關部會、地方政府、檢警調能量，推動重點稽查。優先針對已認證、具國家標準及相關檢驗標準、每日生活必需且影響健康重大之食品，由源頭生產地或產製工廠進行稽查與檢驗 (邱文達，2014)。

二、規劃八大行動綱領及方案，全面落實推動及執行食品安全衛生管理法：

(一) 強化食品業者登錄制度

1. 2014年底前，食品添加物製造、輸入、販售業者完成登錄。
2. 2014年7月前公告已強制實施 HACCP 之肉品、水產品、乳品業者、以及澱粉製造業實施登錄制度，並須於2015年7月1日前完成登錄。

(二) 精進食品追蹤及追溯系統

1. 2014年完成第一波高風險食品完成建置追溯追蹤制度。
2. 2014年完成公告「肉類加工食品業」、「乳品加工食品業」、「水產品食品業」、「食品添加物業」、「 餐盒業」及「基因改造食品原料輸入業」應建立食品追溯追蹤系統 (邱文達，2014)。
3. 2014年將辦理公告類別及規模食品業者之產業調查分析、現場輔導業者建立追蹤追溯系統(邱文達，2014)，辦理業者說明會及專家學者會議、食品追溯追蹤系統稽查手冊等工作。

(三)源頭控管食品添加物

落實推動「邊境分流、製造分區、販賣分業」三分政策 (邱文達，2014)。

(四) 建置食品三級品管機制

1. 從業者自主管理，第三方驗證到政府稽查抽驗管理之食品三級品管模式。
2. 針對產業能力及風險控管等因素予以整體考量，研訂相關規範，包含強制業者將重點產品類別進行必要之檢驗，強化、監督食品業者落實自主品管 (邱文達，2014)。

(五) 完善基因改造食品原料管理

1. 從查驗登記、標示事項、追溯追蹤制度及輸入管控多面向加強管理(邱文達，2014)。
2. 針對含基因改造原料食品，按產品項目(如：農產品形態、初級加工食品或高層次加工食品)及基因改造食品原料的摻雜容許率等，蒐集各國的國際資料及各國作法後，研議該等產品之標示規範，並對外公告施行之 (邱文達，2014)。

(六) 鼓勵檢舉

檢舉獎金核撥比例提高至10%，加強檢舉人保密規定，及放寬檢舉人減免刑責之適用範圍 (邱文達，2014)。

(七) 大幅加重罰則

1. 重大食品違規事件，最高可罰5000 萬元，追繳不當利得，最重可處無期徒刑。
2. 全面加重所有違規態樣之罰則，不再予以輕罰，未來將落實執行面，對不法廠商加以嚴懲 (邱文達，2014)。

(八)設立食品安全保護基金食品安全保護基金

預定於相關子法修訂完成後，正式啟動「食品安全保護基金」之執行與運作(邱文達，2014) 。

三、辦理食品安全衛生管理法說明會

預定辦理至少50場說明會，對象包括地方衛生機關、食品業者、相關公協會等，以利行政機關及業者遵循辦理。並規劃印製宣導海報10,000份，函請各部會、部附屬機關、22縣市衛生局、醫療院所及食品相關業者與公協會協助張貼(邱文達，2014) 。

四、建立食品管理事件風險分級機制

將食品事件依危害風險分級，共分為四級，第一至第四級的定義分別為：「短期食用，立即危害」、「不符合食品衛生法規標準，但無立即危害」、「攙偽假冒或標示誇大」及「標示不實或不完整」。依據事件對於民眾健康之危害、後續違規產品包括下架、回收、銷毀等處理方式，並依其違反「食品安全衛生管理法」予以處分 (邱文達，2014)。

五、強化消費者保護與風險教育溝通

加強政府與媒體、消保團體及消費者之溝通，並舉辦消費者保護相關法規與風險教育內容及實際執行面之交流研習，就法學素養與風險溝通技巧加強訓練、教育宣導、衛教活動及風險溝通，提升民眾正確認知及風險概念、降低疑慮及恐慌 (邱文達，2014)。

(一)修定內容

2014年2月食品衛生管理法修正案，從食品業者管理及消費者保護等多面向整體再予加強，以提升食品安全管理效能，保障國人健康及消費權益，修正重點如下：

1. 明定特定食品業者使用或販賣之產品原材料、半成品與成品應自行檢驗或送其他實驗室檢驗。
2. 攙偽或假冒、添加未經許可之添加物之罰鍰，由6-1500萬元，提高為6-5000萬元；刑度由3年以下，提高為5年以下。
3. 產品標示、廣告、宣傳涉及不實、誇張或易生誤解等規定之罰鍰，由4-20萬元，提高為4-400萬元。
4. 明定因故意犯罪所得財物或財產上利益，除應發還被害人外，屬犯人者，應予沒收，如無法沒收，應追徵其價額，必要時得酌量扣押其財產。
5. 提高法人之罰金為行為人之十倍以下，以加重其責任。
6. 明定主管機關得設立食品安全保護基金，以不法業者之罰鍰、罰金或不當利得，作為補助消費訴訟或健康風險評估相關費用之基金來源。
7. 針對複方食品添加物之管理，依現行食品衛生管理法第八條，已規劃公告2014年10月1日前強制食品添加物之製造、輸入、販售業者完成強制登錄，另再依此次修法，依類別與風險，逐步要求各項食品添加物辦理查驗登記。

8. 明定要求業者依現行食品衛生管理法第9條，建立基因改造食品原料供應來源及流向之追溯或追蹤系統，並新增產品應標示含基因改造原料之規定，以保障消費者知及選擇之權利。

(二)修訂過程

相關的食品安全事件發生有必要修改食品衛生安全法；食品安全攸關消費者健康，許多因素例如：微生物汙染、添加物不當使用、農藥汙染、保存不當等皆可能造成不同程度之危害，導致消費者健康受損 (張仁福，2000)。

在修法之前發生塑化劑事件，當時因衛生署食藥局（2013年7月23日升格為衛生福利部食品藥物管理署）檢驗益生菌是否違法摻雜藥物成分，卻意外發現可能影響荷爾蒙的塑化劑DEHP，進而發現昱伸、賓漢等部分原料供應商竟在常見的合法食品添加物「起雲劑」中，使用廉價的工業用塑化劑撙節成本，含塑化劑的起雲劑，更被廣泛加在飲料、糕點、麵包和藥品、食品中。發生了非法添加物加入食品當中，所以這次修法必須防堵、打擊非法添加物、與食品攙偽。

發現問題為非法添加物，為了防堵不肖業者將不良添加物加入食品內，政府啟動2013年6月修法。避免再有起雲劑事件再度發生。

(三)修定理由

2013年6月19日公布修正之「食品衛生管理法」已全面加重罰則，惟仍有違法業者為牟取私利，不顧食品產業經濟及國家商譽，繼而發生胖達人香精、大統及富味鄉油品混油事件，故再次修法提高罰鍰及刑責，並納入業者自主管理—認證單位檢驗—政府抽驗管理之食品三級品管概念，同時新增設立食品安全保護基金，以提升食品安全管理、保障國人健康(衛生福利部，2014)。

(四)修訂效果

1. 特定業者使用或販賣之產品原材料、半成品與成品應自行檢驗或送驗

增訂第7條第3項：「食品業者應將其產品原材料、半成品或成品，自行或送交其他檢驗機關（構）、法人或團體檢驗。」第四項：「前項應辦理檢驗之食品業者類別與規模、最低檢驗週期及其他相關事項，由中央主管機關公告。」立法理由為落實食品衛生安全之第一級管理，但筆者認為緩不濟急(李志宏、施肇榮，2015)！

2.提高攙偽或假冒、添加未經許可之添加物之罰鍰及刑度

修正第44條第1項：「有下列行為之一者，處新臺幣六萬元以上五千萬元以下罰鍰；情節重大者，並得命其歇業、停業一定期間、廢止其公司、商業、工廠之全部或部分登記事項，或食品業者之登錄；經廢止登錄者，一年內不得再申請重新登錄：一、…」修正前為「處新臺幣六萬元以上一千五百萬元以下罰鍰」；修正第49條第1項：「有第15條第1項第7款、第10款行為者，處五年以下有期徒刑、拘役或科 或併科新臺幣八百萬元以下罰金。」修正前為「處三年以下有期徒刑、拘役」立法理由為遏止不肖廠商， 筆者認為下限為提高則無效果！

3.提高產品標示、廣告、宣傳涉及不實、誇張或易生誤解等規定之罰鍰

修正第45條第1項前段：「違反第28條第1項或中央主管機關依第28條第3項所定辦法者，處新臺幣四萬元以上四百萬元以下罰鍰；…」修正前為「處新臺幣四萬元以上二十萬元以下罰鍰」。立法理由為「行為影響健康及消費權益甚鉅」，怪怪的？(李志宏、施肇榮，2015)

4.明定因故意犯罪所得財物或財產上利益的處理原則

增訂第49-1條第1項：「故意犯本法之罪者，因犯罪所得財物或財產上利益，除應發還被害人外，屬於犯人者，沒收之。如全部或一部不能沒收，追徵其價額或以其財產抵償。」第2項：「為保全前項財物或財產上利益之追徵或財產上之抵償，必要時，得酌量扣押其財產。」本條係參考《銀行法》、《貪污治罪條例》、《洗錢防制法》規定增訂，筆者認為有那麼嚴重嗎？可能執行嗎？

加重法人之罰金修正第49條第5項：「法人之代表人、法人或自然人之代理人、受僱人或其他從業人員，因執行業務犯第1項至第3項之罪者，除處罰其行為人外，對該法人或自然人科以各該項十倍以下之罰金。」修正前無「十倍以下」文字。(李志宏、施肇榮，2015)

5.主管機關得設立食品安全保護基金及用途

增訂第56-1條第1項：「中央主管機關為保障食品安全事件消費者之權益，得設立食品安全保護基金，並得委託其他機關（構）、法人或團體辦理。」第2項：「前項基金之來源如下：一、違反本法罰鍰之部分提撥。二、依本法科處並繳納之罰金及沒收之現金或變賣所得。三、依行政罰法規定追繳之不當利得部分提撥。四、基金孳息收入。五、捐贈收入。六、循預算程序之撥款。七、其他有關收入。」第3項：「第2項第1款及第3款來源，以其處分生效日在中華民國102年6月21日以後者適用。」第4項：「第1項基金之用途如下：一、補助因食品衛生安全事件依消費者保護法之規定，提起之消費訴訟相關費用。二、補助經公告之特定食品衛生安全事件，有關人體健康風險評估費用。三、補助其他有關促進食品安全及消費者訴訟協助相關費用。」第5項：「中央主管機關應設置基金運用管理監督小組，由學者專家、消保團體、社會公正人士組成，監督補助業務。」第6項：「第四項基金之補助對象、申請資格、審查程序、補助基準、補助之廢止、前項基金運用管理監督小組之組成、運作及其他應遵行事項，由中央主管機關以辦法定之。」(李志宏、施肇榮，2015)。

6.放寬檢舉人身分資料保密適用範圍

增訂第43條第3項：「第1項檢舉人身分資料之保密，於訴訟程序，亦同。」此乃「依政黨協商」通過，筆者認為醫師的專業意見書應可比照立法(李志宏、施肇榮，2015)！

7.基因改造食品的定義及查驗方式

增訂第3條第11款：「本法用詞，定義如下：……十一、基因改造：指使用基因工程或分子生物技術，將遺傳物質轉移或轉殖入活細胞或生物體，產生基因重組現象，使表現具外源基因特性或使自身特定基因無法表現之相關技術。但不包括傳統育種、同科物種之細胞及原生質體融合、雜交、誘變、體外受精、體細胞變異及染色體倍增等技術。」增訂第21條第2項：「食品所含之基因改造食品原料非經中央主管機關健康風險評估審查，並查驗登記發給許可文件，不得供作食品原料。」同條第3項：「經中央主管機關查驗登記並發給許可文件之基因改造食品原料，其輸入業者應依第9條第2項所定辦法，建立基因改造食品原料供應來源及流向之追溯或追蹤系統。」同條第7項：「本法中華民國103年1月28日修正前，第2項未辦理查驗登記之基因改造食品原料，應於公布後二年內完成辦理。」(李志宏、施肇榮，2015)。

肆、2014 年 12 月修定

2014年10月16日彰化檢方與縣衛生局查獲大統生產的橄欖油、花生油等8大類油品等，都是用低價沙拉油、棉籽油混充，加上香精調味和有致癌風險的銅葉綠素調色，再銷往全台945處賣場、學校、機關團體、商店、農會、食品行，檢方深入追查還發現，大統將含有銅葉綠素的混橄欖油賣給頂新、福懋油脂等製油大廠，使全台陷入黑心油品風暴中(蘋果日報，2015)。迫使政府再度修法將罰則提高，杜絕相關業者鋌而走險，謀取不正常之暴利。

另外，2014年發生餿水油與混充油事件。明確挑戰目前的法規結構。有修改法條的必要。如果餐廳的回收油與飼料油混和給人食用，會造成食用者健康受損。由於回收油成本低廉，假設混充成正常油一般人發現不了。頂新可以將回收油弄成跟一般的油相同的成分。只要按照脂肪比例就可逃離政府的查緝，所以就有鼓勵內部檢舉的必要。

一、修定內容

2014年12月修正要點如下：

(一)大幅提高罰鍰額度

有關對攙偽或假冒產品之違規行為人所處罰鍰額度，其上限由5千萬元，提高至2億元，以達嚇阻不法意圖之目的（修正條文第44條）。

(二)全面提高刑度與罰金：

1. 故意為攙偽或假冒之刑度，由5年以下有期徒刑，提高為7年以下有期徒刑，得併科8千萬元以下罰金，且刪除得處拘役或選科罰金刑之規定，以防堵違法者之僥倖心態。
2. 致危害人體健康者，處1年以上、7年以下有期徒刑，得併科1億元以下罰金。
3. 致重傷者，處3年以上、10年以下有期徒刑，得併科1億5千萬元以下罰金。
4. 致人於死者，處無期徒刑或7年以上有期徒刑，得併科2億元以下罰金。
5. 以上修正的罰金額度，都是原來罰金的10倍。（修正條文第49條）

(三)解決一事二罰疑慮，迅速達成行政制裁：

1. 修改第49條第5項法人罰金刑規定，行政機關處法人罰鍰，即無牴觸「一事二罰」原則，以避免冗長司法程序，迅速做出罰鍰處分，以達有效制裁。
2. 同時維持司法機關扣押被告所屬公司或其雇主財產之權利(修正條文第49條之1)。
3. 明定本次修正前因違反第49條第5項而判決確定之案件，不因刪除該項規定而免予執行，以符合本次修法目的(修正條文第59條之1)(行政院，2014)。

二、修訂過程

2014年12月修法修正變更《食品衛生管理法》名稱為《食品安全衛生管理法》，期待更能符合本法之管理宗旨，並納入食品所含之基因改造食品原料，應經中央主管機關健康風險評估審查之規定，提昇基因改造食品管理規範位階，增定法律效果。2013年6月19日公布修正之《食品衛生管理法》雖已全面加重罰則，惟仍有違法業者為牟取私利，忽視消費者權益，不顧食品產業經濟及國家商譽，繼而發生「胖達人香精」，「大統及富味鄉油品混油」事件，故再次修法提高罰鍰及刑責，並納入業者自主管理，從認證單位檢驗到政府抽驗管理之食品三級品管新管理模式，同時新增設立食品安全保護基金，保障消費者，不只提升食品安全管理、更強化保障國人健康。本次修正案，從食品業者管理及消費者保護等多面向整體再予加強，以提升食品安全管理效能，保障國人健康及消費權益，衛生福利部整理修正重點(11)如下：一、明定特定食品業者使用或販賣之產品原材料、半成品與成品應自行檢驗或送其他實驗室檢驗。二、攙偽或假冒、添加未經許可之添加物之罰鍰，由6-1500萬元，提高為6-5000萬元；刑度由3年以下，提高為5年以下。產品標示、廣告、宣傳涉及不實、誇張或易生誤解等規定之罰鍰，由4-20萬元，提高為4-400萬元。三、明定因故意犯罪所得財物或財產上利益，除應發還被害人外，屬犯人者，應予沒收，如無法沒收，應追徵其價額，必要時得酌量扣押其財產。四、提高法人之罰金為行為人之十倍以下，以加重其責任。五、明定主管機關得設立食品安全保護基金，以不法業者之罰鍰、罰金或不當利得，作為補助消費訴訟或健康風險評估相關費用之基金來源。六、保障檢舉人身分資料於訴訟程序之保密規定，放寬檢舉人適用範圍，以提高檢舉動機(李志宏，2015)。

三、修定理由

2014年2月修法之後，發生橄欖油混充棉籽油事件，自2013年10月起發生的一系列食品業者被查獲以造假方式生產食用油的事件，因牽連大統長基、富味鄉、頂新製油、興霖食品等多家台灣食品大廠而引發台灣社會大眾關注。發現有飼料油與製造一般的油品為同一個工廠製造，以及購買低劣的油品當作高油品販賣所得的暴力。為了防堵，才有2014年12月再次修法。

2014年2月修法除行政院版外，總計有19個立委版本，經9次政黨協商討論，最終修正17條條文、增訂第2-1、42-1、49-2條條文。修法後將提供消費者更完善之機制，重振食安信心及秩序。從成立跨部會之食品安全會報、食品業者管理、提高罰則刑度等多面向整體再予加強，以提升食品安全管理效能，保障國人健康及消費權益(李志宏、施肇榮，2015)。

四、修訂效果

成立食品安全會報新增第2-1條，詳見本小系列醫事法律案例解讀系列(67)—食品安全衛生管理(上)—大統長基食品公司攙偽、假冒食用油案中「食品安全會報」小段，本處不再贅述。

強化各級主管機關主動查驗之措施修正第5條增加「主動查驗」文字，第1項：「各級主管機關…應主動查驗，並發布預警或採行必要管制措施。」第2項：「前項主動查驗、……」(李志宏、施肇榮，2015)

食品業者應負起自主管理責任；特定業者應設置實驗室，從事自主檢驗；修正第7條第1項：「食品業者應實施自主管理，訂定食品安全監測計畫，確保食品衛生安全。」增加「訂定食品安全監測計畫」文字。變更第2項為第5項；變更第3項為第2項。增訂第3項：「上市、上櫃及其他經中央主管機關公告類別及規模之食品業者，應設置實驗室，從事前項自主檢驗。」修正第4項：「第1項應訂定食品安全監測計畫之食品業者類別與規模，與第2項應辦理檢驗之食品業者類別與規模、最低檢驗週期，及其他相關事項，由中央主管機關公告。」此條修正有稱「義美條款」，上市、上櫃及特定業者為規範對象(李志宏、施肇榮，2015)。

中央主管機關為特定目的應分階段公告使用電子發票及其相關罰則：增訂第9條第2項：「中央主管機關為管理食品安全衛生及品質，確保食品追溯或追蹤系統資料之正確性，應就前項之業者，依溯源之必要性，分階段公告使用電子發票。」增訂第3項：「中央主管機關應建立第1項之追溯或追蹤系統，食品業者應以電子方式申報追溯或追蹤系統之資料，其電子申報方式及規格由中央主管機關定之。」變更第2項為第4項。修正第47條第3款：「食品業者依第8條第3項、第9條第1項或第3項規定所登錄、建立或申報之資料不實，或依第9條第2項開立之電子發票不實致影響食品追溯或追蹤之查核。」處「新臺幣三萬元以上三百萬元以下」罰鍰；情節重大者，並得命其歇業、停業一定期間、廢止其公司、商業、工廠之全部或部分登記事項，或食品業者之登錄；經廢止登錄者，一年內不得再申請重新登錄。新增第48條第4款：「違反第9條第2項規定，未開立電子發票致無法為食品之追溯或追蹤。同條第5款：「違反第9條第3項規定，未以電子方式申報或未依中央主管機關所定之方式及規格申報。」經命「限期改正」，屆期不改正者，處新臺幣三萬元以上三百萬元以下罰鍰；情節重大者，並得命其歇業、停業一定期間、廢止其公司、商業、工廠之全部或部分登記事項，或食品業者之登錄；經廢止登錄者，一年內不得再申請重新登錄(李志宏、施肇榮，2015)。

➢建立分廠、分照制度

增訂第10條第3項：「食品或食品添加物之工廠應單獨設立，不得於同一廠址及廠房同時從事非食品之製造、加工及調配。但經中央主管機關查核符合藥物優良製造準則之藥品製造業兼製食品者，不在此限。」第4項：「本法中華民國一百零三年十一月十八日修正條文施行前，前項之工廠未單獨設立者，由中央主管機關於修正條文施行後六個月內公告，並應於公告後一年內完成辦理。」因為農委會和衛福部一個管飼料，一個管食品，雙方資訊不流通，數據資料也沒有勾稽，成為食安一大漏洞。2014年10月8日這項法條在立法院衛環委員會審理時，食品藥物管理署本來堅決反對，擔憂分廠會衝擊小型廠商，希望可以「同廠分區」管理，但當天爆發第二波飼料油混食用油案，頂新旗下的正義公司遭爆收購飼料油，加上接踵而來的越南大幸福飼料事件，才讓食品藥物管理署在立委壓力下，終於答應分廠分照管理。立法理由：考量前已將中低劑量維生素由藥品食品雙軌改列食品管理，目前有多項國產維生素膠囊錠狀產品，經衛生福利部食品藥物管理署許可得以藥品製造業兼製食品，爰於第3項後段明定經中央主管機關查核符合藥物優良製造準則之藥品製造業兼製食品者，不在此限，以符合將藥品維生素改列食品管理之政策。筆者對於「藥品製造業兼製食品」的規定，不以為然(李志宏、施肇榮，2015)！

➢通過生產驗證或經公告生產系統之標示規定

修正第22條第1項：「食品及食品原料之容器或外包裝，應以中文及通用符號，明顯標示下列事項：…」新增「食品原料」亦須標示規定；修正同條第1項第5款：「製造廠商或國內負責廠商名稱、電話號碼及地址。國內通過農產品生產驗證者，應標示可追溯之來源；有中央農業主管機關公告之生產系統者，應標示生產系統。」（原規定：製造廠商或國內負責廠商名稱、電話號碼及地址。）增訂同條第4項：「第1項第5款僅標示國內負責廠商名稱者，應將製造廠商、受託製造廠商或輸入廠商之名稱、電話號碼及地址通報轄區主管機關；主管機關應開放其他主管機關共同查閱。」增訂第24條（規範食品添加物及其原料之容器或外包裝標示）第3項亦有相同規定(李志宏、施肇榮，2015)。

➢輸入複方食品添加物者，應檢附原產國報告及輸出國之官方衛生證明

增訂第35條第4項：「食品業者輸入食品添加物，其屬複方者，應檢附原產國之製造廠商或負責廠商出具之產品成分報告及輸出國之官方衛生證明，供各級主管機關查核。但屬香料者，不在此限。」立法理由：我國單方食品添加物須經查驗登記，以單方調配成複方食品添加物時亦需備查。但輸入複方食品添加物時，其內含單方難以逐一查驗登記，為維國人健康，業者輸入時應檢附官方衛生證明及製造工廠之成分分析檢驗報告(Certificate of Analysis)，中央主管機關並應將該成分分析檢驗報告公布於食品衛生機關內部網站，俾便各縣市食品衛生稽查員隨時進行稽查抽驗核對(李志宏、施肇榮，2015)。警察機關應派員協助主管機關稽查規定增訂第42-1條：「為維護食品安全衛生，有效遏止廠商之違法行為，警察機關應派員協助主管機關(李志宏、施肇榮，2015)。」

➢因犯罪所得財物或財產上利益應發還被害人或沒收

修正第49-1條第1項：「犯本法之罪者，因犯罪所得財物或財產上利益，除應發還被害人外，不問屬於犯罪行為人與否，沒收之；如全部或一部不能沒收時，應追徵其價額或以其財產抵償之。但善意第三人以相當對價取得者，不在此限。」將故意犯去除，變更「屬於犯人者」為「不問屬於犯罪行為人與否」，最後新增但書以保障「善意第三人」，若犯罪者故意脫產給第三人，也可以追討第三人（無論自然人、法人）的不法所得。修正第49-1條第2項：「為保全前項財物或財產上利益之沒收，其價額之追徵或財產之抵償，必要時，得酌量扣押其財產。」係為第1項不問屬於犯罪行為人，所為「沒收」行為之規定。增訂第49-1條第3項：「依第1項規定對犯罪行為人以外之自然人、法人或非法人團體為財物或財產上利益之沒收，由檢察官聲請法院以裁定行之。法院於裁定前應通知該當事人到場陳述意見。」第4項：「聲請人及受裁定人對於前項裁定，得抗告。」第5項：「檢察官依本條聲請沒收犯罪所得財物、財產上利益、追徵價額或抵償財產之推估計價辦法，由行政院定之。」(李志宏、施肇榮，2015)

➢賦予主管機關沒入或追繳不當利得權力

增訂第49-2條第1項：「經中央主管機關公告類別及規模之食品業者，違反第15條第1項、第4項或第16條之規定；或有第44條至第48條之1之行為致危害人體健康者，其所得之財產或其他利益，應沒入或追繳之。」第2項：「主管機關有相當理由認為受處分人為避免前項處分而移轉其財物或財產上利益於第三人者，得沒入或追繳該第三人受移轉之財物或財產上利益。如全部或一部不能沒入者，應追徵其價額或以其財產抵償之。」第3項：「為保全前2項財物或財產上利益之沒入或追繳，其價額之追徵或財產之抵償，主管機關得依法扣留或向行政法院聲請假扣押或假處分，並免提供擔保。」第4項：「主管機關依本條沒入或追繳違法所得財物、財產上利益、追徵價額或抵償財產之推估計價辦法，由行政院定之。」立法理由：為避免不肖業者脫產致剝奪不法收益之目的不達，爰參酌美國民事沒收(civil forfeiture)完全剝奪牽涉不法行為之財產之宗旨，及聯邦法典第18篇第983條(18U.SC. §983)規定增訂第2項，由政府以優勢證據(preponderance of evidence)證明移轉於第三人之財產或利益與不法行為間關聯，得沒入或追繳該第三人受移轉之財產或其他利益，或追徵其價額或以其財產抵償之(李志宏、施肇榮，2015)。

➢**因違法致生損害於消費者時負賠償責任**（舉證責任倒置）

新增第56條第1項：「食品業者違反第15條第1項第3款、第7款、第10款或第16條第1款規定，致生損害於消費者時，應負賠償責任。但食品業者證明損害非由於其製造、加工、調配、包裝、運送、貯存、販賣、輸入、輸出所致，或於防止損害之發生已盡相當之注意者，不在此限。」變更第1項為第2項，變更第2項為第3項並修正：「如消費者不易或不能證明其實際損害額時，得請求法院依侵害情節，以每人每一事件新臺幣五百元以上三十萬元以下計算。」即將每人每一事件新臺幣三萬元上限提高至三十萬元。變更第3項為第4項，新增第5項：「受消費者保護團體委任代理消費者保護法第49條第1項訴訟之律師，就該訴訟得請求報酬，不適用消費者保護法第49條第2項後段規定。」新增第1項但書規定就是「舉證責任倒置（反轉）」，亦即食品安全衛生問題導致消費者權益受損，業者必須舉證，這些損害不是因為自己的過失，或已盡相當之注意責任，否則必須賠償消費者。消基會董事長陸雲認為，舉證責任反轉是消費者的一大福音，對未來打團體訴訟很有幫助，雖然短期內小攤商可能受到衝擊，但長期可促成產業正向發展，業者會更注意原料來源(李志宏、施肇榮，2015)。

➢**新增食品安全保護基金之來源及用途來源**

部分修正第56-1條第1項第2款：「依本法科處並繳納之罰金、沒收、追徵或抵償之現金或變賣所得。」（修正前：依本法科處並繳納之罰金及沒收之現金或變賣所得。）第2款：「依本法或行政罰法規定沒入、追繳、追徵或抵償之不當利得部分提撥。」（修正前：依行政罰法規定追繳之不當利得部分提撥。）用途部分修正第56-1條第3項第1款：「補助消費者保護團體因食品衛生安全事件依消費者保護法之規定，提起消費訴訟之律師報酬及訴訟相關費用。」（修正前：補助因食品衛生安全事件依消費者保護法之規定，提起之消費訴訟相關費用。）第3款：「補助勞工因檢舉雇主違反本法之行為，遭雇主解僱、調職或其他不利處分所提之回復原狀、給付工資及損害賠償訴訟之律師報酬及訴訟相關費用。」（修正前：補助其他有關促進食品安全及消費者訴訟協助相關費用。）新增第4款：「補助依第43條第2項所定辦法之獎金。」新增第5款：「補助其他有關促進食品安全之相關費用。」(李志宏、施肇榮，2015)

伍、2015年2月修定

2014年底發生鼎王麻辣鍋湯底的食品安全風暴，依據《壹週刊》報導，鼎王員工爆料，指鼎王在官網強調天然熬煮的湯頭，竟是綜合粉末調成濃縮汁液，再加水煮沸而成，跟泡麵的調味包相差無幾，但收費卻貴好幾倍，涉嫌欺騙消費者。《壹週刊》取得鼎王食譜密件，詳細記載湯頭為「粉態」、食用鹽、味精、大骨粉、醬油粉、香辛料、大茴香、辣椒粉及胡椒粉等，證明鼎王的湯頭，確實是用粉末調製而成。由於食品業者聲報不實，有必要建立第三方查證機制維護食品衛生安全，所以當年必須修正食品安全衛生管理法。

一、修定內容

本次食品衛生安全管理法修正第8條、第25條與第48條。其內容如下：

第8條

食品業者之從業人員、作業場所、設施衛生管理及其品保制度，均應符合食品之良好衛生規範準則。

經中央主管機關公告類別及規模之食品業，應符合食品安全管制系統準則之規定。

經中央主管機關公告類別及規模之食品業者，應向中央或直轄市、縣（市）主管機關申請登錄，始得營業。

第1項食品之良好衛生規範準則、第2項食品安全管制系統準則，及前項食品業者申請登錄之條件、程序、應登錄之事項與申請變更、登錄之廢止、撤銷及其他應遵行事項之辦法，由中央主管機關定之。

經中央主管機關公告類別及規模之食品業者，應取得衛生安全管理系統之驗證。

前項驗證，應由中央主管機關認證之驗證機構辦理；有關申請、撤銷與廢止認證之條件或事由，執行驗證之收費、程序、方式及其他相關事項之管理辦法，由中央主管機關定之(台灣法律網，2015)。

第25條

中央主管機關得對直接供應飲食之場所，就其供應之特定食品，要求以中文標示原產地及其他應標示事項；對特定散裝食品販賣者，得就其販賣之地點、方式予以限制，或要求以中文標示品名、原產地（國）、含基因改造食品原料、製造日期或有效日期及其他應標示事項。國內通過農產品生產驗證者，應標示可追溯之來源；有中央農業主管機關公告之生產系統者，應標示生產系統。

前項特定食品品項、應標示事項、方法及範圍；與特定散裝食品品項、限制方式及應標示事項，由中央主管機關公告之(台灣法律網，2015)。

第1項應標示可追溯之來源或生產系統規定，自中華民國104年1月20日修正公布後6個月施行。

第48條

有下列行為之一者，經命限期改正，屆期不改正者，處新臺幣三萬元以上三百萬元以下罰鍰；情節重大者，並得命其歇業、停業一定期間、廢止其公司、商業、工廠之全部或部分登記事項，或食品業者之登錄；經廢止登錄者，一年內不得再申請重新登錄：

一、違反第7條第1項規定未訂定食品安全監測計畫、第2項或第3項規定未設置實驗室。

二、違反第8條第3項規定，未辦理登錄，或違反第八條第五項規定，未取得驗證。

三、違反第9條第1項規定，未建立追溯或追蹤系統。

四、違反第9條第2項規定，未開立電子發票致無法為食品之追溯或追蹤。

五、違反第9條第3項規定，未以電子方式申報或未依中央主管機關所定之方式及規格申報。

六、違反第10條第3項規定。

七、違反中央主管機關依第17條或第19條所定標準之規定。

八、食品業者販賣之產品違反中央主管機關依第18條所定食品添加物規格及其使用範圍、限量之規定。

九、違反第22條第4項或第24條第3項規定，未通報轄區主管機關。

十、違反第35條第4項規定，未出具產品成分報告及輸出國之官方衛生證明(台灣法律網，2015)。

二、修訂過程

2014年發生了鼎王麻辣鍋湯底事件，雖然業者宣稱鼎王湯頭油32種中藥材、多種蔬果熬煮而成的，但是檢驗發現其實用大骨粉、與味精十幾種化學藥劑合成，有欺騙消費者之嫌。而且業者的說法並不確實，為了防堵未來的事件。2014年初，食品衛生安全法再度修法，引入第三方查核。並且加重處罰。

鑒於2015年12月30日修正公布，自2016年7月1日施行之中華民國刑法（以下簡稱刑法）部分條文，已將沒收修正為具獨立性之法律效果，另依同日修正施行之中華民國刑法施行法第10條之3第2項規定，刑法修正施行日前施行之其他法律關於沒收、追徵、追繳、抵償之規定，不再適用，爰擬具食安法第49條之1、第56條之1修正草案，刪除沒收、追徵及抵償等規定，並明定犯罪所得與追徵之範圍及價格，認定顯有困難時，得以估算認定之(台灣法律網，2015)。

三、修定理由

具衛生福利部部分條文修正草案總說明指出：食品衛生管理法於2013年6月19日修正公布全文，其後於2014年2月5日修正公布名稱為「食品安全衛生管理法」(以下簡稱本法)及修正部分條文，雖已全面加重罰則，惟仍有業者為牟取私利，以劣質原料製作食品，對民眾食品衛生安全及消費權益影響甚鉅，應予遏止，爰擬具「食品安全衛生管理法」部分條文修正草案，其修正要點如下：一、大幅提高違反本法禁止攙偽或假冒等行為之罰鍰，並刪除經中央主管機關認定情節重大得裁罰不當利得之規定。（修正條文第44條）二、提高違反本法規定之刑度及罰金，刪除對法人罰金刑之規定，以高額罰鍰處罰之，同時定明法人因其代表人、代理人、受僱人或其他從業人員犯本法之罪而取得之財物或財產上利益應予沒收，以剝奪法人之不法利得。（修正條文第49條及第49條之1）三、定明法人依本次修正前第49條第5項經判決有罪確定者，不因本次刪除該項規定而免予執行，爰排除刑法第2條第3項之適用(2014、衛生福利部)。（修正條文第59條之1）

四、修訂效果

因應2015年發生重組肉事件以及鼎王鍋底事件，這次修法要求食品業者就其衛生安全系統，主動接受第三方核查，可委託第三方公正人士檢驗並稽查內部食品衛生相關作業程序等。另增加直接供餐場所及散裝產品一些標示規定。散裝產品可追溯其來源、生產系統。

陸、2015 年 12 月修定

2015年6月美國FDA發布3年後禁止食品使用部分氫化油，以減少反式脂肪之攝入風險。依據衛生福利2017年4月22日發布訂定「食用氫化油之使用限制」，規定自2018年7月1日，食品中不得使用不完全氫化油。

加工過程產生的反式脂肪，主要來自於經過氫化的植物油，其氫化過程會改變脂肪的分子結構，其優點為讓油更耐高溫、穩定性增加，並且增加保存期限，但同時也會因為不完全氫化而產生反式脂肪。此時，修正食品安全衛生管理法授權政府限制業者使用原料的方式、方法與含量等。

一、修定內容

2015年12月16日總統華總一義字第10400146741號令修正公布第41條及第48條；增訂第15條之1條文。內容如下；

第15條之1中央主管機關對於可供食品使用之原料，得限制其製造、加工、調配之方式或條件、食用部位、使用量、可製成之產品型態或其他事項。

前項應限制之原料品項及其限制事項，由中央主管機關公告之(全國法規資料庫，2015)。

第41條

直轄市、縣（市）主管機關為確保食品、食品添加物、食品器具、食品容器或包裝及食品用洗潔劑符合本法規定，得執行下列措施，業者應配合，不得規避、妨礙或拒絕：

一、進入製造、加工、調配、包裝、運送、貯存、販賣場所執行現場查核及抽樣檢驗。

二、為前款查核或抽樣檢驗時，得要求前款場所之食品業者提供原料或產品之來源及數量、作業、品保、販賣對象、金額、其他佐證資料、證明或紀錄，並得查閱、扣留或複製之。

三、查核或檢驗結果證實為不符合本法規定之食品、食品添加物、食品器具、食品容器或包裝及食品用洗潔劑，應予封存。

四、對於有違反第8條第1項、第15條第1項、第4項、第16條、中央主管機關依第17條、第18條或第19條所定標準之虞者，得命食品業者暫停作業及停止販賣，並封存該產品。

五、接獲通報疑似食品中毒案件時，對於各該食品業者，得命其限期改善或派送相關食品從業人員至各級主管機關認可之機關（構），接受至少4小時之食品中毒防治衛生講習；調查期間，並得命其暫停作業、停止販賣及進行消毒，並封存該產品。

中央主管機關於必要時，亦得為前項規定之措施(全國法規資料庫，2015)。

第48條

有下列行為之一者，經命限期改正，屆期不改正者，處新臺幣三萬元以上三百萬元以下罰鍰；情節重大者，並得命其歇業、停業一定期間、廢止其公司、商業、工廠之全部或部分登記事項，或食品業者之登錄；經廢止登錄者，一年內不得再申請重新登錄：

一、違反第7條第1項規定未訂定食品安全監測計畫、第2項或第3項規定未設置實驗室。

二、違反第8條第3項規定，未辦理登錄，或違反第8條第5項規定，未取得驗證。

三、違反第9條第1項規定，未建立追溯或追蹤系統。

四、違反第9條第2項規定，未開立電子發票致無法為食品之追溯或追蹤(全國法規資料庫，2015)。

五、違反第9條第3項規定，未以電子方式申報或未依中央主管機關所定之方式及規格申報。

六、違反第10條第3項規定。

七、違反中央主管機關依第17條或第19條所定標準之規定。

八、食品業者販賣之產品違反中央主管機關依第18條所定食品添加物規格及其使用範圍、限量之規定。

九、違反第22條第4項或第24條第3項規定，未通報轄區主管機關。

十、違反第35條第4項規定，未出具產品成分報告及輸出國之官方衛生證明。

十一、違反中央主管機關依第15條之1第2項公告之限制事項(全國法規資料庫，2015)。

二、修訂過程

2014年12月食安法修正，主要係賦予中央主管機關對於可供食品使用之原料，例如含有反式脂肪之部分氫化油，得限制其製造、加工等事項。食品藥物管理署將著手依修正後之食安法研擬相關子法規及配套措施，以提供民眾更完善的食品安全環境，讓我們的食品衛生安全管理制度更臻周延完備（食品藥物管理署，2015）。本次修正為了完備食品安全體系以及未來食品安全法相關法律之制定開起良善的啟程，以及為了之後再度修法做準備。

三、修定理由

2014年12月修法的目的為完善食品安全的架構，由於美國方面已經禁用氫化脂肪酸作為食品用油，這次修法要完全禁止氫化食用油的使用，賦予主管機關可限制原料進行加工、製造與用途。

食品衛生管理法於2013年6月19日修正公布全文，其後於2014年2月5日修正公布名稱為「食品安全衛生管理法」(以下簡稱本法)及修正部分條文，雖已全面加重罰則，惟仍有業者為牟取私利，以劣質原料製作食品，對民眾食品衛生安全及消費權益影響甚鉅，應予遏止，爰擬具「食品安全衛生管理法」部分條文修正草案，其修正要點如下：

一、大幅提高違反本法禁止攙偽或假冒等行為之罰鍰，並刪除經中央主管機關認定情節重大得裁罰不當利得之規定。（修正條文第44條）

二、提高違反本法規定之刑度及罰金，刪除對法人罰金刑之規定，以高額罰鍰處罰之，同時定明法人因其代表人、代理人、受僱人或其他從業人員犯本法之罪而取得之財物或財產上利益應予沒收，以剝奪法人之不法利得。（修正條文第49條及第49條之1）

三、定明法人依本次修正前第49條第5項經判決有罪確定者，不因本次刪除該項規定而免予執行，爰排除刑法第2條第3項之適用。（修正條文第59條之1）家大重大食品安全事件的處罰力度。例如：頂新混合油品。以低價的棉仔油混充高等食用油事件。由於頂新集團每次賺得的錢超過一次事件的處罰金額。對於大型食品廠來說，衛生署處的罰金不痛不癢，有必要採取更嚴格的手段，並且歸還不法利益給受害者。

新增中央主管機關新權力

新增15條指出：中央主管機關對於可供食品使用之原料，得限制其製造、加工、調配之方式或條件、食用部位、使用量、可製成之產品型態或其他事項。其他事項可由中央主管機關公告之。

強調業者應配合主管機關之核查等措施

新增41條指出：直轄市、縣（市）主管機關為確保食品、食品添加物、食品器具、食品容器或包裝及食品用洗潔劑符合本法規定，得執行下列措施，業者應配合，不得規避、妨礙或拒絕。

加大處罰：增加處罰力度，並命其改善，屆時不改善者處3萬元以上，300萬元以下罰鍰。

為什麼會有4次修法呢？原因為發生重大食品安全事件之後，食品衛生管理法的架構已經不堪使用，有必要以新的條文來規範新發生的事。雖然不能有事先預防，但是可亡羊補牢，防止類似的問題再度發生。

4次修法總結如下圖：

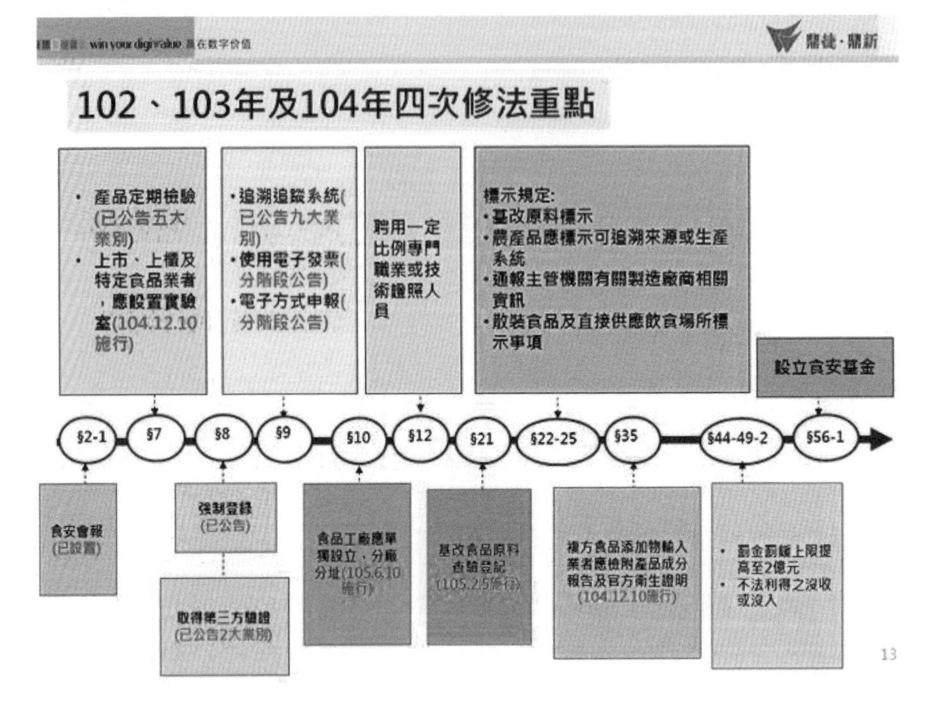

(圖片來源：張正明博士)

柒、食品衛生安全管理法修法過程的批評

2015年12月2日衛生福利部發新聞稿指出；據媒體報導，38家上市上櫃食品業者須於2015年12月10日前，依食品安全衛生管理法（下稱食安法）規定完成實驗室設置，因而對於食安管理之效益引發評論，食品藥物管理署（下稱食藥署）再次強調，食品業者應落實源頭管理，設置實驗室之規定，係業者自主管理之一環，業者依據食安法應確實執行食品良好衛生規範準則、訂定食品安全監測計畫、進行強制檢驗、設置實驗室、辦理追溯追蹤、分廠分照等，以落實一級品管之責(衛生福利部，2014)。

食安法要求業者設置實驗室之精神，係規範業者從事食品衛生安全的自主檢驗，以強化業者自主檢驗及自主管理之責，故業者應就所經營之食品產業特性、品保制度及自主檢驗量能，依危害分析與重要管制點之精神評估實驗室設置之規模設備，食藥署已依前述原則，公布「食品業者設置實驗室之企業指引」（如附件）供業者參考(衛生福利部，2014)。

非屬食安法規定或經公告指定應設置實驗室之食品業者，雖尚未強制要求設立實驗室，惟衛生福利部已於2015年7月31日公告食用油脂、肉品、乳品、水產品、食品添加物、特殊營養食品、黃豆、玉米、小麥、澱粉、麵粉、糖、鹽、醬油、茶葉、茶葉飲料等16類業者應實施強制性檢驗(衛生福利部，2014)。

另如屬食品工廠建築及設備設廠標準所訂之12類專業食品工廠，設廠時並應符合其有關檢驗設備之要求(衛生福利部，2014)。

業者如未設置實驗室、未辦理強制檢驗，可依食安法第48條規定，經命限期改正，屆期不改正者，處新臺幣3萬元以上300萬元以下罰鍰。情節重大者，並得命其歇業、停業一定期間、廢止其公司、商業、工廠之全部或部分登記事項，或食品業者之登錄(衛生福利部，2014)。

此外，食藥署自2004年起，即開辦食品檢驗機構之認證，以確保委託檢驗之檢驗品質及公信力。截至104年11月底，認證之檢驗機構已達69家787檢驗品項，提供國內食品安全衛生之檢驗需求(衛生福利部，2014)。

食藥署2015年辦理「推動食品業者實驗室檢驗品質輔導」計畫，強化食品業者對其實驗室之品質管理，對未有實驗室者則提供相關檢驗管理規範說明，訓練活動共辦理20場次，參與食品業者達558家741人次(衛生福利部，104)。

但是有學者林家煬投書在天下雜誌批評這幾次的食品衛生管理法，就目前尚會自我管制為修法與要以義美設立實驗室為榜樣做很詳細的批評，指責目前食品衛生管理法的修改為精神分裂症式的修法過程；

一、以社會自我管制作為修法主軸的食管法

原本在2014年2月5日增修，僅有1條條文（第21條第3項）要一年後才生效之〈食品安全衛生管理法〉（以下簡稱：本法），在這陣子又蹦出重大食安問題後，再次緊急進行修法研議，並於11月18日火速通過了本年度第2次修法。觀察本次修法內容，大致上可以說出最重要的五點：一、強化生產過程責任歸屬釐清的可能性，像是給予主管機關更強化的檢驗措施與資訊收集權，以及要求食品業者遵守更嚴格的生產履歷規定；二、強化業者自我管理概念，要求生產規模大的食品業者必須自設實驗室進行自我查驗（所謂的「義美條款」）；三、提高食品業者的違法處罰限度；四、引入主管機關沒入或追繳不當得利的權限；五、明定消費者的損害賠償請求權。據主管機關衛福部食藥署表示，本次修法有助於全面提升食品安全管理效能(林家暘，2014)。

既然食藥署在今年的兩次修法都宣示食安管理應朝向業者自主管理責任作為管理原則，實際上這種管制模式源自於「社會自我管理（soziale Selbstregulierung）」想法，即是要求食品安全的確保，責任由食品業者承當，而政府則是居於一種輔助性的立場，擔保良好的食品安全秩序結果能夠實現。社會自我管理模式的憲法上正當性基礎與可供採用的理由，可見林家暘另文的說明。但是關於前四次修法與社會自我管理的關係，在這裡所需要強調的是，社會自我管理必須以落實社會中市場的自主運作為基礎，並且相信這種運作足以達成行政目的（本法涉及的是良好食品安全的秩序）來作為首要原則，因此，這樣的管理模式預設了「社會上各單位對於不同私利的追求即可實現公共利益」的看法。在本法中，則應該認為：食品業者自己對於自己的食品安全的確保有信心可以爭取到其他的消費者的支持(林家暘，2014)。

這種情況下，主管機關的公共任務就應該要進行一定程度的調整，有些部分的權限可能要強化或增加，有些部分則應該減弱或減少，不一而論。但是，要把主管機關優先視為公益目的的調控者（Steuer）而不

再是「高權手段--目的」這樣單純的命令者，則是根本的道理。然而，要怎麼把掌握公權力的機關轉變為調控者，則是一個困難點。由於食品安全秩序也涉及了食品市場的運作，在此我們應該要把公權力的管理方式切割為非市場管制與市場管制兩個部分來理解，換句話說，非市場的管制是在食品安全的目的底下針對全部的食品業者進行普遍性的要求（像是第一段提到本次修法重點一的部分），而市場管制則涉及了影響市場要素的管理，像是對商品的價格、品質、數量等等的管制。商品的價格與數量並非本法的重點可以捨去不談，而商品的品質則與食品安全有緊密的關係，因此，本法所涉及到市場管制的部分必須集中在商品品質的範疇上來作討論(2014，林家暘)。但是這裡並不是說本法應該要在立法例上被切割成兩個管制體系，而是必須在思考上以這兩個體系為架構，這樣作對我們釐清管制手段來說有所幫助，簡而言之，社會自我管理的立法並不是一定要把一套行政管理法硬性轉變成具備市場管制與非市場管制的立法(林家暘，2014)。

二、義美條款的正當性

社會自我管理的核心在於透過社會各單位對於私利的追求來實現公共利益，因此市場機制不應該被任意地干預，使市場上的個體決定是否要提供較高的服務品質與依最有效率的資源使用方式來決定生產計劃，不僅使收益最大化，同時也能創造出履行、提升公共利益的誘因。故原則上，管理機關不應該以保護公益為理由，給予過分的市場管制權限，干擾市場的運作，這樣反而可能使得公益結果落空。本法新修第7條規定，上市、上櫃及經中央主管機關公告類別及規模之食品業者，應設置實驗室，從事自主檢驗，強化自主管理措施(2014，林家暘)。其立意固然良善，但是觀其管制手段之性質，可以發現這個條款雖然外觀上是非市場管制的立法，因為其對於一定規模的食品業者無差別地要求要設立檢驗實驗室，從事自主檢驗，然而，由於設立檢驗實驗室的目的在於確保食品的安全品質，而食品安全品質則是商品的重要要素，也會成為決定商品價值的標準，因此本條款為實質的市場管制措施，尤其是實驗室的設立、營運的人力、物力成本皆所費不貲，勢必增加業者的成本負擔，同樣也會影響到業者的營運策略。(林家暘，2014)或許我們可以同意，為了落實食品安全，如果以同樣的方式要求其他不同規模的食品廠，也許對大的企業是有利的。然而，我們必須反過頭來思考，這樣作到底有沒有辦法真正改善食品的安全的現況。

首先，各據山頭式的實驗室分佈是否能夠真正確實執行食品檢驗，換言之，在缺乏彼此競爭環境的各實驗室在進行檢驗時，是否僅淪為該公司生產體系下橡皮圖章式的形式任務甚至發生球員兼裁判的情況，或甚至淪為大廠造假的來源之一。再者，要求食品大廠均設食品檢驗室有無必要，因為是否必須一定得要有與業者相同數量的實驗室才能夠履行食品檢驗的任務，若產生重複投入是否淪為不必要的浪費?（2014，林家暘)最後，設置實驗室會一定程度上影響食品業者的營運成本與生產計畫，食品業者是否均有心願意付出這些成本並維護實驗室的運作，還是這些實驗室會淪為虛應故事，並無動能更新檢驗能力、亦無動能對產品作嚴格仔細的檢查。上述的情況，都很有可能導致我們設置這套制度反而落得「東西貴了，不見得更安全」的下場(林家暘，2014)。

事實上，如果要以社會自我管制的角度來看，公部門反而更該退出關於實驗室的管制，並應該將檢驗服務視為一種新興市場，讓有意願進入這個市場設置實驗室（不論是否為食品業者），並且依市場供需法則決定實驗室的數量、規模與不同實驗室之間檢驗品質的評比。如此一來，實驗室本身為了獲得更多數量的客戶必須努力提升檢驗能力，而食品業者也可因為獲得高水準的實驗室認證而確保其商品的品質並獲得更多消費者。公部門在此必須作的，則應該（僅）是對實驗室的設置推行鼓勵措施，而非進行市場管制，換句話說，也就是對可授予認證的實驗室進行認證。因此，目前這條號稱是落實業者自我管理的修法，卻硬性要求食品業者設置檢驗實驗室，若未遵行以高度行政處罰未遵守的廠商，恰恰好是違背食品廠商自我管理的法則(林家暘，2014)。

三、罰金（鍰）與不法利益沒入之法學問題

當我們談到社會自我管理時，事實上幾乎都是出現在所謂經濟行政法的範疇裡，並在概念上將行政管理區分為市場管制與非市場管制。這暗示了社會自我管理的另外一個意涵，即不僅公法關係（涉及公權力主體與私人的法律關係）與私法關係（涉及私人與私人之間法律關係）的界線將會變得更加模糊，而且在尊重社會自主運作的前提下，私法概念與適用性將會影響行政管制法越來越廣也越來越深。因為在一方面，一套特定的經濟管制法既然涉及了市場部分，則不可避免地也會涉及到私人之間的法律關係，甚至是以公機關以公權力干涉私人之間的法律關係亦屢見不鮮；在另外一方面，私人自律（private Autonomie）以及競爭法的概念將會影響到管制法，讓**管制法律**，尤其在涉及市場管制部分，成為一種偏向框架性的立法模式，而不再是單純公法關係下的高權管制法。這兩種情況會讓我們必須進一步檢討該套管制法律的未來發展走向，以及特定的管制手段的法律定性與其正當性(林家暘，2014)。

這樣的批評源自廠家是否能夠有能力建立自主實驗室，以及能夠負擔起高額的檢驗費用，以及廠家都是以謀利自私為出發點是否會認真考慮還是敷衍塞責，還是有問題。目前政府前瞻計畫要新建食安大樓負責檢驗全國的食品是否安全，這對於一些中小型企業而言可能是福音。這代表公權力介入食品安全的把關。但是對於食品大企業而言，有必要設立實驗室，原料必須每一項檢驗是否合乎標準。因為影響力太大了，假設出了很大問題，對於國人的信心有很大的影響。之前，認為大企業設立實驗室，會不會成為橡皮圖章？假設內部控管嚴格，有可能透過公開資訊讓民眾了解狀況。假設不設立實驗室，被衛生福利部查到問題食品，內部問題更大，所以必須要提前防範。

捌、結論

通過這一次對於食品衛生管理法的研究，可知道食品安全管理法從原本的食品管理法演進成食品安全管理法是經過許多次的食品安全事件

而導致的。每一次的食品安全問題就代表一次危機。這代表原本的食品安全管理法的架構與處罰已經背離現實，有必要修改。增加了風險管理與、業者自主管理規定。食品業大部分為大企業，現有的處罰已經抵不上非法暴利的所得，所以有必要加重處法，沒入不法所得。如果自行不能有善改善，獎勵內部員工舉發。雖然這五次修法補了不肖廠商犯罪意圖，但是外界還是有挖東牆補西牆的非議。所以未來修法的方向衛生福利部必須提出完整的系統，才會防堵未來食品安全的發生。

參考文獻

中華民國行政院，103 年 9 月 25 日，行政院會通過「食品安全衛生管理法」部分條文修正草案 http://www.ey.gov.tw/News_Content2.aspx?n=F8BAEBE9491FC830&s=883F49C7BBF0E692

中華民國行政院，103 年 1 月 13 日，積極推動「食品衛生管理法」修法，重振食安信心 (衛福部食品藥物管理署) http://www.ey.gov.tw/News_Content.aspx?n=E7E343F6009EC241&s=4BFCF30DCF0AEB1D

中時健康網，2015 年 12 月 07 日，細數台灣史上重大食安事件 黑心廠商良心在哪？ http://www.chinatimes.com/realtimenews/ 20151207004538-260405

台灣法律網，104 年 2 月 4 日，總統令修正「食品安全衛生管理法」第八條、第二十五條、第四十八條 http://lawtw.com/article.php?template=article_content&parent_path=,1,2169,1484,&job_id=213154&article_category_id=2334&article_id=128117

行政院食品安全辦公室，105 年 6 月 23 日，食安五環扣，幸福安心 GO。http://www.ey.gov.tw/ofs/Content_List.aspx?n=B5B63D7640CC4BDC

全國法規資料庫，104 年 12 月 16 日，食品安全衛生管理法增訂第十五條之一條文；並修正第 四十一條及第四十八條文 http://www.president.gov.tw/PORTALS/0/BULLETINS/PAPER/PDF/7224-5.PDF

李志宏、施肇榮，台灣醫界，2015，vol.58，7. 醫事法律案例解讀系列 (69) 食品安全衛生管理 (下)─103 年立法院修法邱文達，103 年 3 月 10 日，「近期重大食品安全事件之稽查及後續處辦情形」專案報告 www.mohw.gov.tw/dl-14648-e981fc91-0c5e-4bf2-8c42-d9e230d696fb.html

林家暘，2014/11/28，林家暘：精神分裂式的食管法修法。http://opinion.cw.com.tw/blog/profile/52/article/2122

食品藥物管理署，105 年 12 月 30 日，食品安全風險評估與管理 https://www.fda.gov.tw/upload/137/2015123000006.pdf

黃嘉琳，106 年 3 月 8 日，《農傳媒》，真的會出現在我們生活中的基因改造食物有哪些？https://www.agriharvest.tw/theme_data.php?theme=article&sub_theme=article&id=335

張仁福 (2000)。食品衛生與安全學。台北市。文京圖書有限公司。

勞動部職業安全衛生署，104 年 12 月 4 日，風險評估技術指引，https://osha-performance.osha.gov.tw/UploadFolder/upload/files/%E9%A2%A8%E9%9A%AA%E8%A9%95%E4%BC%B0%E6%8A%80%E8%A1%93%E6%8C%87%E5%BC%95.pdf

鼎新電腦，104 年 11 月 19 日，您無法再規避了食安衝擊下企業重理生意模式與營運新變革 http://www.digiwin.com/activity/WB002632/WB00263202.htm

衛生福利部，104 年 12 月 2 日，食品業者應落實源頭管理、強化一級品管 https://www.fda.gov.tw/TC/newsContent.aspx?id=19319&chk=a062ea05-a025-4a68-b58b-63fd8f34b03e

衛生福利部，103 年 12 月 1 日，食品安全衛生管理法部分條文修正草案總說明 http://www.ey.gov.tw/Upload/RelFile/2016/716889/634d2c11-8add-4d7d-ad10-4313a336f0fb.pdf

衛生福利部，104 年 11 月 27 日，11 月 27 日立法院三讀通過食品安全衛生管理法部分條文修正案。https://www.fda.gov.tw/TC/newsContent.aspx?id=19294&chk=99506d3f-d08c-4992-95a0-c998b1098f3a

蘋果日報，2014 年 07 月 24 日，食安危機　大統假油風暴互動事件簿，http://www.appledaily.com.tw/realtimenews/article/new/20140724/438991/

CHAPTER 09

台灣食品安全衛生政策發展之研究：政策窗觀點

摘要

民以食為天，俗語說：「吃飯皇帝大」。國人對於每天吃進去的食物，是否衛生安全，很大的重視。隨著消費意識抬頭，民眾對每天所吃的、用的商品品質與安全日益重視。隨著每一次媒體報導重大食品安全事件時，例如：塑化劑事件、胖達人麵包香精事件、棉仔油混充橄欖油事件，以及地溝油事件等，就會讓民眾對於食品安全信任度下降，所以在2014年2月修改〈食品衛生管理法〉，為〈食品安全衛生管理法〉(2014年2月)。其後感覺恐慌，又再修改4次，分別為2014年12月、2015年2月、2015年12月、2017年11月。本文從這幾年5次的修定，探討食品安全衛生發展(2014至2017年)。研究方法採文獻研究法，以John W. Kingdon「政策窗」(policy window)的理論中的問題流觀點，人民對於食品安全管理的深刻感受、恐懼，非趕緊修法無法平息眾怒，分析這四次修法原因，應對政策的「目的」與「手段」關係。研究結論，驗證「政策窗」的「問題流」觀點在食品安全衛生政策發展具有解釋力。

壹、前言

一、研究背景

民以食為天，生命的一切都要從外在攝取養分維持。這幾年國內發生重大食安事件，重創人民對於食品安全的信心。近幾年發生的食安問題，舉例來說：2011年5月發生塑化劑污染食品事件、2013年5月毒澱粉、2014年5月發生的毒醬油、毒澱粉，與2013年10月發生餿水油事件、銅葉綠素事件與低劣的棉籽油混充高級的橄欖油。種種的事件顯示現行的食品衛生管理法已經不符合現行的環境。促成了〈食品衛生管理法〉在2014年2月修改為〈食品衛生安全法〉，其後又修正3次，分別為2014年12月、2015年2月、2015年12月、2017年11月，對於食品安全的把關有所裨益，以及對於犯法的不肖之徒予以嚴厲處罰，方能贏回民眾對於食品安全的信心。

本文的研究背景是在這4年(2014年至2017年)，政府如何透過5次修法達成防範並制裁不肖業者，為賺取黑心錢，殘害國民食品安全衛生(Herweg et. al., 2015)。

食品安全如：食品中污染物、食品添加物、農藥殘留、動物用藥殘留、重金屬輻射(放射線)等， 除大量攝食導致的急性中毒外，大部分引起的是一些慢性病或是癌症的發生。這與一般微生物引起的食品中毒機制與預防有所不同。引此，政府主管機關要嚴格把關，在民主法治社會，依法行政，現有法律(政策規定)不足以懲治不法，就此趕緊修法，以平息人民對食品安全的疑慮。

二、研究目的

本文從John W. Kingdon(2011)的「政策窗」(policy window)的「問題流」觀點，分析〈食品安全管理法〉每次修正。雖然政策窗的理論包括「問題流」(problem stream)、「政治流」(political stream)、「政策流」(police stream)，以及政策企業家主導這三流「匯合交會」(coupling)，而開啟「政策窗」(policy window)。 由於「政治流」、「政策流」、「匯合交會」過程非常繁瑣，非短期內能夠蒐集到完整正確的資料(Mucciarroni, 1992)；因此本文只著重在「問題流」，與修法所提出的「政策流」，探究其政策發展的特性。至於複雜的「政治流」以及「政策企業家」非本文分析重點。

三、名詞界定

食品安全：指食品在加工、存儲及銷售等步驟中，確保其衛生及食用安全、降低疾病隱患、防範食物中毒；透過科學方法對於可能造成消費者生命健康危害的項目進行風險分析，進而制定確保食品安全的管制措施，以食品安全措施來排除或減低對於消費者生命、健康的風險(行政院食品安全辦公室，2016)。

食品安全風險評估：「一整合現有最佳科學證據與數據，以定量估算人的行為或決策對環境或人體健康潛在影響的過程」(風險評估技術指引，2015)。

食品安全事件：指歷年來發生關於食品衛生重大事件。著名的食品安全事件，如含有瘦肉精及四環素的肉品、塑化劑、黑心油（油品摻銅葉綠素、地溝油、飼料油、工業用油）等。

基因改造食品：科學家利用生物基因工程科技，以人為的方法，改變物種的基因序列，抽取所選植物或動物的基因，移植到另一種生物體內，或以分子生物技術將某種生物的某個基因，從一連串的基因中分離，將遺傳物質轉殖入活細胞或生物體，藉由異種基因的活性，而達到改變植物或動物的性狀(黃嘉琳，2017)。

問題流：問題是感受的，受到重視的，並且隨著事件的爆發、報章的披露、人們的感受、認識的深淺、而有所起伏流動，稱為問題流。當越多的人認為問題很嚴重，非處理不可，就開啟問題窗(problemwindow)，成為大家爭論的議題(issue)，這時就很多政治人物、專業人員，媒體傳播、一般市民介入討論，匯聚成「政治流」(Kingdon, 2011:90-115)。

政治流：政治流指全國氣氛(national mood) 、政黨意識形態、民選公職人員、民意代表、民意走向、政治氛圍等等(Kingdon, 2011:146-164)。政治流的過程涉及對問題觀點之共識的建立、說服、擴散(Kingdon, 2011:159-162)。政治流表現像河流的氣勢，是貧弱或充沛、是微小或強大、是浪潮洶湧或穩定發展。

政策流：政策流指解決問題的方案，有各種方案，有大有小，有強有弱，相互競逐，或兼併，或增刪，最後匯成一股大的政策流。政策流與問題流關係密切，是互動的、共同演化的，最後與問題流、政治流，匯合，而開取政策窗，形成共識，制定(或修定)法律(Kingdon, 2011:165-195)。

政策窗：當問題流、政治流、政策流，三流交會匯流，就開啟政策窗，提供制定政策的機會，而制定或修改法律條文，表達政策內容(Kingdon, 2011: 165-195)。

政策企業家：任何人，不論是民選公職人員、公務人員、學者專家大眾傳播媒體，熱心的市民，針對問題(問題流)以公益出發，盡心盡力，奔走呼嚎(政治流)，提出對問題解決的看法(政策流)，匯集人力物力，推動政策之共識，便是政策企業家(張世賢，2014)。其功能將問題流、政治流、政策流匯合成一起(Kingdon,2011: 179)。

貳、研究方法

本論文採用文獻分析法以及歷史研究法，分析每次修法的前因後果(Herweg et. al., 2015)。文獻來自立法院當時修法的文獻紀錄、衛生福利部的新聞稿以及當時的新聞報導。

4年來，食品安全衛生事件，造成原有的法規(政策規定)不足以維護、保障食品安全衛生，所以就需要修改＜食品安全衛生管理法＞，修法有2014年2月、2014年12月、2015年2月、2015年12月、2017年11月。文獻分析採用Kingdon(2012)政策窗開啟的分析。由於問題的嚴重性(問題流)，激起「政策企業家」主導「政治流」、「政策流」、「匯合交會」。政治流、政策企業家、三流匯合，對於修法過程非常重要，但由於資料蒐集不易，其中過程錯綜複雜，非短期時間內可以確實釐清完整。本文只著重「問題流」，解決問題的對策、「政策流」，以及「政策調整之內容」，以處理所發生的食安問題。

參、理論基礎

依照Kingdon(2011)的「政策窗」觀點，一個法律要能夠修改必須要有問題流、政治流、政策流，三流匯合交會才能夠修改(Herweg et. al., 2015)。首先是「問題流」。問題產生之後會造成民眾的討論，但是如果問題距離多數人民尚遠，而不關乎日常生活，問題永遠是問題，也不會受到多數人重視，進入優先修法的議程(agenda)。但是問題如果是民眾關切，且跨黨派，如食安問題，就會受到媒體的披露，成為重要問題，引發民眾、媒體討論，成為非解決的議題。當民眾多數認為食安問題不僅僅是少數人的問題，而為大多數人關切的議題，立法委員或民間食安團體就會推動修法，進入了「政府的議程」(governmental agenda)，然後對於細節進行爭論，再進入了「決議的議程」(decision agenda)。其間的過程繁瑣，爭議也很多。開始的時候，認為以前的立法思考不夠周全，或者認為時代變遷而產生問題，或者認為問題不大，沒有立即更正的必要。等到發生危安事件，考慮要修法。其中某些政治人物或者為了增加曝光，表現個人對食安議題的關注，或者基於公益，召開公聽會；跟者又有相關的利益團體、專家學者、大眾傳播媒體積極加入，推動修法。這會成為「政治流」。

「政策流」對於解決問題的方案選擇？利害關係人各提出各的政策方案，例如：食品大廠提出A方案、某立法委員提出B方案，還有人提出不同版本的方案。但是哪一個方案好，則是靠相當角力而得到的結果。譬如:添加塑化劑進入食品當中，處罰孰重孰輕?在場的與會人士都有不同的看法。也就是方案的決定也要靠當時輿論的走向而定。如果民意要求加重處罰，新修正食品安全的修正條文也會是加重處罰。政治人物利用民間的氛圍通過其所喜歡的法律修正案。例如：2014年9月11日《想想論壇》〈應如何修正才能遏止不肖廠商〉，是透過社群網站發文來影響修法。

「匯合交會」是「問題流」、「政治流」、「政策流」，三流匯合交會，開始進行政策的擬定、討論到修訂其過程，曠日費時，在各個網路社群、民間團體、公部門、私部門都參與討論，不一定在短時間內達到共識。在立法院，＜食品安全管理法修正案＞起初並不會是優先處理的議題，等到爆發更嚴重的食品安全事件，政府感到壓力時，或者政府首長受到各利益團體的壓迫，立法院才加緊進行討論而形成解決方案(Bernalet. al., 2016)。

〈食品安全衛生管理法〉在4年內為什麼要修改5次呢？主要為「**政策原湯**」(policy primeval soup)的觀念。任何的演化多不能一次到位，法律的修訂也是一樣。依照演化的觀念指出：最初始的生命只是在混沌中，各個原子交互作用與碰撞後產生最初始的生命。法律的修訂也是一樣，不能夠一步到位(Kingdon, 2011:226)。需要各種各樣的折衝，在不同的利益團體中達成協議與妥協。除了網路社群與多元來源的參與者之外，對於方案選擇的標準也不清楚。倘若決策者都無法預知採取行動所產生的後果如何，因此問題解決方案必須要有可行性的方法；其採取的方案可能來自某一個專家，但是也要符合不同意識形態參與者，以及大多數人所能接受的最大公約數。所以「政策流」才從各個群體「匯流」產生(Bernal et.al., 2016)。

「政策窗」的開啟，當「問題流」、「政治流」、「政策流」三股匯合成一時，也就是修法的契機。而在問題流的過程中，政策企業家(policy entrepreneurs)必需洞燭機先，建構有前瞻性的政策問題，爭取社會各界的認同與支持。而這同時，又必需提出政策方案，軟化(softening-up)各界的反對聲浪，訴求並爭取各界的支持。在此政策情勢裡，政策企業家又要組合並動員社會關係網絡，形成在政治勢力動態運轉過程中，為主流優勢，以便支持政策方案(Kingdon, 2011:179)。剛好食品安全危機在當時層出不窮，給予一些社團機會，造成食品安全衛生管理法之修法的機會窗打開，完成修法程序。

議題本身受到「問題流」、「政治流」的影響較多，而政策方案的內容受到政策流的影響較大(Kingdon, 2011:228)。也因為如此，行政部門主管機關的興替、國會席次的消長，以及政治人物交會也是最明顯的機會窗的開啟。相反的，政策參與者認為透過正常立法程序的結果不是很滿意；或者參與者並沒有投入政治資源及動員民眾，危機沒有受到社會的關切，而沒有形成輿論；或者內閣蜜月期結束，都會是導致喪失機會窗的原因之一 (Kingdon, 2011:145-164)。政策窗打開之過程圖，見圖1。

〈食品安全衛生管理法〉的修正，套用「政策窗」的理論可以分成三點：

1. 誰設定民生公共議題？這是賦予公民從生活中感受問題的嚴重性，參與公共政策的方法之一。民眾會感受到問題的切身性與嚴重性，而形成民生公共議題。
2. 不同的政治人物、鄉民、網路團體、公民團體在政策制定的不同階段進行會商，對於政策理念、目標、方案提出明確的影響，及其限制。這部份是政治流所探討的，由於這部分的資料蒐集很繁瑣，本文不加以討論(參考：魯炳炎，2016)。
3. 透過多元管道的匯合、議題的辯論，進而影響到政策形成和決策的制定。

在修法過程當下，民意的氣氛詭譎多端，常常會因為氣氛的走向決定修法的方向。例如：媒體的推波助瀾，名嘴的每天叫罵，這都可能影響機會窗偏向哪一方。有時往東的河流，突然轉向是有可能的事。這些細節也不易分析，本文不探討。

「政策企業家」的類型很多，民選首長、遊說團體、學者專家、新聞記者等，利用他們的資源，在「問題流」、「政治流」、「政策流」多所著力，並運用匯合交會的技巧，促進政治菁英或政策制定者的方案向自己有利的方案結合。這些有名有姓，具體的人物是涉及政策發展的政策企業家，非常多，但不易釐清(參考：張世賢，2014)，本文不探討(Herweg, 2015)。

以下就5次修法的過程，以「問題流」、「處理問題的方式」、「政策流」，政策調整之內容，探討之(參考：魯炳炎，2016)。

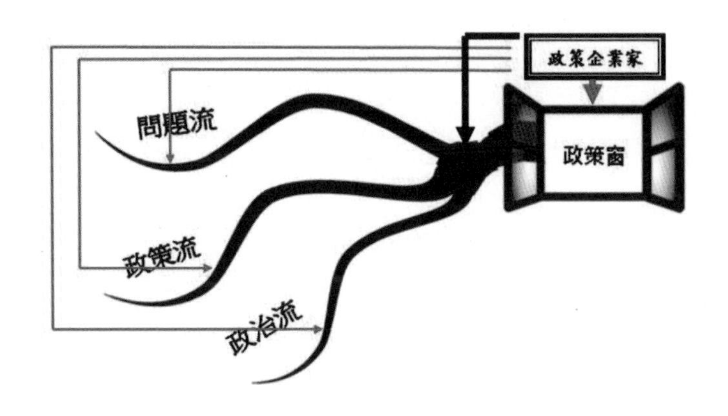

圖1　政策窗分析圖

資料來源：張世賢，2014:3

肆、食品安全衛生管理法之訂定(2014年2月)

一、問題流

2011年3月發生塑化劑事件，當時因衛生署食藥局（2013年7月23日升格為衛生福利部食品藥物管理署）檢驗益生菌是否違法摻雜藥物成分，卻意外發現可能影響荷爾蒙的塑化劑DEHP，進而發現昱伸、賓漢等部分原料供應商竟在常見的合法食品添加物「起雲劑」中，使用廉價的工業用塑化劑撙節成本。含塑化劑的起雲劑，更被廣泛添加在飲料、糕點、麵包和藥品、食品中。發生了非法添加物加入食品當中，所以這次政策方案的觀點，是必須修法，以防堵、打擊非法添加物、與食品攙偽。2013年10月又爆發油品混油事件，食品油添加低成本葵花油及棉籽油，且添加銅葉綠素調色。廠商之所以大膽敢大賺黑心錢，是因為不怕被罰款，因為暴利所在，賺取黑心錢，廠商並沒有大損失。問題在處罰太輕(Bernal et.al., 2016)。

一般起雲劑是一種合法的食品添加物通常使用阿拉伯膠、乳化劑、棕梠油當作起雲劑，但是有廠商使用化工原料(塑化劑)當作起雲劑。鄰苯二甲酸二（2-乙基己基）酯為塑膠製品中常用塑化劑，無味、無嗅。因能增加塑膠的延展性、彈性及柔軟度，常作為食物包材、血袋、橡膠管、化粧品及玩具的原料。這次知名飲品等食品驚爆起雲劑原料中遭違法添加塑化劑，DEHP若長期累積體內可能致癌，但如果立即停用，將隨尿液糞便排出體外，並阻斷對身體的危害。

塑化劑事件引起民眾很大的驚恐，係因衛生福利部、食品藥物管理署、環保署對於相關化學物質的管理漏洞，以及部會之間溝通不足，造成食安問題。

二、處理問題的對策

雖然2013年6月19日公布修正之〈食品衛生管理法〉已全面加重罰則，惟仍有違法業者為牟取私利，以僥倖的心理，誤以為可能不會被查到，或縱使被查到，也不怕被處罰，因處罰仍輕；因而又發生胖達人香精、大統及富味鄉油品混油事件，故再次修法，加重罰則，增加「安全」觀念。食品安全指「食品在加工、儲存及銷售等步驟中，確保其衛生及食品安全、降低疾病隱患、防範食物中毒；透過科學方法對於可能造成消費者生命健康危害項目進行風險評估分析，進而制訂確保食品安全的管制措施，以食品安全措施來排除或降低消費者生命、健康的風險。」(行政院食品安全辦公室，2016)。

法律名稱改為〈食品安全衛生管理法〉，1. 提高罰鍰及刑責，2. 加強檢查密度，即納入業者自主管理一認證單位抽檢一政府抽驗管理之食品三級品管概念，3. 同時新增設立食品安全保富基金，以提升食品安全管理、保障國人的健康(衛生福利部，2014)。

三、政策流

由「問題流」主導，引出「政治流」、「政策流」，並經政策企業家主導三流會合，促進政策窗開起。「政治流」內部包括政治人物、大眾傳播媒體、專家學者、食安團體、熱心人士，加入推動修法(Mucciarroni, 1992)。

「政策流」有各政黨版本之修正案。除行政院版外，總計有19個立委版本，經9次政黨協商討論，最終修正17條條文、增訂第2-1、42-1、49-2條條文。修法後將提供消費者更完善的機制，重振食安信心及秩序。從成立跨部會之食品安全會報、食品安全自主管理、提高罰則刑度等多面向整體再予以加強，以提升食品安全管理效能，保障國人健康及消費權益(李志宏、施肇榮，2015)。對於「政治流」、「政策流」，三流會合、政策企業家的作用，不是本文的重點(Bernal et.al., 2016)。

四、政策調整的內容

針對問題情況，提出解決問題的對策，修改〈食品衛生管理法〉為〈食品安全衛生管理法〉：

(一)提高罰鍰及刑責

1.提高攙偽或假冒、添加未經許可之添加物之罰鍰及刑度

修正第44條第1項：「有下列行為之一者，處新臺幣六萬元以上五千萬元以下罰鍰；情節重大者，並得命其歇業、停業一定期間、廢止其公司、商業、工廠之全部或部分登記事項，或食品業者之登錄；經廢止登錄者，一年內不得再申請重新登錄：一、…」修正前為「處新臺幣六萬元以上一千五百萬元以下罰鍰」；修正第49條第1項：「有第15條第1項第7款、第10款行為者，處五年以下有期徒刑、拘役或科或併科新臺幣八百萬元以下罰金。」修正前為「處三年以下有期徒刑、拘役」

2.明定因故意犯罪所得財物或財產上利益的處理原則

增訂第49-1條第1項：「故意犯本法之罪者，因犯罪所得財物或財產上利益，除應發還被害人外，屬於犯人者，沒收之。如全部或一部不能沒收，追徵其 價額或以其財產抵償。」第2項：「為保全前項財物或財產上利益之追徵或財產上之抵償，必要時，得酌量扣押其財產。」

3.加重法人之罰金

修正第49條第5項：「法人之代表人、法人或自然人之代理人、受僱人或其他從業人員，因執行業務犯第1項至第3項之罪者，除處罰其行為人外，對該法人或自然人科以各該項十倍以下之罰金。」修正前無「十倍以下」文字。

4.提高產品標示、廣告、宣傳涉及不實、誇張或易生誤解等規定之罰鍰

修正第45條第1項前段：「違反第28條第1項或中央主管機關依第28條第3項所定辦法者，處新臺幣四萬元以上四百萬元以下罰鍰；…」修正前為「處新臺幣四萬元以上二十萬元以下罰鍰」。

(二)加強檢查密度

1.特定業者使用或販賣之產品原材料、半成品與成品應自行檢驗或送驗

增訂第7條第3項：「食品業者應將其產品原材料、半成品或成品，自行或送交其他檢驗機關（構）、法人或團體檢驗。」第四項：「前項

應辦理檢驗之食品業者類別與規模、最低檢驗週期及其他相關事項，由中央主管機關公告。」

2.放寬檢舉人身分資料保密適用範圍

增訂第43條第3項：「第1項檢舉人身分資料之保密，於訴訟程序，亦同。」

3.基因改造食品的查驗

增訂第3條第11款基因改造的定義：「指使用基因工程或分子生物技術，將遺傳物質轉移或轉殖入活細胞或生物體，產生基因重組現象，使表現具外源基因特性或使自身特定基因無法表現之相關技術。但不包括傳統育種、同科物種之細胞及原生質體融合、雜交、誘變、體外受精、體細胞變異及染色體倍增等技術。」。增訂第21條第2項：「食品所含之基因改造食品原料非經中央主管機關健康風險評估審查，並查驗登記發給許可文件，不得供作食品原料。」同條第3項：「經中央主管機關查驗登記並發給許可文件之基因改造食品原料，其輸入業者應依第9條第2項所定辦法，建立基因改造食品原料供應來源及流向之追溯或追蹤系統。」同條第7項：「本法中華民國103年1月28日修正前，第2項未辦理查驗登記之基因改造食品原料，應於公布後二年內完成辦理。」。

(三)增設食品安全保護基金

增訂第56-1條第1項：「中央主管機關為保障食品安全事件消費者之權益，得設立食品安全保護基金，並得委託其他機關（構）、法人或團體辦理。」第2項：「前項基金之來源如下：一、違反本法罰鍰之部分提撥。二、依本法科處並繳納之罰金及沒收之現金或變賣所得。三、依行政罰法規定追繳之不當利得部分提撥。四、基金孳息收入。五、捐贈收入。六、循預算程序之撥款。七、其他有關收入。」第3項：「第2項第1款及第3款來源，以其處分生效日在中華民國102年6月21日以後者適用。」第4項：「第1項基金之用途如下：一、補助因食品衛生安全事件依消費者保護法之規定，提起之消費訴訟相關費用。二、補助經公告之特定食品衛生安全事件，有關人體健康風險評估費用。三、補助其他有關促進食品安全及消費者訴訟協助相關費用。」第5項：「中央主管機關應設置基金運用管理監督小組，由學者專家、消保團體、社會公正人士組成，監督補助業務。」第6項：「第4項基金之補助對象、申請資格、審查程序、補助基準、補助之廢止、前項基金運用管理監督小組之組成、運作及其他應遵行事項，由中央主管機關以辦法定之。」(李志宏、施肇榮，2015)。

伍、2014 年 12 月修定

一、問題流

2014年10月16日彰化檢方與縣衛生局查獲大統生產的橄欖油、花生油等8大類油品等，都是用低價沙拉油、棉籽油混充，加上香精調味和有致癌風險的銅葉綠素調色，再銷往全台945處賣場、學校、機關團體、商店、農會、食品行，檢方深入追查還發現，大統將含有銅葉綠素的混橄欖油賣給頂新、福懋油脂等製油大廠，使全台陷入黑心油品風暴中(蘋果日報，2015)。迫使政府再度修法將罰則提高，杜絕相關業者鋌而走險，謀取不正常之暴利(Bernalet.al., 2016)。

為何會造成民眾恐慌？因為食品業者可以逃過檢驗，將食用油混和成與高級橄欖各個脂肪酸比例一致的食用油。逃過政府的稽查檢驗。海關報表指出台灣市售的橄欖油的量，原本比國外進口的還要多。而且有些是拿餐廳用過的食用油經脫臭處理。再回收利用。大統長基食品廠生產的「大統長基特級橄欖油」，標榜100%西班牙進口特級冷壓橄欖油製成，但被驗出橄欖油含量不到50%，添加低成本葵花油及棉籽油混充，還添加「銅葉綠素」調色。

餿水油又稱地溝油，係指從廢棄食物或殘渣中提煉出的油，包括回鍋油等廢棄食用油在內。日本在1960年前後即開始生產餿水油，然後與不肖台灣商人合作，販售到台灣。台灣的餿水油煉製技術，主要由日本傳授而來。近年來，中國大陸和台灣許多油品業者從餐廳、飯店、路邊攤等回收廢棄油，進行重新加工處理，將餿水油當食用油，引起輿論關注。餿水油事件的揭發，是源自屏東某老農因不滿郭烈成的地下餿水工廠散發惡臭並汙染其農地，而展開兩年內五度長期投訴。但屏東縣府只開兩張罰單了事。最後，老農只好越區報案，由台中一分局派出三名警員跨區辦案，它們在鴿舍中埋伏一日夜，很快查獲不法證據。

這次餿水油與混充油事件，明確挑戰目前的法規結構。有修改法條的必要。問題在：如果餐廳的回收油與飼料油混和給人食用，會造成食用者健康受損。由於回收油成本低廉，假設混充成正常油一般人發現不了。頂新可以將回收油弄成跟一般的油相同的成分。只要按照脂肪比例就可逃離政府的查緝，所以就有鼓勵內部檢舉的必要。

二、處理問題的對策

此次發生的問題為餿水油混成正常油販賣，以及飼料油、一般油桐工廠的製作問題。其對策，1. 飼料油、食用油分開在不同工廠製造，2. 並且其製造過程要由業者與政府嚴格把關與查核，原料來源都要查證。3. 加強違法犯罪之處罰，使犯法廠商毫無可得。舉證責任倒置，嫌疑犯要自證無犯罪。4. 附帶增設食安保護基金。

三、政策流

問題流引入政治流。自2013年10月起發生的一系列食品業者被查獲以造假方式生產食用油事件，因牽連大統長基、富味鄉、頂新製油、興霖食品等多家台灣食品大廠而引發台灣社會大眾關注。發現有有飼料油與製造一般油品為同一家工廠製造，以及溝買低劣的油品販賣所得的暴利。為了防堵，引出政治人物、傳播媒體、專家學者、熱心人士，匯聚了政治流，推動2013年12月再次修法。

其中過程，各政黨紛紛提出各種修法版本，匯聚成政策流。對於「政治流」、「政策流」，三流匯合、政策企業家作用，簡略描述，不是本文研究重點(Bernal et.al., 2016)。

四、政策調整的內容

(一)建立分廠、分照制度

增訂第10條第3項：「食品或食品添加物之工廠應單獨設立，不得於同一廠址及廠房同時從事非食品之製造、加工及調配。但經中央主管機關查核符合藥物優良製造準則之藥品製造業兼製食品者，不在此限。」第4項：「本法中華民國103年11月18日修正條文施行前，前項之工廠未單獨設立者，由中央主管機關於修正條文施行後六個月內公告，並應於公告後一年內完成辦理。」因為農委會和衛福部一個管飼料，一個管食品，雙方資訊不流通，數據資料也沒有勾稽，成為食安一大漏洞。2014年10月8日這項法條在立法院衛環委員會審理時，食品藥物管理署本來堅決反對，擔憂分廠會衝擊小型廠商，希望可以「同廠分區」管理，但當天爆發第二波飼料油混食用油案，頂新旗下的正義公司遭爆收購飼料油，加上接踵而來的越南大幸福飼料事件，才讓食品藥物管理署在立委壓力下，終於答應分廠分照管理。立法理由：考量前已將中低劑量維生素由藥品食品雙軌改列食品管理，目前有多項國產維生素膠囊錠狀產品，經衛生福利部食品藥物管理署許可得以藥品製造業兼製食品，爰於第3項後段明定經中央主管機關查核符合藥物優良製造準則之藥品製造業兼製食品者，不在此限，以符合將藥品維生素改列食品管理之政策。

(二)加強監控密度

1.食品業者應負起自主管理責任

特定業者應設置實驗室，從事自主檢驗；修正第7條第1項：「食品業者應實施自主管理，訂定食品安全**監測計畫**，確保食品衛生安全。」增加「訂定食品安全**監測計畫**」文字。變更第2項為第5項；變更第3項為第2項。增訂第3項：「上市、上櫃及其他經中央主管機關公告類別及規模之食品業者，應設置實驗室，從事前項**自主檢驗**。」修正第4項：「第1項應訂定食品安全監測計畫之食品業者類別與規模，與第

2項應辦理檢驗之食品業者類別與規模、最低檢驗週期，及其他相關事項，由中央主管機關公告。」

2.嚴格標示驗證規定

修正第22條第1項：「食品及食品原料之容器或外包裝，應以中文及通用符號，明顯標示下列事項：…」新增「食品原料」亦須標示規定；修正同條第1項第5款：「製造廠商或國內負責廠商名稱、電話號碼及地址。國內通過農產品生產驗證者，應標示可追溯之來源；有中央農業主管機關公告之生產系統者，應標示生產系統。」（原規定：製造廠商或國內負責廠商名稱、電話號碼及地址。）增訂同條第4項：「第1項第5款僅標示國內負責廠商名稱者，應將製造廠商、受託製造廠商或輸入廠商之名稱、電話號碼及地址通報轄區主管機關；主管機關應開放其他主管機關共同查閱。」增訂第24條（規範食品添加物及其原料之容器或外包裝標示）第3項亦有相同規定(李志宏、施肇榮，2015)。

3.建立電子發票溯源制度

增訂第9條第2項：「中央主管機關為管理食品安全衛生及品質，確保食品追溯或追蹤系統資料之正確性，應就前項之業者，依溯源之必要性，分階段公告使用電子發票。」增訂第3項：「中央主管機關應建立第1項之追溯或追蹤系統，食品業者應以電子方式申報追溯或追蹤系統之資料，其電子申報方式及規格由中央主管機關定之。」變更第2項為第4項。修正第47條第3款：「食品業者依第8條第3項、第9條第1項或第3項規定所登錄、建立或申報之資料不實，或依第9條第2項開立之電子發票不實致影響食品追溯或追蹤之查核。」處「新臺幣三萬元以上三百萬元以下」罰鍰；情節重大者，並得命其歇業、停業一定期間、廢止其公司、商業、工廠之全部或部分登記事項，或食品業者之登錄；經廢止登錄者，一年內不得再申請重新登錄。新增第48條第4款：「違反第9條第2項規定，未開立電子發票致無法為食品之追溯或追蹤。同條第5款：「違反第9條第3項規定，未以電子方式申報或未依中央主管機關所定之方式及規格申報。」經命「限期改正」，屆期不改正者，處新臺幣三萬元以上三百萬元以下罰鍰；情節重大者，並得命其歇業、停業一定期間、廢止其公司、商業、工廠之全部或部分登記事項，或食品業者之登錄；經廢止登錄者，一年內不得再申請重新登錄(李志宏、施肇榮，2015)。

4.輸入複方食品添加物之查驗制度

增訂第35條第4項：「食品業者輸入食品添加物，其屬複方者，應檢附原產國之製造廠商或負責廠商出具之產品成分報告及輸出國之官方衛生證明，供各級主管機關查核。但屬香料者，不在此限。」立法理由：我國單方食品添加物須經查驗登記，以單方調配成複方食品添加物時亦需備查。但輸入複方食品添加物時，其內含單方難以逐一查驗登記，為維國人健康，業者輸入時應檢附官方衛生證明及製造工廠之成分分析檢驗報告(Certificate of Analysis)，中央主管機關並應將該成分分析檢驗報告公布於食品衛生機關內部網站，俾便各縣市食品衛生稽查員隨時進行稽查抽驗核對(李志宏、施肇榮，2015)。警察機關應派員協助主管機關稽查規定增訂第42-1條：「為維護食品安全衛生，有效遏止廠商之違法行為，警察機關應派員協助主管機關(李志宏、施肇榮，2015)。」

5.設立食品安全會報

增訂第2條之1規定：為加強全國食品安全事務之協調、監督、推動及查緝，行政院應設食品安全會報，由行政院院長擔任召集人，召集相關部會首長、專家學者及民間團體代表共同組成，職司跨部會協調食品安全風險評估及管理措施，建立食品安全衛生之預警及稽核制度，至少每三個月開會一次，必要時得召開臨時會議。召集人應指定一名政務委員或部會首長擔任食品安全會報執行長，並由中央主管機關負責幕僚事務。

各直轄市、縣（市）政府應設食品安全會報，由各該直轄市、縣（市）政府首長擔任召集人，職司跨局處協調食品安全衛生管理措施，至少每三個月舉行會議一次。

第1項食品安全會報決議之事項，各相關部會應落實執行，行政院應每季追蹤管考對外公告，並納入每年向立法院提出之施政方針及施政報告。

第1項之食品安全會報之組成、任務、議事程序及其他應遵行事項，由行政院定之。

6.強化主管機關主動查驗之措施

修正第5條增加「主動查驗」文字，第1項：「各級主管機關…應主動查驗，並發布預警或採行必要管制措施。」第2項：「前項主動查驗、…」(李志宏、施肇榮，2015)。

(三)加強處罰規定

1.犯罪無可得

修正第49-1條第1項：「犯本法之罪者，因犯罪所得財物或財產上利益，除應發還被害人外，不問屬於犯罪行為人與否，沒收之；如全部或一部不能沒收時，應追徵其價額或以其財產抵償之。但善意第三人以相當對價取得者，不在此限。」將故意犯去除，變更「屬於犯人者」為「不問屬於犯罪行為人與否」，最後新增但書以保障「善意第三人」，若犯罪者故意脫產給第三人，也可以追討第三人（無論自然人、法人）的不法所得。修正第49-1條第2項：「為保全前項財物或財產上利益之沒收，其價額之追徵或財產之抵償，必要時，得酌量扣押其財產。」係為第1項不問屬於犯罪行為人，所為「沒收」行為之規定。增訂第49-1條第3項：「依第1項規定對犯罪行為人以外之自然人、法人或非法人團體為財物或財產上利益之沒收，由檢察官聲請法院以裁定行之。法院於裁定前應通知該當事人到場陳述意見。」第4項：「聲請人及受裁定人對於前項裁定，得抗告。」第5項：「檢察官依本條聲請沒收犯罪所得財物、財產上利益、追徵價額或抵償財產之推估計價辦法，由行政院定之。」

2.賦予主管機關沒入或追繳不當利得權力

增訂第49-2條第1項：「經中央主管機關公告類別及規模之食品業者，違反第15條第1項、第4項或第16條之規定；或有第44條至第48

條之1之行為致危害人體健康者，其所得之財產或其他利益，應沒入或追繳之。」第2項：「主管機關有相當理由認為受處分人為避免前項處分而移轉其財物或財產上利益於第三人者，得沒入或追繳該第三人受移轉之財物或財產上利益。如全部或一部不能沒入者，應追徵其價額或以其財產抵償之。」第3項：「為保全前2項財物或財產上利益之沒入或追繳，其價額之追徵或財產之抵償，主管機關得依法扣留或向行政法院聲請假扣押或假處分，並免提供擔保。」第4項：「主管機關依本條沒入或追繳違法所得財物、財產上利益、追徵價額或抵償財產之推估計價辦法，由行政院定之。」立法理由：為避免不肖業者脫產致剝奪不法收益之目的不達，爰參酌美國民事沒收(civil forfeiture)完全剝奪牽涉不法行為之財產之宗旨，及聯邦法典第18篇第983條(18U.S C.§983)規定增訂第2項，由政府以優勢證據(preponderance of evidence) 證明移轉於第三人之財產或利益與不法行為間關聯，得沒入或追繳該第三人受移轉之財產或其他利益，或追徵其價額或以其財產抵償之。

3.因違法致生損害於消費者時負賠償責任（舉證責任倒置）

新增第56條第1項：「食品業者違反第15條第1項第3款、第7款、第10款或第16條第1款規定，致生損害於消費者時，應負賠償責任。但食品業者證明損害非由於其製造、加工、調配、包裝、運送、貯存、販賣、輸入、輸出所致，或於防止損害之發生已盡相當之注意者，不在此限。」變更第1項為第2項，變更第2項為第3項並修正：「如消費者不易或不能證明其實際損害額時，得請求法院依侵害情節，以每人每一事件新臺幣五百元以上三十萬元以下計算。」即將每人每一事件新臺幣三萬元上限提高至三十萬元。變更第3項為第4項，新增第5項：「受消費者保護團體委任代理消費者保護法第49條第1項訴訟之律師，就該訴訟得請求報酬，不適用消費者保護法第49條第2項後段規定。」新增第一項但書規定就是「舉證責任倒置（反轉）」，亦即食品安全衛生問題導致消費者權益受損，業者必須舉證，這些損害不是因為自己的過失，或已盡相當之注意責任，否則必須賠償消費者。消基會董事長陸雲認為，舉證責任反轉是消費者的一大福音，對未來打團體訴訟很有幫助，雖然短期內小攤商可能受到衝擊，但長期可促成產業正向發展，業者會更注意原料來源。

(四)新增食品安全保護基金之來源及用途

來源部分修正第56-1條第1項第2款：「依本法科處並繳納之罰金、沒收、追徵或抵償之現金或變賣所得。」（修正前：依本法科處並繳納之罰金及沒收之現金或變賣所得。）第2款：「依本法或行政罰法規定沒入、追繳、追徵或抵償之不當利得部分提撥。」（修正前：依行政罰法規定追繳之不當利得部分提撥。）用途部分修正第56-1條第3項第1款：「補助消費者保護團體因食品衛生安全事件依消費者保護法之規定，提起消費訴訟之律師報酬及訴訟相關費用。」（修正前：補助因食品衛生安全事件依消費者保護法之規定，提起之消費訴訟相關費用。）第3款：「補助勞工因檢舉雇主違反本法之行為，遭雇主解僱、調職或其他不利處分所提之回復原狀、給付工資及損害賠償訴訟之律師報酬及訴訟相關費用。」（修正前：補助其他有關促進食品安全及消費者訴訟協助相關費用。）新增第4款：「補助依第43條第2項所定辦法之獎金。」新增第5款：「補助其他有關促進食品安全之相關費用。」

陸、2015 年 2 月修定

一、問題流

2014年底發生鼎王麻辣鍋湯底的食品安全風暴，依據《壹週刊》報導，鼎王員工爆料，指鼎王在官網強調天然熬煮的湯頭，竟是綜合粉末調成濃縮汁液，再加水煮沸而成，跟泡麵的調味包相差無幾，但收費卻貴好幾倍，涉嫌欺騙消費者。《壹週刊》取得鼎王食譜密件，詳細記載湯頭為「粉態」、食用鹽、味精、大骨粉、醬油粉、香辛料、大茴香、辣椒粉及胡椒粉等，證明鼎王的湯頭，確實是用粉末調製而成。由於食品業者聲報不實，有必要建立第三方查證機制維護食品衛生安全，所以修正〈食品安全衛生管理法〉。

二、處理問題的對策

為提升驗證制度對食品業者衛生安全監督管理之效能，參酌美國食品安全現代法（Food Safety Modernization Act,FSMA）第307條授權對國外食品生產設施，建立第三方驗證查核機制及其認證，以及國際間對第三方驗證機構之認證管理，增訂驗證機構之管理及認證規定。

三、政策流

這次修法要求食品業者就其衛生安全系統，主動接受第三方核查，可委託第三方公正人士檢驗並稽查內部食品衛生相關作業程序等。另增加直接供餐場所及散裝產品一些標示規定。散裝產品可追溯其來源、生產系統。「政治流」為各政治人物、專家學者、食安團體、大眾傳播媒體，加入推動修法。政策流為各政黨修法版本(Bernal et.al., 2016; Mucciarroni, 1992)。

四、政策調整之內容

(一)食品業者主動接受第三方驗證之外部查核監控

明定「經中央主管機關公告類別及規模之食品業者，應取得衛生安全管理系統之驗證。」前項驗證，應由中央主管機關認證之驗證機構辦理；有關申請、撤銷與廢止認證之條件或事由，執行驗證之收費、程序、方式及其他相關事項之管理辦法，由中央主管機關定之。

(二)附帶調整食品之資訊以中文標示

中央主管機關得對直接供應飲食之場所，就其供應之特定食品，要求以中文標示原產地及其他應標示事項；對特定散裝食品販賣者，得就其販賣之地點、方式予以限制，或要求以中文標示品名、原產地（國）、含基因改造食品原料、製造日期或有效日期及其他應標示事項。國內通過農產品生產驗證者，應標示可追溯之來源；有中央農業主管機關公告之生產系統者，應標示生產系統。並規定違反之罰則。

柒、2015 年 12 月修定

一、問題流

植物油的種類很多，包括大豆油、沙拉油、橄欖油、玉米油等，他們共同的特性是具有比較低的發煙點（耐熱點），也就是不耐高溫，呈現液狀，但有比較多的「不飽和脂肪酸」，是比較健康的油脂。

反式脂肪酸對身體的影響跟「飽和脂肪酸」類似。長期過量食用，容易造成血中好的膽固醇(高密度膽固醇HDL)下降、壞的膽固醇(低密度膽固醇LDL)上升，會增加罹患心血管疾病的風險。反式脂肪酸對血液中LDL-C / HDL-C比值升高（即LDL-C的比例升高）其引發的心血管疾病風險是飽和脂肪酸的三至五倍。

2015年6月美國FDA發布3年後禁止食品使用部分氫化油，以減少反式脂肪之攝入風險。依據衛生福利2017年4月22日發布訂定「食用氫化油之使用限制」，規定自2018年7月1日，食品中不得使用不完全氫化油。

加工過程產生的反式脂肪，主要來自於經過氫化的植物油，其氫化過程會改變脂肪的分子結構，其優點為讓油更耐高溫、穩定性增加，並且增加保存期限，但同時也會因為不完全氫化而產生反式脂肪。此時，修正食品安全衛生管理法授權政府限制業者使用原料的方式、方法與含量等。

二、處理問題的對策

由「問題流」所主導，2014年12月修法的目的為完善食品安全的架構，由於美國方面已經禁用氫化脂肪酸作為食品用油，「政治流」、「政策流」完全配合禁止氫化食用油的使用，賦予主管機關可限制原料進行加工、製造與用途。

三、政策流

由「問題流」主導：反式脂肪酸。「政治流」：各政治人物、專家學者、大眾傳播更進，促進修法。政策流：禁止反式脂肪酸。「政治流」、「政策流」完全配合禁止氫化食用油的使用，賦予主管機關可限制原料進行加工、製造與用途。

2014年12月食安法修正，主要係賦予中央主管機關對於可供食品使用之原料，例如含有反式脂肪之部分氫化油，得限制其製造、加工等事項。食品藥物管理署將著手依修正後之食安法研擬相關子法規及配套措施，以提供民眾更完善的食品安全環境，讓我們的食品衛生安全管理制度更周延完備(衛生福利部食品藥物管理署，2015)。

四、政策調整之內容

(一)增訂主管機關管制食品原料之權限

為達成禁止食品使用部分氫化油，減少反式脂肪酸，增訂第15條之1條文「中央主管機關對於可供食品使用之原料，得限制其製造、加工、調配之方式或條件、食用部位、使用量、可製成之產品型態或其他事項。」

(二)修改相關配套規定

將第41條第1項之文字「業者不得規避、妨礙或拒絕」，修訂為「業者應配合，不得規避、妨礙或拒絕」；並於第18條，增訂罰則。

捌、2017 年 11 月修定

一、問題流

食品安全衛生稽查責任釐清之困難。食品之生產、加工、配送之所有階段、過程，都有可能危害到食品安全衛生，必須有完善的溯源追蹤制度，否則難以釐清食安責任。

食品溯源系統問題。現有法律雖已授權主管機關依類別與規模公告特定食品業者應建立溯源系統及電子申報，但食品安全之危機與防範並不僅限於一定規模或特定類別之業者，實際與消費者接觸之商家才是溯源的第一步以及管控的最後一環，因為消費者若察覺食品有異立即通報後，須透過商家方能迅速追溯出食品各成分之來源並找出問題點，而此種追溯則有賴食品業者全面保存相關文件方得為之。參酌歐盟之相關規定，我國亦應比照要求食品產業全階段均有可追溯制度方為妥適(衛生福利部修法說明)。

二、處理問題的對策

處理問題的對策，採用直接援引法，對同樣的問題，外國人怎麼處理，我們就直接引進到國內(Bernal et.al., 2016)。歐盟〈一般食品法〉第18條規定「於生產、加工和配送之所有階段皆應建立可追溯食品、飼料及供應食用牲畜及其他被使用而加入食品或飼料之物質之制度。」，建立完善之食品可追溯性制度，以期能迅速追蹤到問題食品之來源及流向，做為完善食品安全網之設計。因此，我們也應建立起全面食品可追溯制，方能在食品安全出現問題時第一時間掌握食品之上下游動向，以有效控管食安危機範圍。(衛生福利部修法說明)

考量實務上食品產業之特性與規模，就應依種類及規模設置不同程度之追溯體系，至於未達一定規模之食品業者，應保留進貨之證明文件，例如發票、收據或憑證等均可，僅須可證明產品材料、半成品或成品之來源即可，以方便迅速追溯來源(衛生福利部修法說明)。

三、政策流

現有政策雖已授權主管機關依類別與規模公告特定食品業者應建立溯源系統及電子申報，可是食品安全之危機與防範並不僅限於一定規模或特定類別之業者，實際與消費者接觸之商家，才是溯源的第一步以及管控的最後一環。

因此，消費者若察覺食品有異，立即通報後，仍須透過商家，方能迅速追溯出食品各成分之來源並找出問題點。

由此政策流，在參酌歐盟之相關規定，認為追溯則有賴食品業者全面保存相關文件方得為之，我國亦應比照要求食品產業全階段均有可追溯制度。

四、政策調整之內容

建立全面食品可追溯制

修正第9條條文為：食品業者應保存產品原材料、半成品及成品之來源相關文件。經中央主管機關公告類別與規模之食品業者，應依其產業模式，建立產品原材料、半成品與成品供應來源及流向之追溯或追蹤系統。

中央主管機關為管理食品安全衛生及品質，確保食品追溯或追蹤系統資料之正確性，應就前項之業者，依溯源之必要性，分階段公告使用電子發票。

中央主管機關應建立第2項之追溯或追蹤系統，食品業者應以電子方式申報追溯或追蹤系統之資料，其電子申報方式及規格由中央主管機關定之。

第1項保存文件種類與期間及第2項追溯或追蹤系統之建立、應記錄之事項、查核及其他應遵行事項之辦法，由中央主管機關定之。

其他條文配合修改，以及配合刑法沒收新制規定，修正第56條之1第2項第2款規定，將違反本法規定，而依刑法相關規定沒收或追徵之現金或變賣所得，納入食品安全保護基金之來源。

玖、結論

一、kingdon 政策窗觀點具有解釋力

本文著重Kingdon(2011)政策窗之「問題流」分析，而實際上，也是「問題流」在政策窗開啟過程中，居絕對份量。因為食安問題的解決，偏向於專業問題，全民有共同的感受，不是意識形態之爭，不會在「政治流」、「政策流」發生嚴重爭論。因此本文的研究不詳細具體探討「政治流」、「政策流」、三流匯合、以及政策企業家的角力或作用。從本論文的個案研究(Gerring, 2004)，驗證Kingdon的政策窗理論中的問題流，在台灣食品安全衛生發展政策具有解釋力(參考：魯炳炎，2016)。

為什麼4年(2014年至2017年)之內會有4次修法呢?原因為發生重大食品安全事件之後，食品安全衛生管理政策的架構已經不堪應付新的危機，有必要以新的條文來規範新發生的事件，立即緊急修法。對已經發生的嚴重食安問題，先修法處理。雖然不能有事先預防，但是可亡羊補牢，防止類似的問題再度發生。這樣的觀點符合「**政策原湯**」(policy primeval soup)的觀念。任何的演化多不能一次到位，法律的修訂也是一樣。依照演化的觀念指出：最初始的生命只是在混沌中，各個原子交互作用與碰撞後產生最初始的生命。法律的修訂也是一樣，不能夠一步到位(Kingdon, 2011:226)。需要各種各樣的折衝，在不同的利益團體中達成協議與妥協。4次修法總結如圖2、演進過程見圖3。本研究印證Kingdon(2011) 的理論，具有解釋力(參考：魯炳炎，2016)。

每一次食品安全的危機發生，暴露出＜食品安全衛生管理法＞的不足。由於為當初制定法律的不周延，當各個食安問題匯聚成小河的時候，就會成為「問題流」。「問題流」形成過程，許多政治勢力也同時聚集討論如何解決問題，而形成「政治流」。各政治勢力有他們對於問題的解決方案，莫衷一是，而成為「政策流」。「問題流」、「政治流」、「政策流」三方匯集便開啟「政策窗」。形成〈食品安全衛生管理法〉版本的確定與修訂。演進過程見圖3 (Bernal et.al.,2016)。

二、政策發展為演進過程

本文探討〈食品安全衛生管理政策發展〉，從原本的〈食品衛生管理法〉演進成〈食品安全衛生管理法〉(2014年2月)是由許多食品安全事件導致的。每一次的食品安全事件就代表一次危機。這代表原本的食品安全衛生管理政策的架構與處罰已經背離現實，有必要修改。其演進的過程，從強調重罰開始，因為食品業大部分為大企業，現有的處罰已經抵不上非法暴利的所得，所以有必要加重處法，沒入不法所得。如果自行不能有善改善，獎勵內部員工舉發。再增加了風險管理與業者自主管理規定，包括：食品業自主檢查、食安會報、食品業自設實驗室、電子發票、分廠分照制度、食品標示、第三方驗證、禁止反式脂肪酸等等。

三、台灣食品安全政策發展的特性

Kingdon (2012) 政策窗的觀點，應用在台灣食品安全政策發展的特性：(一)食品安全事件爆發後，人民的感受、壓迫。立法委員考量選票的需求(選民的支持)，促使立法院很快修法，四次修法的進程就很快。(二)在政策流的政策具體的內容，基於要快速修法，所表現的情形為：1.快速修法提出對策、2.挾帶相關修法，順便解決一些食安管理問題。3.仍未有共識或次要的，留到下次再修法。4.有些手段能須長期觀察與檢驗，例如：(1)食品檢驗的效益，是否圖利檢驗機構，增加食品工廠的負擔。(2)電子發票追蹤是否有效，實務上是否做得到？因為連基本食品「登錄」就很難辦得到。(3)著重嚴懲，而不思考其他軟性手段 (Ayres and Marsh, 2014 ; Clemons and McBeth, 2016 ; Fischer,2003; Fischer and Forester 1993; Gerring, 2004; Bernal et.al.,2016; Winkel and Leipoid, 2016; Zahariadis and Allen,1995; Zohlnhofer,2016)。

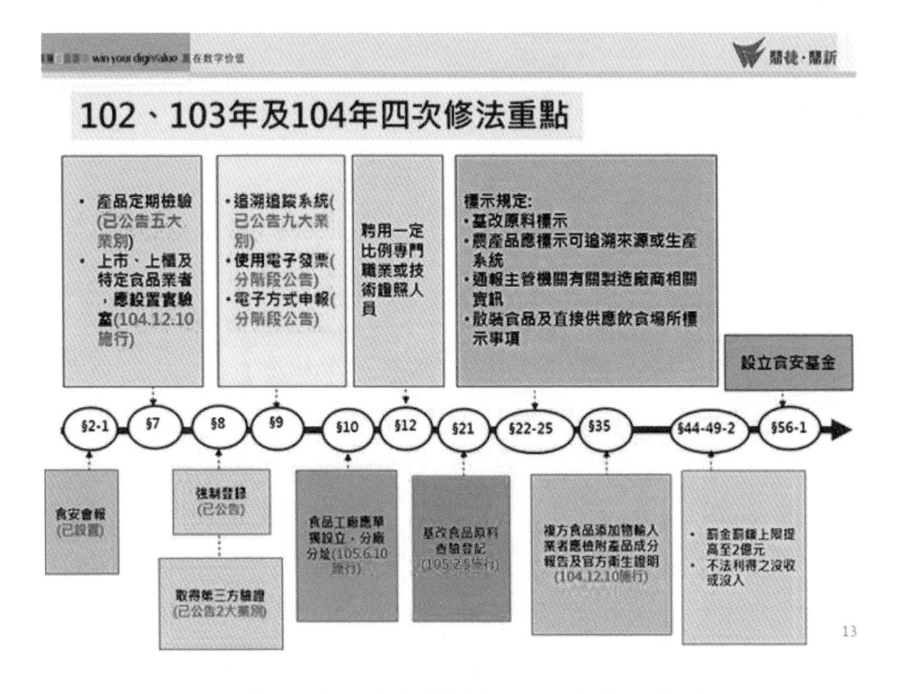

圖2　食品安全衛生政策四次修法重點

圖片來源：張正明博士，衛福部網站

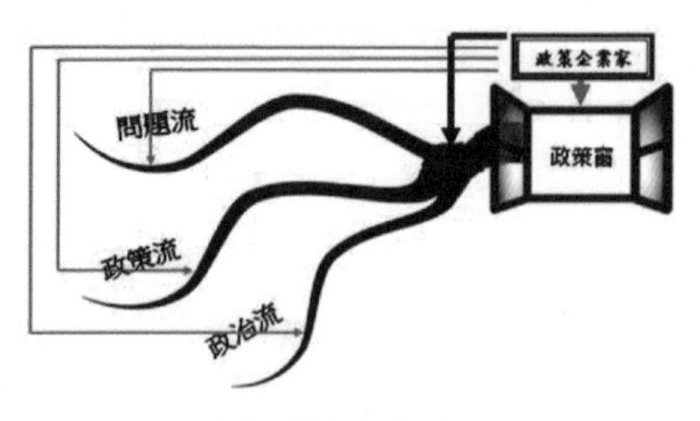

(2017年11月修法)

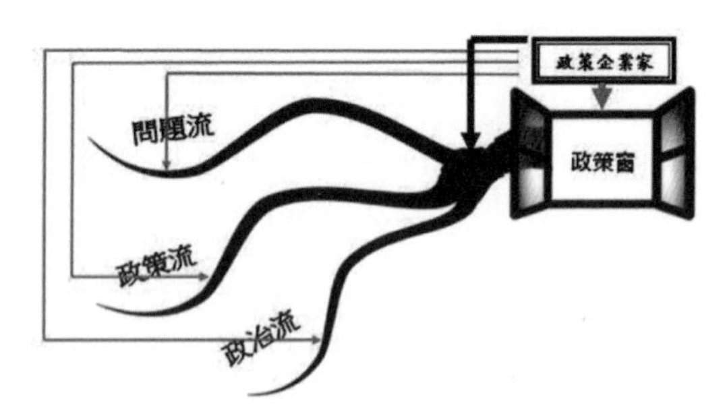

(2015年12月修法)

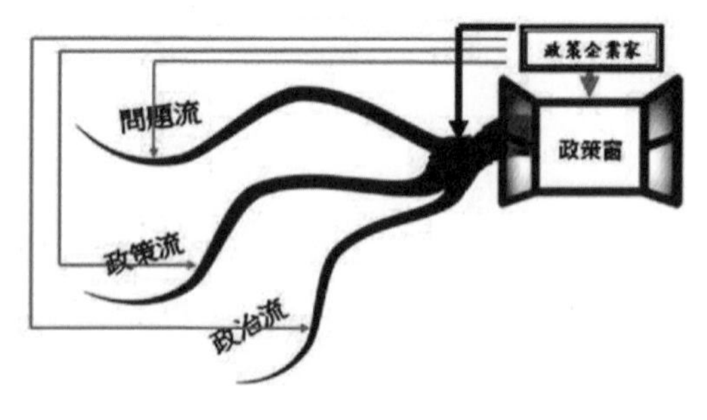

(2015年2月修法)

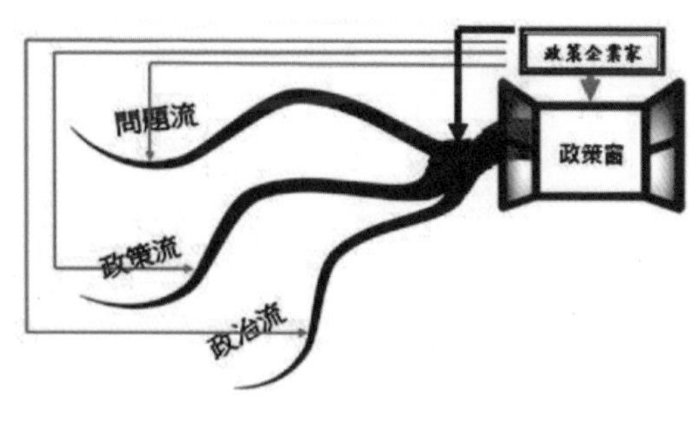

(2014年12月修法)

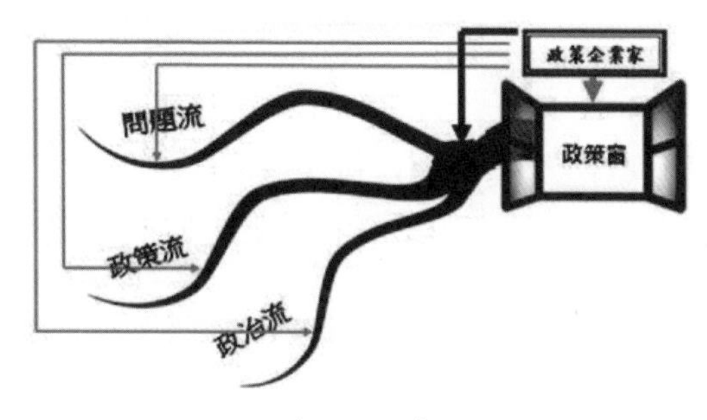

(2014年02月修法)

圖3 食品安全衛生管理政策發展圖

參考文獻

中華民國行政院，103 年 9 月 25 日，行政院會通過「食品安全衛生管理法」部分條文修正草案，http://www.ey.gov.tw/News_Content2.aspx?n=F8BAEBE9491FC830&s=883F49C7BBF0E692

中華民國行政院，103 年 1 月 13 日，積極推動「食品衛生管理法」修法，重振食安信心 (衛福部食品藥物管理署) ，http://www.ey.gov.tw/News_Content.aspx?n=E7E343F6009EC241&s=4BFCF30DCF0AEB1D

中時健康網，2015 年 12 月 07 日，細數台灣史上重大食安事件 黑心廠商良心在哪？，http://www.chinatimes.com/realtimenews/20151207004538-260405

台灣法律網，104 年 2 月 4 日，總統令修正「食品安全衛生管理法」第八條、第二十五條、第四十八條，http://lawtw.com/article.php?template=article_content&parent_path=,1,2169,1484,&job_id=213154&article_category_id=2334&article_id=128117

行政院食品安全辦公室，105 年 6 月 23 日，食安五環扣，幸福安心 GO，http://www.ey.gov.tw/ofs/Content_List.aspx?n=B5B63D7640CC4BDC

全國法規資料庫，104 年 12 月 16 日，食品安全衛生管理法增訂第十五條之一條文；並修正第 四十一條及第四十八條文，http://www.president.gov.tw/PORTALS/0/BULLETINS/PAPER/PDF/7224-5.PDF

李志宏、施肇榮，台灣醫界，2015，vol.58，7. 醫事法律案例解讀系列 (69) 食品安全衛生管理 (下)─103 年立法院修法

邱文達，103 年 3 月 10 日，「近期重大食品安全事件之稽查及後續處辦情形」專案報告，www.mohw.gov.tw/dl-14648-e981fc91-0c5e-4bf2-8c42-d9e230d696fb.html

林家暘，2014/11/28，林家暘：精神分裂式的食管法修法，http://opinion.cw.com.tw/blog/profile/52/article/2122

食品藥物管理署，105 年 12 月 30 日，食品安全風險評估與管理，https://www.fda.gov.tw/upload/137/2015123000006.pdf

黃嘉琳，106 年 3 月 8 日，《農傳媒》，真的會出現在我們生活中的基因改造食物有哪些？https://www.agriharvest.tw/theme_data.php?theme=article&sub_theme=article&id=335

張世賢，2014，〈政策企業家之探討〉，《中國行政評論》，20(特刊):1-18.

張仁福 (2000)。《食品衛生與安全學》。台北市。文京圖書有限公司。

勞動部職業安全衛生署，104 年 12 月 4 日，風險評估技術指引，https://osha-performance.osha.gov.tw/UploadFolder/upload/files/%E9%A2%A8%E9%9A%AA%E8%A9%95%E4%BC%B0%E6%8A%80%E8%A1%93%E6%8C%87%E5%BC%95.pdf

鼎新電腦，104 年 11 月 19 日，您無法再規避了食安衝擊下企業重理生意模式與營運新變革，http://www.digiwin.com/activity/WB002632/WB00263202.htm

衛生福利部，104 年 12 月 2 日，食品業者應落實源頭管理、強化一級品管，https://www.fda.gov.tw/TC/newsContent.aspx?id=19319&chk=a062ea05-a025-4a68-b58b-63fd8f34b03e

衛生福利部，103 年 12 月 1 日，食品安全衛生管理法部分條文修正草案總說明，http://www.ey.gov.tw/Upload/RelFile/2016/716889/634d2c11-8add-4d7d-ad10-4313a336f0fb.pdf

衛生福利部，104 年 11 月 27 日，11 月 27 日立法院三讀通過食品安全衛生管理法部分條文修正案。https://www.fda.gov.tw/TC/newsContent.aspx?id=19294&chk=99506d3f-d08c-4992-95a0-c998b1098f3a

魯炳炎，2016，《公共治理與民主治理 苗栗大埔徵地案的多元流分析》。台北：五南書局。

蘋果日報，2014 年 07 月 24 日，食安危機　大統假油風暴互動事件簿，http://www.appledaily.com.tw/realtimenews/article/new/20140724/438991/

Ayres, Sarah, and Alex Marsh, 2014. Reflections on Contemporary Debates in Policy Studies, in Sarah Ayres(ed.), *Rethinking policy and Politics : Reflections on Contemporary Debates in policy Studies,* pp. 231-256, Bristol, UK: Policy Press.

Clemons, Randy S., and Mark K. McBeth, 2016. *Public Policy Praxis: A Case Approach for Understanding policy and Analysis,* Oxon, UK: Routldge

Fischer, Frank,2003. *Reframing Public Policy: Discursive Politics and Deliberative Practices*, Oxford, UK: Oxford University Press

Fischer, Frank, and John Forester (eds.), 1993. *The Argumentative Turn in Policy Analysis and Planning*, Durham, NC: Duke University Press.

Gerring, John, 2004. What is a case Study and What is It Good for? , *American Political Science Review*, 98(2):341-354

Herweg, Nicole, Christian Huβ, and Reimut Zohlhöfer,2015. Straightening the Three Streams: Theorising Extensions of the Multiple Streams Framework, *European Journal of political Research*,54(3):435-449

Jones, Michael D., Holly L. Peterson, Jonathan J. Pierce, Nicole Herweg, Amiel Bernal, Holly Lamberta Raney, and Nikolaos Zahariadis,2016."A river Runs Through :A Multiple Streams Meta-Review", *Policy Studies Journal*,44(1):13-36.

Mucciarroni, Gary,1992. The Garbage can model and the Study of Policy Making; A Critique, *Polity,*24(3):459-482.

Kingdon,W,J.2011. *Agenda, Alternatives, and Public Policies.* New York: Lomgman.

Winkel, Goerg, and Sina Leipoid, 2016."Demolishing Dikes: Multiple Streams and Policy Discourse Analysis", *Policy Studies Journal*,44(1):1085-129.

Zahariadis, Nikolaos, 1999. Ambiguity, Time, and Multiple Streams, in Sabatier, P.A.(ed.),pp,.73-93,Boulder,CO: Westview Press. 2015."The Shield of Heracles: Multiple Streams and Emotional Endowment Effect", *European Journal of Political Research,* 54(3):466-481

Zahariadis, Nikolaos, and C.S. Allen,1995. Ideas Networks and Policy Streams: Privitization in Britain and Germany, *Policy Studies Review,*14(1-2):71-98.

Zohlnhofer,Reimut,2016. Putting Together the Pieces of the Puzzles: Explaining German Labor Market Reforms with a Modified Multiple-Streams Approach, *Policy Studies Journal*,44(1):83-107

CHAPTER 10

兩岸醫師執照政策比較研究

摘要

由於全球化，專業人員執照已逐漸有全球一致的標準。海峽兩岸的醫療專長各有擅長。有些台灣的病人到大陸就醫，有些大陸的病人到台灣就醫。台灣的長庚醫院甚至到大陸開設醫院。兩岸也各有不同的醫師證照政策。

本文旨在研究並比較兩岸醫師執照的考試政策之差異，包括醫師執照政策的宣示、醫師的養成教育、報考資格、考試方式、執照登記與註冊等，並探討其差異的原因。

本文研究方法採用科際整合的文獻分析法，從社會流行病學、醫學教育、醫療法學，蒐集有關考試法規及實務過程的資料，加以分析、比較。本文結論指出：兩岸醫師執照政策應遵循國際標準，以人類的大愛，病人就醫的權利，充分供給醫療資源，提升國民的醫療水準，摒除狹隘的地域意識，修訂醫師執照政策。

壹、前言

由於近年來兩岸醫療市場的發展，並且長庚在廈門開設了第一家醫院。大陸衛生部也同意台灣醫生能在大陸執業。故依人才交流的角度比較，兩岸雙方在醫療養成教育及在執照考試上的政策明顯差異，以期面對未來可能的發展。本文的研究目的在研究兩岸醫師執照取得的政策差異。醫師執照政策係指：哪些人可以報考醫師執照考試？只有本地培養的醫學院畢業生才有資格報考？還是取得國外學歷也可以報考醫師執照考試？錄取的標準，係採用總額管制？固定比例？或品質管制？錄取的標準是否合乎執業醫師在專業上的規範，不考慮市場供需法則？

執照政策所呈現的政策目標宣示、執業人員的養成教育、也即報考資格、考試鑑別方式、及格標準、執照登記與註冊等等都是具體落實在相關的法令規章裡面。中華民國醫師執照政策規定在〈醫師法〉（2009年5月13日修正），中華人民共和國執照規定在〈中華人民共和國執業醫師法〉（1999年5月1日起施行）。

本論文採用科際整合的文獻研究法，將兩岸醫師執照政策有關的研究文獻，從社會流行病學、醫學教育、醫療法學，分析比較之。

貳、科際整合文獻研究法

醫師是一種關於人類醫療健康的專門職業。專門職業的執照政策要考慮什麼？第一、醫師這種職業服務的對象是那些人？是病人。這些病人在不同的地區，他們生病的情形不一樣，他們的需求也都不一樣。因此，對於不同地區所需要的醫師執照政策也會不一樣。這是社會流行病學 (Social epidemiology) 所探討的。第二、醫師服務病人要有相當的醫學教育與素養。因此醫師執照政策也要有醫學教育的配合。第三，醫師服務病人要有相當的醫療水準，也就是要有醫師執照政策來把關。沒有醫師執照的人不能從事醫療工作。要有醫師執照才能行醫。這些要有嚴謹的醫療法律規定才能落實。因此，本論文的研究要從社會流行病學、醫學教育、醫療法學，進行科際整合的蒐集資料、分析與比較。

一、社會流行病學

社會流行病學是研究人類健康的社會分布與社會決定的一門流行病學之分支學科 (The branch of epidemiology that studies the social distribution and social determinants of health.) (Wikipedia, social epidemiology)。其研究範圍涵蓋：疾病在不同社會人群中分佈的描述、解釋或相關理論，以及社會對於醫療健康各種情況所做的決定。

醫師執照政策與社會的疾病分布情形和社會對於醫療健康的決定有密切的關係。社會需要怎麼樣品質的醫師與數量以符合社會的需求，這就是醫師執照政策的社會流行病學觀點。Reisman (2007:39-75) 探討〈健康照護與公共政策〉（Health Care and Public Policy），提出醫療市場的供給面與需求面的觀點，到底社會需要多少醫師？如果需求的醫師的數量很大，但市場上醫師的供給量不足，則影響國民健康水準很大。這種現象如果發生在台灣，則牴觸憲法第157條「國家為增進民族健康，應普遍推行衛生保健制度及公醫制度。」中的「應普遍推行」，如醫師人數不足，病人無法充分就醫，醫院病人就診大排長龍，表示衛生保健，未普遍推行。在美國亦有open mike的部落格（blog），探討醫療人員供給面的議題（Health Care Professional Supply Issue），認為美國很缺乏醫師，引用美國紐約時報（New York Times）2008年4月5日的報導說麻州醫院的急診室就要讓病人苦等一小時，才有醫師來照顧。（http://www.mikecritelli.com/2008/04/09/）。醫師人數不足，如何解決？醫師有一定的專業水準與品質控制，培養一位醫師，需要近十年的時間。所以問題出在醫學院的學生人數及醫師的養成教育。

Uba(1994)亦探討美國醫師供給面不足的情形，要進用外籍合格醫師。這些觀點對本研究有啟發作用。鑑於國內醫學系學生錄取名額有限，致使許多想成為醫師的學生前往國外醫學院就讀，隨著就讀人數逐漸增多，可能對我國的醫師就業環境與醫療品質有所影響，於是產生學醫的「能力」問題、「機會問題」以及醫師的「品質」問題。有能力學醫的台灣學生，在台灣找不到學醫的機會，只好到國外就讀。就讀了之後，考試院把關，他們能否通過醫師考試，取得執照，這是「品質控管」的問題。這些持有國外學歷的考生，參加我國醫師考試，如果很容易通過考試，則表示其所畢業的醫學院品質較高，反之，則否。因此，對於國外的醫學院就要加以認證（或評鑑）。外國醫學院的評鑑工作可以由國際來做，例如世界醫學教育聯合會（The World Federation for Medical Education），或由台灣來做，台灣所做結果就規定在醫師法第41條「以外國學歷參加考試者，其為美國、日本、歐洲、加拿大、南非、澳洲、紐西蘭、新加坡及香港等地區或國家以外之外國學歷，應先經教育部學歷甄試通過，始得參加考試。」

二、醫學教育

醫師執照政策與醫師養成較育息息相關。世界醫學教育聯合會（The World Federation for Medical Education, WFME）2003年提出「基礎醫學教育：全球標準」（Basic Medical Education: WFME Global Standards for Quality Improvement）。該文分為兩大部分，1、導論，內含：歷史、WFME對全球標準化的計畫、概念、目的、理由、標準的使用。2、WFME全球標準，內含：定義、使命與目標、教育計畫、學生評量、學生、教職員、教育資源、計畫評量、治理與行政，持續更新，為2003年世界醫學教育聯合會世界會議（3月15-19日，丹麥．哥本哈根）的重要文獻之一。對本研究計畫，探討醫學教育很有用。

由於國際化，醫學院的教育亦應全球標準化，醫師執照的取得，全球亦應標準化。WFME在2005年又提出〈基礎醫學教育評鑑之推動〉（Promotion of Accreditation of Basic Medical Education）以及2008〈國際基礎醫學教育計畫之認定〉（International recognition of basic medical education programes）。按世界醫學教育聯合會（World Federation for

Medical Education, WFME）自1972年在丹麥成立，即長期在建立醫學教育的全球標準。其中經歷1998年提出「醫學教育的國際標準：醫學院之評量與評鑑」（International standards in Medical Education: Assessment and accreditation of Medical Schools-Education programmes），2003年的WFME世界大會，2005年〈基礎醫學教育評鑑之推動〉，2008年〈國際基礎醫學教育計畫之認定〉而臻完備。這些發展之文獻，可做本研究，對於2002年起國外主要國家（至少包含波蘭、捷克、菲律賓、中國、日本）之醫學院課程內容、修業年限及本國學生人數及實習狀況之評量分析參考。

陳祖裕（2003）的「參加2003年世界醫學教育聯合會世界會議報告」是他參加2003年世界醫學教育聯合會所寫的會後感想，內容很豐富，其中有相當大的部分在談WFME的全球標準化，也提到台灣的TMAC的評量標準。其中有兩段敘述對本研究很有助益：

(一)醫學教育標準化

1.醫學教育標準化是什麼標準？我們如何確保這些標準能應用於醫學教育計畫？

2.這些應用於醫學教育計畫的標準是否能適用於國際間？

3.有哪些評估工具可應用於評量國際間的標準？

4.有哪些額外的評估工具或方法可用於評量跨越所有醫學教育領域的標準？

5.我們要如何運用評估來促進學習能邁向國際標準？

(二)醫師執照考試的全球化

美國國家醫師考試委員會的Dr. Melnick DE在大會上介紹美國醫師執照考試的狀況。由統計數據顯示除了美國本土的考生成績較優之外，來自醫學教育制度較為完備的國家的外國考生，成績較為相近；而在法國和日本的國家醫師考試，曾試驗引用USMLE的題目，結果顯示部分題目只需作某一程度的修飾即可應用。因此，Dr. Melnick建議各國的醫師執照考試宜進行全球性的合作，一方面可節省資源，另一方面可瞭解各地醫學教育的水準。

亦就是各國醫學教育符合全球化的標準，醫師考試試題全球通用，持國外學歷參加國內醫師考試一體適用，對國內醫療環境亦無影響。因為全球各醫學院教育同一標準，醫師考試試題相同，便無所謂「衝擊」了。

在全球各醫學院教育有「全球標準」，醫師執照考試亦有「全球通用」試題之情況下，醫學教育市場，便趨向於供需兩方面的考慮了。不僅醫學院選學生，學生亦選醫學院。這時所謂「國內醫學系學生錄取名額有限，致使許多想要成為醫師的學生前往國外醫學院就讀」，便不十分與事實符合了。因為會有些學生評比國外哪些醫學院及其學習環境比台灣好，直接到國外唸大學。這種學生選國外醫學院的情形，亦要加以考慮。Hulsman, et.al.(2007)研究「大一學生醫學院入學許可選擇之有效評估」（Effectiveness of Selection in Medical School Admissions: Evaluation of the Outcomes among Freshmen），從學生之動機、學業成績、課外活動、研究之行為等加以探討，可做本文後續研究的參考。

三、醫療法學

法律規範人們互動的方式，促使互動方式符合社會進步發展的秩序。醫療法學在尊重生命、增進國民健康、保障病人權益、提高醫療品質、合理分布醫療資源、以及促進醫療事業的健全發展。醫療法學將社會流行病學與醫療教育，融入於醫師執照政策具體、明確的法律規範裡。醫師執照政策，有其政策目標、達成政策目標的手段、過程、所需用的資源、方法，也就是政策目標宣示、執業人員的養成教育、也即報考資格、考試鑑別方式、及格標準、執照登記與註冊等等都是具體落實在相關的法令規章裡面。如圖1，由此比較海峽兩岸醫師執照政策。

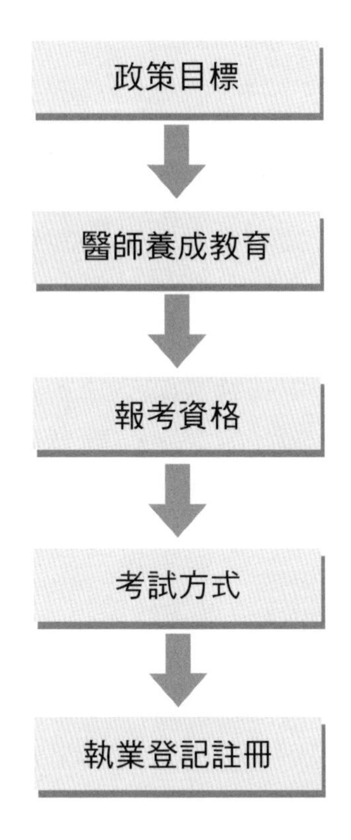

圖1 醫師執照政策分析架構圖

貳、醫師執照政策的比較

中國大陸醫師執照政策宣示在「執業醫師法」(1999)。為什麼行醫一定要有執照？難道一般人不能夠行醫嗎？中華人民共和國執業醫師法第1條規定：「為加強醫師隊伍的建設，提高醫師的執業道德和業務素質，保障醫師的合法權益，保護人民健康制定本法」。第2條規定：「依法取得執業醫師資格或者執業助理醫師資格，經註冊在醫療、預防、保健機構中執業的專業醫務人員，適用本法。本法所稱醫師，包括執業醫師和執業助理醫師。」第3條規定：「醫師應當具備良好的執業道德和醫療水準，發揚人道主義精神，履行防病治病、救死扶傷、保護人民健康的神聖職責。」

台灣有關醫師執照的政策，規定在中華民國醫師法(2009)第一條：「中華民國人民經醫師考試及格並依法領有醫師證書者，得充當醫師。」以及第八條：「醫師應向執業所在地直轄市、縣（市）主管機關登記，領有執業執照，始得執業。醫師執業，應受繼續教育，並每六年提出完成繼續教育檔，辦理執業執照更新。」為什麼要有執照政策？因為國家必須要統一規範醫師整體素質。台灣醫療法第一條規定：「為促進醫療事業之健全發展，合理分佈醫療資源，提高醫療品質，保障病人權益，增進國民健康，特制定本法。本法未規定者，適用其他法律規定。」

本文認為大陸醫師執照政策宣示較清楚。大陸明文規定：提高醫師執業道德和業務素質，明顯強調執業道德在先。要求醫師要救死扶傷，發揚人道主義精神，這是台灣所沒有的。

肆、醫師養成教育的比較

兩岸要求取得醫學執照，必須取得最基本的教育學歷。以台灣教育制度而言，是以七年制大學教育為主，畢業是取得學士學位。以台灣醫師法第2條第1款規定：「公立或立案之私立大學、獨立學院，或符合教育部採認規定之外國大學、獨立醫學系、科畢業，並經實習滿成績及格，領有畢業證書者。」也就是規定學生在校完成基礎醫學、臨床醫學及參加過實習。一般來說是見習加上實習。以台灣七年制為例：頭兩年在校本部學習基本課程，中間在醫學部學習核心科目三年，之後兩年到醫院實習二年。有些醫學院會在課程當中增加人文關懷及問題導向學習（problem-based learning，PBL）。

大陸醫學年限每個學校不等，以學校規定為主。以北京大學為例：五年制畢業只有大學本科文憑。五年制基本學科較少，入學直接就學習基礎醫學的科目，學習2年半，然後兩年半直接進入各臨床醫院學習臨床醫學，五年畢業後，還要分發到其他醫院實習一年，取得第六年的實習證明，才能參加醫師執照考試，不是台灣報導的修業五年，沒有實習。總之，大陸醫師養成教育6年，實習前後加起來3年半。

大陸七年制類似台灣的學制，但是畢業取得碩士學位，規定五年內完成所有的課程並且實習，後兩年碩士班的訓練加上臨床住院醫師的訓練。八年制是原本的基礎再加一年研究，本碩博連讀。入學方式以大學入學考試後填寫志願為主。值得說明一點，見習是和臨床醫學同時，而不是像台灣是分開的。每一個學校修業年限的長短因實習的長短而不同，尤其現在大陸盛行長學制(學制到7-8年)，而短期五年制慢慢式微。但是「長學制」也有淘汰機制，分別在第五年和第七年。不及格的科目分別不能超過一定數目，否則不能完成下一階段學業，並且英語必須通過大學英語檢定六級。畢業時，畢業證書、學位證書分開頒發。長學制畢業會拿到畢業證書、學士學位證書、碩士學位證書，博士學位證書。

本文比較兩岸醫學培養制度，大陸的制度靈活性大，而且要求比較多。第一要求不能被當掉太多科目，而且在英文上有一定的要求。到訓練高年級之後（尤其是長學制），必須日常工作和課業兩頭兼顧，較為辛苦，而台灣的制度進了臨床實習不用再去上更進階的課程，比較有時間處理其他事情。大陸通常使用自編的教科書，偶而使用原文書。而台灣上課都使用原文書。但是私底下共同筆記情況氾濫，使原本美意大打折扣。

伍、報考資格的比較

能夠報考醫師執照考試，並且通過考試，取得行醫的資格，是有限定的。在台灣，取得醫師執照考試的資格是有哪一些呢？中華民國醫師法第2條規定，具有下列資格之一者，得應醫師考試：

公立或私立大學或符合教育部採認規定之國外大學、獨立學院醫學系、科畢業，並經實習期滿成績及格，領有畢業證書者。

八十四年度以前入學之私立獨立學院七年制中醫師畢業，經修習醫學必要課程及實習期滿成績及格，得有證明文件，且經由中醫師考試及格，領有中醫師證書者。

中醫學系選醫學系雙主修，並經實習期成績及格，領有畢業證書，且經中醫師考試及格，領有證書者。

前項第三款，中醫學系選醫學系雙主修，除九十一學年度以前入學者外，其人數連同醫學系人數，不得超過教育部核定該校醫學生招收的人數。

對於持外國學歷者報考醫師執造，有一定的限制。中華民國醫師法第4-1條明文規定：

依第二條至第四條規定以外國學歷參加考試者，其為美國、日本、歐洲、 加拿大、南非、澳洲、紐西蘭、新加坡及香港等地區或國家以外之外國學歷，應先經過教育部學歷甄試通過，始得參加考試。

也就是說持外國學歷分兩種，其一，屬於美國、日本、歐洲、加拿大、南非、澳洲、紐西蘭、新加坡及香港不用參加學歷甄試就可直接參加醫師執照考試，而其他地區必須要通過學歷甄試後才能考醫師執照考試。

而大陸醫師執照資格的取得，由中華人民共和國執業醫師法第9條至11條體現。第9條規定：

具有下列條件之一的，可以參加執業醫師考試：

(1)具有高等學校專業本科以上學歷，在執業醫師指導下，在醫療預防，保健機構中試用期滿一年的。

(2)取得執業助理醫師執業證書後，具有高等學校醫學專業學歷，在執業醫師指導下，在醫療、預防、保健機構中試用一年，可以參加執業助理醫師考試。

第11條規定：

以師承方式學習傳統醫學滿三年或者經多年實踐醫術確有專長，經縣級以上人民政府衛生行政部門確定的傳統醫學專業組織或者醫療、預防、保健機構考核合格並推薦，可以參加執業醫師資格獲助理醫師資格考試。考試內容辦法由國務院衛生行政部門另行制定。」

2014年中華人民共和國國家衛生和計劃生育委員會、教育部與中醫藥局關於印發《醫師資格考試報名資格規定（2014版）》的通知，通知內容為：

第六條　學歷審核

學歷的有效證明是指國家承認的畢業證書。基礎醫學類、法醫學類、護理（學）類、醫學技術類、藥學類、中藥學類等醫學相關專業，其學歷不作為報考醫師資格的學歷依據。

研究生學歷。

臨床醫學（含中醫、中西醫結合）、口腔醫學、公共衛生專業學位研究生，在符合條件的醫療、預防、保健機構進行臨床或公共衛生實踐，至當次醫學綜合筆試時累計實踐時間滿1年的，以符合條件的本科學歷和專業，於在學期間報考相應類別醫師資格。

臨床醫學、口腔醫學、中醫學、中醫學（中西醫結合方向）、眼視光醫學、預防醫學長學制學生在學期間已完成1年臨床或公共衛生畢業實習和1年以上臨床或公共衛生實踐的，以本科學歷報考相應類別醫師資格。

臨床醫學（含中醫、中西醫結合）、口腔醫學、公共衛生專業學位研究生學歷，作為報考相應類別醫師資格的學歷依據。

在研究生畢業當年以研究生學歷報考者，須在當年8月31日前提交研究生畢業證書，並提供學位證書等材料證明是專業學位研究生學歷，方可參加醫學綜合筆試。

2014年12月31日以前入學的臨床醫學、口腔醫學、中醫學、中西醫結合、民族醫學、公共衛生與預防醫學專業的學術學位（原「科學學位」）。

研究生，具有相當於大學本科1年的臨床或公共衛生畢業實習和1年以上的臨床或公共衛生實踐的，該研究生學歷和學科作為報考相應類別醫師資格的依據。在研究生畢業當年報考者，須在當年8月31日前提交研究生畢業證書，方可參加醫學綜合筆試。

2015年1月1日以後入學的學術學位研究生，其研究生學歷不作為報考各類別醫師資格的學歷依據。

臨床醫學（護理學）學術學位研究生學歷，或臨床醫學（護理領域）專業學位研究生學歷，不作為報考各類別醫師資格的學歷依據。

本科學歷。

5年及以上學制臨床醫學、麻醉學、精神醫學、醫學影像學、放射醫學、眼視光醫學（「眼視光學」僅限溫州醫科大學

> 2012年12月31日以前入學）、醫學檢驗（僅限2012年12月31日以前入學）、婦幼保健醫學（僅限2014年12月31日以前入學）專業本科學歷，作為報考臨床類別執業醫師資格考試的學歷依據。
>
> 5年制的口腔醫學專業本科學歷，作為報考口腔類別執業醫師資格考試的學歷依據。
>
> 5年制預防醫學、婦幼保健醫學專業本科學歷，作為報考公共衛生類別執業醫師資格考試的學歷依據。
>
> 5年及以上學制中醫學、針灸推拿學、中西醫臨床醫學、藏醫學、蒙醫學、維醫學、傣醫學、壯醫學、哈薩克醫學專業本科學歷，作為報考中醫類別相應執業醫師資格考試的學歷依據。
>
> 2009年12月31日以前入學、符合本款規定的醫學專業本科學歷加注醫學專業方向的，應以學歷專業報考；2010年1月1日以後入學的，醫學專業本科學歷加注醫學專業方向的，該學歷不作為報考醫師資格的學歷依據，經國家教育行政部門批准的除外。
>
> 專升本醫學本科畢業生，2015年9月1日以後升入本科的，其專業必須與專科專業相同或相近，其本科學歷方可作為報考醫師資格的學歷依據。

所以說大陸醫師資格，考試資格除了高等學校醫學專業畢業文憑之外，還要一年試用期的經驗，也就是住院醫師一年。但是現在很多學生都念到博碩士，但是報考資格以前面臨床醫師大學學歷為報考資格為限。大陸並沒有限定非本地大學訓練醫師不得參加醫師執照考試的規定，但要有一年試用期，才能報考執業醫師考試。對於剛從大學畢業，並未找到住院醫師工作的新鮮人而言（以現行醫療生態），一年的試用期是他們承受不了的痛。

陸、考試方式的比較

從兩岸考試方式來說，台灣一年考兩次，分別為11月及4月報名。考試時間為2月及8月。考試分為基礎醫學和臨床醫學，基礎醫學通過才能考臨床醫學。99年1月起考試科目改為：基礎醫學分為醫學(一)和(二)，考試時間改為2小時。修畢基礎醫學的醫學生才能報考第一試。

為了解決醫院人力空窗的問題，目前醫學系畢業生畢業之後，因為目前的制度無法銜接醫院的訓練計畫，考選部決定從106年之後第二階段考試提前至6月28至29日舉行。

醫學(一)解剖學、胚胎學、組織學、微生物免疫學、寄生蟲學。

醫學(二)生理學、生物化學、藥理學、病理學。

第二試為臨床醫學考試。通過第一試且修完臨床醫學學分之學生才能應考。考試科目為：

醫學(三)內科、家庭醫學科與相關臨床科目、醫學倫理。

醫學(四)小兒科、皮膚科、神經科、精神科及其臨床實例。

醫學(五)外科、骨科、泌尿科等科目以及臨床實例。

醫學(六)麻醉科、眼科、耳鼻喉科、婦產科、復健科及其臨床實例。

考試題目題型較為簡單（陸希平、餘民寧，2007）。錄取標準為：各科成績平均60分，有一科零分不及格。

而大陸報名為2月報名，分第一階段和第二階段。第一階段為操作考試。為7月1日～7月15日由各省統籌分批次考核。第一階段要測試考生是否有執業素質。分三大項：(1)醫德醫風(2)溝通能力(3)人文關懷。考試項目分別為病史採集、病例分析、體格檢查、基本操作、輔助檢查。病史採集必須要從病人中，蒐集到有用的訊息。要有主訴及現病史，詢問起病的時間、誘因、主要症狀、伴隨症狀，診治經過以及有關於病人相關的資料。病例分析是給予一個案例，要考生短時間內找出正確的診斷，排除一些相似的疾病，和一些進一步治療方案。體格檢查是主考官要求考生做出相應的檢查。譬如說：主考官要求考生當場測量患者血壓。考生必須當場告知患者，並且當場取得病人的同意。並且檢查血壓計有無歸零，血壓計袖帶放置在正確的位置，並且當場得出正確的數字告訴主考官，並接受主考官的提問。技能操作：考生被要求為病人做出醫生每日日常工作例行的操作。如：外科每日替病人換藥。考生先取得器械、棉球、紗布等物件，再到病人旁邊通知傷口換藥，並且操作給主考官評分。最後一項為閱片。考生必須分辨心電圖、X光片、斷層掃瞄（CT）、超音波影像的圖像並且寫出最正確的答案。還有兩題肺部和心臟聽診的題目。及格分數六十分。

第二階段為綜合筆試，為9月21日～22日。2009年提前至9月11日～12日。第一階段通過才能考第二階段。六百題，試卷不分科。測驗考生綜合能力的判斷。科目涵蓋生理學、生物化學、微生物學、免疫學、藥理學、病理學、內科、外科、兒科、婦產科、神經科、精神科、心理學、醫學理論、預防醫學、醫療法規。考試大綱每年公佈在國務院衛生部國家醫學考試中心網站上。選擇題例如：

> 碳酸鋰中毒的早期症狀為：A.厭食、噁心、嘔吐等胃腸道反應，B.震顫、共濟失調，C.發熱、定向障礙，D.癲癇大發作，E.下肢水腫（2005考題）。這類題目的答案通常只有一個。

另外一種類型，先給你備選答案，再和接下的題配對，

如（共用備選答案）A.細胞水腫，B.脂質推積，C.結締組織玻璃樣變，D.血管壁玻璃樣變，E.細胞內玻璃樣變。

共同備選答案(1)肝細胞氣球樣變，(2)肝細胞胞漿內嗜酸小體，(3)瘢痕組織。（2003考題）(1)(2)(3)都有答案相配。

第三種類型是共用題幹，先是給考生小病例，再詢問答案。

如：（共用題幹）男，30歲，頭部外傷6小時，傷後有一過性意識障礙，小時候出現昏迷。檢查後左顳部頭皮血腫，左瞳孔散大。CT檢查顯示左側顳側葉硬膜血腫。

(1)內出血的來源：A.大腦前動脈，B.大腦中動脈，C.腦膜中動脈，D.顳淺動脈，E.枕動脈。

(2)顳葉硬膜外血腫已引起：A.原發性腦水腫，B.續發性腦水腫，C.原發性腦幹損傷，D.小腦幕切跡疝，E.枕骨大孔疝。

(3)首選治療方案：A.應用止血藥，B.應用脫水藥，C.鑽孔引流術，D.應用皮質醇激素類藥物，E.甘露醇脫水預備開顱（1999考題）。

大陸第一階段考試病人都是**標準化病人**（standardized patient）進行。大部分模擬病人事先有受過訓練。操作考通常在教具前面進行，體檢有些地方使用標準化病人，而有些地方由主考官充當。考場不提供聽診器、扣診搥一些道具，必須由考生自備。表1為歷年來醫師執造考試通過及格分數。

表1 1999年——2012年執業醫師資格考試通過分數線

年份	2003	2004	2005	2006	2007	2008	2009	2010	2011	2012
臨床執業醫師	302	328	335	360	350	359	345	351	356	360
臨床執業助理醫師	154	168	173	183	180	178	160	170	175	180
口腔執業醫師	324	351	341	360	350	355	365	360	360	358
口腔執業助理醫師	166	174	181	190	188	188	184	183	182	186
公共衛生執業醫師	300	310	312	310	305	330	330	320	332	333
公共衛生執業助理醫師	150	153	154	174	174	184	178	160	151	155

資料來源：http://baike.baidu.com/view/650536.htm

柒、從醫師執照登記與註冊比較

目前中國大陸實行醫師執業註冊制度。醫師經註冊取得由衛生部統一印製的《醫師執業證書》後，方可按照註冊的執業地點、執業類別、執業範圍從事相應的醫療、保健活動。

註冊條件：凡取得醫師資格的，均可以申請醫師執業註冊。未經註冊取得執業證書的，不能從事醫療活動。

主管部門：衛生部負責全國醫師執業註冊監督管理工作。縣級以上地方衛生、醫藥行政管理部門是中醫醫師執業註冊的主管部門，負責本行政區域內的醫師執業註冊監督管理工作。

註冊程序：擬在醫療、保健機構中執業的醫師，要向批准該機構執業的衛生、醫藥行政管理部門申請註冊。獲得醫師資格後二年內未註冊的，還要提交有省級衛生、中醫藥行政管理部門的機構接受3至6個月的培訓，並經考核合格的證明。

不具有完全民事行為能力的，以及受刑事處罰，自刑罰執行完畢之日起至申請註冊之日止不滿二年的，健康狀況不適宜或不能勝任醫療、保健業務工作的等，不予註冊。

中止醫師執業活動二年以上的，以及不予註冊的情形消失的醫師，要申請重新註冊。重新註冊需到縣級以上衛生、中醫藥行政管理部門指定的機構成組織，接受3至6個月的培訓，並經考核合格。

變更和註銷註冊：醫師變更執業地點、執業類別、執業範圍等註冊事項，要到註冊主管部，更註冊手續。

死亡或者被宣告失蹤的；受刑事處罰的；受吊銷《醫師執業證書》行政處罰的，因考核不合格，暫停執業活動期滿，經培訓後再次考核不合格的，中止醫師執業活動滿二年的，身體健康狀況不適宜繼續執業的，由出借、出租、抵押、轉讓、塗改《醫師執業證書》的；以及衛生部規定不宜從事醫療、保健業務的其他情形的，將被執業註冊主管部門予以註銷註冊。(梅斯)

台灣醫師執業規定在醫師法的8-10條

醫師法第8條規定：

> 醫師應向執業所在地直轄市、縣(市)主管機關申請執業登記，領有執業證書，始能執業。

醫師執業，應接受繼續教育，並每六年提出完成繼續教育盟明檔，辦理執業執照更新。

第1項申請執業登記之資格、條件、應檢附文件、執業執照發給、換發與前項職業執造更新及其他應遵行事項之辦法，由中央主管機關定之。

第2項醫師接受繼續教育之課程內容、積分、實施方式、完成繼續教育證明檔及其他應遵行事項之辦法，由中央主管機關會商醫療團體訂之。

執業執照之廢止明文規定在醫師法。醫師法第8條之1指出有下列情形之一者，不得發給執業執照；已領者，廢止之：

一、經廢止醫師證書。

二、經廢止醫師執業執照，未滿一年。

三、罹患精神疾病或身心狀況違常，經主管機關認定不能執行業務。

前項第3款原因消失後，仍得依本法規定申請執業執照。

主管機關依第1項第3款規定為認定時，應委請相關專科醫師鑑定。

對於停業、歇業之報告及執業執照之註銷也規定在醫師法第10條

醫師歇業或停業時，應自事實發生之日起三十日內報請原發執業執照機關備查。

醫師變更執業處所或復業者，準用關於執業之規定。

醫師死亡者，由原發執業執照機關註銷其執業執照。

考過醫師執業資格之後，不論在中國或是台灣都要向相關的種關機關註冊才能在當地執業，並且在醫定的時間內修滿繼續教育學分，才能更新執照。如果被法院宣布無行為能力禍患精神病被主管機關判定不能履行醫師職務，則可廢除醫師執照。

捌、結論

綜合上述比較，大陸執業醫師法規定比較清楚明確，而台灣醫師法無法給予強大的執照政策的宣示。譬如中華人民共和國第一條：「為了加強醫師的職業道德，隊伍的建設，提高醫師的職業道德和業務素質，保障醫師的合法權益，保護人民健康，制定本法。」而台灣醫師法只是泛泛地規定：「中華民國人民經醫師考試及格並依本法領有醫師證書者，得充醫師。」雖然規定通過執照考試就可以擔任醫師，但是立法目的不充分。

就報考資格而言都是要正統的大專院校畢業，但是大陸由於歷史因素的理由，准許一般專科畢業經試用期一年考過助理醫師，在醫療保健滿二年才有資格，以及中專畢業工作五年的規定。值得注意的是：台灣如果持外國學籍分成美國、日本、歐洲、加拿大、南非、澳洲、紐西蘭、新加坡及香港不用教育部學歷甄試就有資格應考執業醫師考並取得證書並可執業。其他國家醫學系畢業者都需要經過學歷甄試。本人研究過程中發現教育部每年審定醫學系人數一千來名，請問教育部、衛生署對於醫學系招生人數的依據有無計算公式？或者有相關研究結果支持？至於醫師執照報考及錄取的比例，因為欠缺大陸的資料，兩岸難以比較，台灣的資料如表2。

表 2 醫師執照考試及格率（2002-2015）

年、次、制	報考人數	到考人數	及格人數	及格率
2002、一、舊	1208	734	131	17.85
2002、二、舊	1412	1399	995	71.12
2003、一、舊	500	487	170	34.91
2003、二、舊	975	958	670	69.94
2004、一、舊	296	286	130	45.45
2004、二、舊	1832	1741	1156	66.40
2005、一、舊	743	657	193	29.38
2005、二、舊	1716	1632	1192	73.04
2006、一、舊	640	571	136	23.82
2006、二、舊	1681	1631	1176	72.10
2007、一、舊	628	578	296	51.21
2007、二、舊	786	744	374	50.27
2007、二、新	832	831	821	98.80
2008、一、舊	461	418	75	17.94
2008、一、新	114	112	100	89.29
2008、二、舊	628	518	197	31.36
2008、二、新	1105	1104	1080	97.73
2009、一、舊	471	451	117	11.88
2009、一、新	131	131	121	92.36
2010、一、新	1995	1913	1214	63.46
2010、二、新\	1320	1314	1253	95.36

年、次、制	報考人數	到考人數	及格人數	及格率
2011、一、新	1998	1929	1225	63.50
2011、二、新	1258	1251	1162	92.89
2012、一、新	985	905	319	35.25
2012、二、新	269	263	177	67.03
2013、一、新	2002	1295	1089	69.98
2013、二、新	1276	1258	1129	56.57
2014、一、新	1016	948	286	43.15
2014、二、新	330	332	262	30.17
2015、一、新	2211	2135	1352	63.33
2015、二、新	1322	1314	1238	94.22

資料來源：考選部網站

另外就教育而言，許多國內大學都是為七年制，正課五年，外加實習二年。上課採用教材為國外原文書。而大陸學制由各校決定，有只有大學學歷的五年制，碩士學歷的七年制，及博士學歷的八年制。長學制在學生的學業的要求很高，有一定淘汰機制，而且後期還要工作，另外還要上課繳報告，付出的努力比台灣的學生還要高。就考試而言，台灣沒有操作考試，並無法得知其操守及職業道德如何？而且兩次考試都是測驗題分科。而大陸分為操作考試及筆試。而且除了筆試之外，平常還要模擬考試的情境，或實際操作。

對於拿到執照之後，如果要去地方開業則必須向當地主管機關申請註冊，其註冊流程則按照當地行政流程，換照時必須在當地接受繼續教育一定時數，而且要有相關證明，向當地衛生主關機關申請換發執照。假設主管機關或地方法院認定無法執行相關業務則會撤銷執照。如果醫師要更換地點執業，或變更執業範圍則要向當地衛生機關重新登記或變更。

近年來，由於兩岸交流頻繁。很多台灣醫生到大陸進行訪問、教學、交流。也有一群醫師企業家看準大陸這片商機。像是長庚醫院到廈門開設醫院，引起當地的注意，這勢必引起良性的互動與競爭，提升當地醫療服務水準。這些在海岸搶灘的先鋒客來說，陌生的法律及習慣也帶給他們一些困擾。對於兩岸執照政策的比較希望能為國內拋磚引玉，也冀望大家未來能夠提升醫療環境和服務。

參考文獻

〈中華人民共和國執業醫師法〉，1999 年 5 月 1 日起施行。

〈中華民國醫師法〉，2009 年 5 月 13 日修正。

〈中華民國醫療法〉，2011 年 12 月 21 日修正。

中華人民共和國國家衛生和計劃生育委員會，2014，醫師資格考試報名資格規定（2014 版）http://www.nmec.org.cn/Pages/ArticleInfo-4-10769.html [Accessed 12 August 2016]

百度，2015，〈執業醫師資格考試〉。http://baike.baidu.com/view/650536.htm [Accessed 12 August 2016]

何善臺、徐建鵬、王如鵝、謝正源、陳震寰、林其如、張聖原，2002，〈台灣未來醫學教育改革方向〉，《醫學教育》，8(1):18-30。

財團法人醫院評鑑暨醫療品質策進會，2008，新制醫院評鑑基準及評分說明。http://www.tjcha.org.tw/

黃郁婷，〈台灣醫師前進大陸－申請大陸醫師執業資格與換照辦法〉，網站：http://www.chinagomagazine.com/m02-page36.html，擷取時間：2016 年 8 月 12 日。

梅斯，2015，〈2015 年度執業醫師證書註冊步驟分析〉。http://www.medsci.cn/article/show_article.do?id=15056409e2a

陳祖裕，2003，〈參加 2003 年世界醫學教育聯合會世界會議報告〉。

陸希平、餘民寧，2007，〈美國醫師執照考試制度對我國醫師考試之啟發〉，《國家菁英季刊》，3(3):147-158。

廖士程、李明演、謝博生、李源德，2005，〈醫病關係與醫療滿意度之全國性普查〉，《醫學教育》。9(2):37-49。

Bowling, Ann, Shah Ebrahim. 2005. *Handbook of Health Research Methods: Investigation, Measurement and Analysis.* New York: Open University Press.

Brownson, Ross C., J.G. Gurneg, and G. Land. 1999. Evidence-based decision making in public health. *Journel of Public Health Management and Practice, 5:86-97*

Brownson, Ross C. *et.al.* 2003. *Evidence-Based Public Health.* New York.: Oxford University Press.

Cook, David A. 2008. Description, justification and clarification: a framework for classifying the purposes of research in medical education. *Medical Education.* 42:128-133.

Dornan, Tim. 2006. Student evaluation of the clinical curriculum in action. *Medical Education.* 40:667-674.

European Union. EU Directive 2005/36/EC of 7 September 2005 on the Recognition of Professional Qualifications. 2005. http://europa.eu.int/comm/internal_market/qualifications/future_en.htm. [Accessed 20 June 2007.]

Everett, Wendy. 2003. *Health & Health Care 2010.* San Francisco: Jossey-Bass.

Foundation for the Advancement of International Medical Education and Research. 2007. International Medical Education Directory, http://imed.ecfmg.org/. [Accessed 20 June 2007]

Frenkel, Moshe. 2007. Lessons Learned from complementary and integrative medicine curriculum change in a medical schools. *Medical Education.* 41:205-213.

General Medical Council, U.K. 1993. : *Tomorrow's Doctors: Recommendations on Undergraduate Medical Education.* General Medical Council, UK.

Hulsman, Robert L, et. al. 2007, *Effectiveness of selection in medical school* admissions: evaluation of the outcomes among freshmen. *Medical Education.* 41:369-377.

Institute for International Medical Education. 2007 IIME Database of Medical Schools, http://www.iime.org/database/index.htm. [Accessed 20 June 2007]

Karle, Hans. 2008. International recognition of basic medical education programmes. *Medical Education.* 42:12-17.

Knoepfel, Peter *et.al.* 2007. *Public Policy Analysis.* Bristol, UK: The Policy Press.

Mohr, Lawrence B. 1995. *Impact Analysis for Program Evaluation.* 2ed, London: Sage.

Reisman, David. 2007. *Health Care and Public Policy. Cheltenham, UK:* Edward Elgar.

Rossi, Peter H., Howard E. Freeman, Mark W. Lipsey. 1999. *Evaluation: A Systematic Approach.* London: Sage

Shadish, William R. Jr., Thomas D. Cook, Laura C. Leviton. 1991. *Foundations of Program Evaluation: Theories of Practice.* London: Sage.

Simunovic, Vladmir J. *et.al.* 2006. A comprehensive assessment of medical schools in Bosnia and Herzegovina. *Medical Education.* 40:1162-1172

The Executive Council, The World Federation for Medical Education. 1998. International standards in medical education: assessment and accreditation of medical schools' — educational programmes. A WFME position paper. *Medical Education.* 32:549-558.

Uba, Laura. 1994. Supply of Health Care Professionals, in *Confronting Critical Health Issues of Asian and Pacific Islander Americans.* Edited by Nolan W.S. Zane, David T. Takeuchi and Kathleen N.J. Young, 376-396, London: Sage.

Ulin, Priscilla R., Elizabeth T. Robinson, Elizabeth E. Tolley. 2005. *Qualitative Methods in Public Health: A Field Guide for Applied Research.* San Francisco: Family Health International.

van Niekerk JP de V. 2003. WFME global standards receive ringing endorsement. *Med Educ* 37:585-586 van Niekerk JP de V *et.al.* Report:WFME global standards in medical education: status and perspectives following the 2003 WFME World Conference. *Medical Education.* 37:1050-1054.

Wikipedia. 2016. Social Epidemiology. https://en.wikipedia.org/wiki/Social_epidemiology [Accessed 12 August 2016]

World Federation for Medical Education. 2003. *Basic Medical Education WFME Global Standards for Quality Improvement*. Denmark: University of Copenhagen.

World Health Organization. 2007. World Federation for Medical Education. *Strategic Partnership to Improve Medical Education.* Geneva/Copenhagen: WHO/WFME 2004, http://www.wfme.org. [Accessed 20 June 2007]

World Health Organization. 2007. World Federation for Medical Education. WHO-WFME Guidelines for Accreditation of Basic Medical Education. 2005. http://www.wfme.org. [Accessed 20 June 2007]

World Health Organization Regional Office for the Western Pacific. 2007. WHO *Guidelines for Quality Assurance of basic Medical Education in the Western Pacific Region.* http://www.wpro.who.int/. [Accessed 20 June 2007].

World Federation for Medical Education. 2005. Promotion of Accreditation of Basic Medical Education. A Programme within the Framework of the WHO/WFME Strategic Partnership to Improve Medical Ecucation. Copenhagen: WFME, 2005, http://www.wfme.org. [Accessed 20 June 2007]

World Health Organization. 2000. *World directory of Medical School, 7th ed.* Geneva: WHO 2000, http://www.who.int/hrh/wdms/en

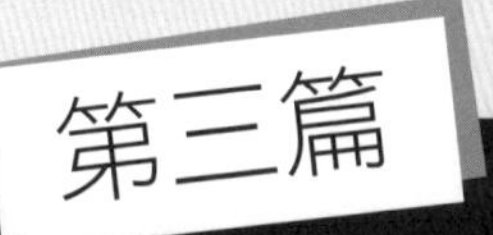

世界篇

11　複雜性科學進入英美公共衛生領域　179
12　邊界組織(Boundary organization)　196
13　無邊界組織(boundaryless organisation)　207
14　世界衛生組織　214
15　世界衛生組織健康促進之探討　237
16　打擊全球的衛生貪腐　245
17　WHO「一個世界：一同在家」特別節目　253

CHAPTER 11

複雜性科學進入英美公共衛生領域

摘要

基於Tim Tenbensel在2015年的研究基礎上，本文彙集自2001年迄今英美具有指標性的研究論文，分析複雜性科學進入英美公共衛生領域的情形，也即英美公共衛生研究引進複雜性理論的情形。再由此，分析複雜性科學啟發英美公共衛生研究概念與新思維；並探討其研究方法論進展與理論建構之不足。

壹、前言

一、研究背景

2015年，Tenbensel (2015:369-383)撰寫〈複雜性與衛生政策〉(complexity and health policy)論文。本文作者覺得應該站在Tenbensel (2015: 369- 383)的基礎上，進行科技新知轉移，介紹給華文世界的讀者。

複雜性科學 (complexity sciences) 興起於20世紀八〇年代，是系統科學發展的新階段。複雜性科學的發展，不僅引發了自然科學界的變革，而且也日益進入到哲學、人文社會科學領域。複雜性科學的理論和方法為人類的發展，提供新思路、新方法和新途徑，具有很好的應用前景，力圖顛覆從牛頓力學以來一直主宰世界的「線性」(line)觀點，拋棄「化約論」(reductionism)，創立新的理論框架體系，應用新的思維模式來理解各種自然與人文社會現象(Mitchell, 2009)。本文藉Tenbensel(2015:369-383)的研究觀點，說明複雜性科學進入英美公共衛生領域的狀況。

一、研究目的

本文彙整Tenbensel (2015: 369- 383)的研究觀點，瞭解：(1)複雜性科學進入英美公共衛生領域的情形？(2)複雜性科學啟發了公共衛生研究哪些新觀念？(3) 那些新思維？(4)其在研究方法論 (methodology的進展如何？(5) 其在理論建構情況又如何？

二、研究方法

本文的研究方法，採用文獻研究法，以2015年Tenbensel (2015: 369- 383)撰寫「複雜性與衛生政策」(complexity and health policy)論文為研究基礎，從2001年至今，找出具有指標意義的論文，進行分析，得到公共衛生研究引進複雜性科學情形，再從實際研究情形，獲得研究結果，最後從研究結果歸納出研究結論。

在英國，公認第一篇引進複雜性科學，應用到公共衛生研究的論文是：2001年刊登在，< 英國醫學雜誌 (British Medical Journal) >，由Paul

Plsek與Trisha Greenhalgh (2001: 625-628)撰寫，對於複雜性科學應用至公共衛生領域，產生巨大的衝擊。其論點為：

> 本篇引導性的論文確認21世紀醫療照護體系的複雜性本質，及強調簡化思考 (reductionist thinking)的有限性與機械式解決臨床和組織的問題。為了處理在醫療照顧的不斷上升的複雜性(complexity)問題，我們必須捨棄線性模式 (linear models) 接受不可預測，尊重自主性與創造性，及靈活應對突現模式(emerging patterns)和機遇(Plsek and Greenhalgh,2001:628)。

Paul Plsek與Trisha Greenhalgh的論點(2001: 625-628) 引起公共衛生界，很大的討論 (Journal of health Services Research & Policy, 2007; Paley, 2010; Greenhalgh, et. al., 2010; Paley, 2011; Cohn, et al., 2013)。自從2000年代的初期，公共衛生實務已提供了豐富的資源來激勵人們採用複雜性科學的觀點 (Kernick, 2004; Haynes, 2008; Geyer, 2013; Marchal et al., 2013:5; 張耕維，2018)。本文便由此蒐集相關資料，探討複雜性科學進入英美公共衛生研究領域的情形。

貳、公共衛生研究引進複雜性科學的情形

從具有指標性質的幾篇論文(見以下所引用之論文)，瞭解 (Tenbensel, 2015:369-383)：複雜性科學，可以應用到任何領域、任何層次，連結宏觀(macro)、中觀(meso)與微觀(micro)的分析。當其中心概念，例如：回饋 (feedback)、奇異的吸引子(strange attractors)、自我組織 (self organization)、突現(emergence)，不只提供分析每一個層次的分析概念、也提供橋梁連接各層次的方法 (Abbott,2001; Room, 2011)。

從政策觀點探討公共衛生，Hunter (2003)劃分上游 (upstream) 與下游(downstream)公共衛生政策的區別。上游公共衛生政策，指公共衛生

政策的制定；下游公共衛生政策，指公共衛生政策的執行。公共衛生政策像一條河流，上流是政策制定，政策制定之後，就要落實，也即政策執行，是處於下流階段。

複雜性科學運用到上游公共衛生政策研究，偏向宏觀世界的研究(Glouberman et al., 2006；Alvaro et al., 2011)，但也有微觀的研究實例 (Matheson et al., 2009)。在Hunter的觀點，下游公共衛生政策定義為能被政府提供或調節健康服務的範圍。這對組織與傳輸健康照顧服務很重要。這方面的實務資訊非常豐富，業已提供給研究者進行複雜性科學的應用。在公共衛生政策的執行，也即醫療衛生服務的內容，臨床自主性(clinical autonomy)是重要的概念，對於醫療組織間的協調和抵制，具有重要作用。複雜性科學的核心概念「作用者」(agents)，在下游公共衛生政策，是指醫療服務的參與者。他們在醫療工作裡，以其專業的默會知識(tacit knowledge)與判斷，因應複雜的疑難雜症，發展他們的「自我組織」(self organization)，符合複雜性科學的觀點。

在2013年《社會科學與醫學期刊 (Social Science & Medicine)》探討「複雜性理論與健康」的專刊裡，Lanham與他的同僚(Lanham et al., 2013:200)探討兩個成功的例子，一個例子是有關於擴大及擴散改善措施-----使用手機通知來改善遵守在肯亞HIV抗病毒治療，及另一個例子，測量降低美國MRSA院內感染的死亡率(Lanham et al., 2013)。Lanham等人特別關心怎樣達到治療效果的擴大與擴散的問題，跨越組織範圍與具有各種醫療服務接地氣的功能設施。研究團隊了解當地環境之特殊性，也了解組織間與組織內相互依賴的各角色，掌握參與者醫療服務的意義，因而體認到當地醫療服務人員如何建構「自我組織」進行深入醫療工作 (Lanham et al., 2013:200)。

另一篇論文，Essen與Lindblad (2013)提供一份關於「在全國性傳播並持續重新發明基於資訊技術的質量登記冊，以及相關的瑞典風濕病實踐重新發明的說明」的20多年實際經驗報告 (Essen and Lindblad, 2013)。在這個瑞典的例子，符合複雜性科學的觀點，醫療政策的形成，不限於由上而下的方式，也可以從下而上得方式形成政策；任何病人不能被忽略，是政策形成的能量與創新之重要來源(Essen and Lindblad, 2013)。

這兩篇論文都聚焦在描述醫療服務的改變，及從複雜性科學的觀點清晰地分析基層醫療服務操作的細節，包括在醫療系統內，臨床工作者與行政主管人員之間跨越組織界線的互動。MRSA例子是特別的有趣，顯示利用手機，建立醫療連絡網絡，在醫院臨床專家組織之內與之間，分享醫療資訊，並提供對醫療資訊的觀點，相互溝通討論，由下而上形成共識。

在這些例子中，複雜性科學的觀念幫助醫療團隊對醫療服務狀況，產生更深入的洞識與瞭解。這些實際發生的醫療故事都是從底層向上發展的創新與擴散；剛開始，表現非常微小，逐漸細微的改變、成長，導致大改變，對於公共衛生政策發展有很大的衝擊。公共衛生政策通常是由上而下發展，如非有這些知名的由下而上的例外之衛生政策發展情形，公共衛生政策的研究不會注意實際動態情形，也不會關注到實際醫療行動者。以往，公共衛生的研究者只會回溯當初臨床工作者與行政主管人員的互動現象所表現的政策意涵；現在則進一步專注於他們之間行為的「意義建構」(sensemaking)，對於公共衛生政策執行，會有更深刻瞭解，也適合公共衛生政策執行的良好發展，而Weick (1995)的著作「意義建構」(sensemaking)也受到重視(Coleman et al.,2010; Dickinson, 2011)。

其他，尚有複雜性科學應用在公共衛生政策失敗的研究，例如，《社會科學與醫學(Social Science & Medicine)》期刊，2013年專刊的論文，包括Xiao等人(2013：220-228)藥業在中國分布的分析、Hannigan(2013：210-219)在威爾斯創新心理健康服務傳送模式的分析，以及烏干達基於績效的合同失敗的分析(Ssengooba et al..2012)、公共政策衛生關於千禧年發展目標在低、中收入國家的分析(Paina and Peters, 2012)。這些論文提供非常細微的動態失敗的了解與意想不到的結果(Tenbensel, 2015: 371)。他們所使用的複雜性科學概念，匯集如表1。

表1 公共衛生論文應用複雜性科學概念表

Glouberman et al. (2006)	自我組織；當地條件的臨界性質；干預的不可預測性；互動動態；多觀點；突現特徵
Alvaro et al. (2011)	歷史(路徑依賴)；回饋；臨界點；相鄰可能
Ssengooba et al. (2012)	非線性執行
Lanham et al. (2013)	自我組織；相互依賴性；意義建構
Essen and Lindblad (2013)	波動；擴大動態；重組和重新組合；穩定動態
Paina and Peters (2012)	路徑依賴；回饋；開放網絡；突現行為；轉換時期
Trenholm and Ferlie (2013)	自我組織、創新突現、非線性；缺乏單一、正式領袖；必要的系統種類
O'Sullivan et al. (2013)	突現；自我組織；非線性；適應；連接

資料來源：Tenbensel, 2015: 372.

參、研究結果

一、複雜性科學啟發公共衛生的研究概念

從上述研究狀況，分析並討論，以產生研究結果。Cairney與Geyer(2015)提出複雜性科學對於公共政策研究的貢獻。假如公共衛生政策對於複雜性理論觀念提供充分的研究資料，會與公共政策學者的研究，有什麼特別的細微差異嗎？

公共衛生政策的研究是高度跨學科，跨在自然科學與社會科學之間。公共衛生政策研究引進複雜性科學，必然成為複雜性科學拓展研究園地的重大指標價值，因為純自然科學或純社會科學引進複雜性科學的應用比較容易且單純。因此，在2001年Plsek和Greenhalgh發表在〈英國醫學雜誌 (British Medical Journal)〉的論文，建立了跨越社會科學與自然科學的開創性性研究 (Plsek & Greenhalgh, 2001: 625-628)。他們的創舉不容易，Plsek是以工程師及是組織研究的要角呈現；而Greenhalgh是一名醫師，兩人剛接觸社會科學不久。

然而，跨領域及不同專業的結合，一直是受到批評，理由是他們的研究過於隨意取材，不夠嚴謹 (Tenbensel, 2015: 372)。Paley(2010)認為：Plsek和Greenhalgh在他們誤解複雜性科學的基礎上完成任務；批評者的核心論點是在物理學的複雜性科學應用在解釋白蟻窩之現象，卻使用數學模式，而不是用物理學模式。將複雜性科學應用於公共衛生政策研究的的學者，其所使用的複雜性科學概念，非常鬆散，不夠紮實，頂多只是許多複雜性科學概念的組合而已，還未能達到理論建構的嚴謹程度 (Tenbensel, 2015: 372)。

從表1，讀者可以觀察到：各研究論文未能提示出特別的核心概念。概念之間的關係非常鬆散，主要有自我組織 (self organization)、突現(emergence)、非線性(non- line)、回饋、(feedback loops) 、路徑依賴(path dependence)等等。這些概念很明顯，具有說明力。但是，整體卻缺乏一個有共同核心點。某些複雜性科學的概念只被其中一位作者使用。其他某些複雜性科學概念，例如奇異吸引子 (strange attractors) 並沒有出現 (Tenbensel, 2015: 372)。

這樣的評論也許太過苛刻，不會構成為研究的缺失。因為複雜性科學也許對於公共衛生研究只在提供思維來源，而不是提出嚴謹紮實的理論 (Cairney, 2012; Tenbensel, 2015: 372)。研究者使用複雜性科學，應用到公共衛生領域，已經產生更廣大的牽引力，把公共衛生相關的細微的狀況資訊，鼓動起來，連結起來，賦予新的內涵與力量，對公共衛生的研究有莫大的貢獻。為何會如此？這是因為他們重視第一線醫療工作者，鼓舞了他們的工作士氣與重要性、也加深了人們對於第一線醫療工作者的了解，與擴大了人們對基層醫療服務的視野；從原來只聚焦在基層醫療人員抵制醫療政策執行，擴大到基層醫療人員適應醫療政策；這樣的研究過程，真正創造了公共衛生的公共價值 (Moore, 1995)。

另一個需要討論的問題，不同的研究者引用複雜性科學的某同一個概念，應用到同一的事物，在各自理論的概念組合，是否必須一致？或應該有彈性？當然在理論的概念組合，因不同的觀點、不同的研究主題，其理論的相關概念組合，就應該有彈性。舉例來說，Paley (2010) 力排眾議，認為由於跨越自然科學與社會科學，而產生的概念延伸，是非常不受歡迎的；研究者寧願針對研究所需，更有效地使用複雜性科學的數學模式以解釋其論題，而不採用在物理學的探討方式；也即彈性地因應研究需要的狀況，而不是僵硬的一層不變。在公共衛生政策研究相當多元的狀況下，從複雜性科學的概念受到引用、延伸過來彈性適用，是很有可能 (Tenbensel, 2015: 373)。

再舉例兩個複雜性科學概念，應用到公共衛生研究的要求，能否需要有一致的嚴謹定義？研究結果認為：複雜性動態系統，變化萬千，對其研究所採用的概念內涵，也須因應實際狀況，彈性建構。例如，「自我組織」(self organization) ，在社會協調的方式上，有時產生出市場型態，也有時產生出網路型態，都可以界定為「自我組織」。突現 (emergence)也是更有潛在的廣泛類別，按理說，任何發展出來的現象，都是突現，既然是突現，就難以預測。很清楚的是，在複雜動態系統，很少有人對這些概念做出任何先驗的定義。這是不可行，因為概念的定義隨著變動系統，變動不拘。因此，如果有固定嚴謹的概念定義，在複雜變動的系統裡，就可能很難吸引複雜性理論的研究人員的興趣。

因此，複雜性科學的研究，缺乏嚴謹定義，可能就無關緊要了。畢竟，以公共政策研究來說明，公共政策形成過程的理論建構，以sabatier

的倡導聯盟框架或kingdom的多流方法為例，高度容易發生概念的牽扯；按理說，其各自的概念界定情況，更易發生，也讓這些概念內涵更受歡迎(Tenbensel, 2015: 373)。概念的發展被認為是演化(evolution)的過程，在某些意義與應用的突現(emerge)更能清楚表達，且更為有用，而該概念在其他情況下，原有的部分內涵，很可能不需要，被刪除，而消失了(Tenbensel, 2015: 373)。

二、複雜性科學擴增公共衛生的思維

許多複雜性科學的研究者提供研究成果給政治人物、公務人員、與政策行動者「什麼不能做」的忠告(Tenbensel, 2015: 375)。這些忠告，來自複雜性科學的幾個具有思維擴增的概念，例如：自我組織，突現過程。如果這些概念有用，可否實際運用、並操控(Tenbensel, 2015: 375)？答案是不可能，因為複雜性系統具有不可預測性。在Paley對於Plsek與Greenhalgh的批評，暗示「自我組織」對於意圖與計畫是不相容的(Paley, 2010)。因為自我組織是由「作用者」(agents)之間互動產生，很難由某幾位作用者意圖操控或計畫產生。

公共衛生研究者目前較少考慮到將複雜性科學的觀點應用到公共衛生領域(Tenbensel, 2015: 375)。雖然如此，仍有少許幾位研究者意圖將複雜性科學以不同程度的情況，應用到公共衛生領域，增進公共衛生實務界與衛生政策制定者獲得一些新的思維。Hannigan (2013: 218) 就是其中之一的要角，他認為複雜性科學對於公共衛生有擴增思維的作用，有時會產生意想不到的結果，或者感受到一切都在計畫之中的感覺(Hannigan, 2013: 218)。

同樣地，Xiao等人(2013: 227)強調：運用複雜性科學對於公共衛生政策，可以完成即時監測與評估，以聚焦在學習與調整政策，而非關注於事後的懲罰失敗或獎賞成功 (Xiao et al., 2013: 227)。

更有研究者更大地往前推進複雜性科學，給醫療管理人員及政策規畫者，在應用複雜性觀念時，賦予更多前瞻性的思維。例如，人(2013:227)提出一系列的策略，1.提供團體「意義建構」(sensemaking)：在團體互動中，鼓勵參加人員專業的認同。建構共同的醫療管理意義。2.計畫觀念的改變：視計畫為暫時性的，須與時俱進，配合新知更新。3.反思舊事務：對於以前所發生過的事務，勇於進行批判性的反思。4.視危機為轉機。將危機、突發事件，視為新學習的好機會。

應用複雜性科學的研究人員對政策制定者在思維上的建議，通常採用列表的方式。舉例來說，Glouberman 等人(2006:334-335) 提供下列的提議：(1)收集當地的基層資訊，以接地氣；(2)尊重歷史，因為政策的形成是一連串互動過程所形成；(3)強調互動，而不是單純的知識思考；(4)考慮多增變數，政策形成的變數很多，儘量不要遺漏可能重要的變數；(5)引導變數的選擇，變數的選擇仍有賴真知灼見，不能放任，任其毫無章法；(6)調整程序，互動的程序要經常微調；(7)鼓勵產生自我組織。相同地，O'Sullivan 等人(2013:240-241)建議政策制定者：(1)政策背景是動態的，要以複雜性的觀點處理政策背景。(2)事務發展動態不居，要有警覺性與救援連接點；(3) 拆除本位主義，改以協力觀點。

還有學者提供給公共衛生界應用複雜性觀點的忠告，最佳的例子是Room(2011)的戒律清單，清單顯示：(1)強調政策應具有權變性、適應性與靈活性，意味著對於政策制定者的忠告為不可避免地含糊不清；(2)研究複雜性科學的學者很少嘗試為政策制定者提供任何有關他們「能做什麼」的建議；而只是提供「不能做什麼」建議。

也許，公共衛生政策研究的學者與實際工作者之間關係的比喻，類似於運動心理學家與參加體育競賽的運動員之間的關係。當運動心理學家強調在當下行動的重要性時，對於運動員而言，在那個時刻發生之前，在任何特定時刻的意義都不明確，因為都是變動的。因此，運動心理學家能對運動員做的最好的建議，就是幫助運動員在競賽時，減少受到無益的、無關的思維和習慣的影響。由此比喻，政策學者提供忠告，是基於複雜性科學的角色是鼓勵政策制定者降低，或消除無意義的思維與認知的習慣。這些建議對於政策實務是很常見的：政策制定者需要避免線性思考，以免受到誤導 (Tenbensel, 2015: 375)。

三、複雜性科學在公共衛生研究之不足

(一)方法論的進展

複雜性科學在公共衛生的研究，其所需努力的，可以從方法論(methodology)的進展與理論建構來探討。公共衛生研究方法論指研究公共衛生所應符合研究的基本假定 (assumption)、概念、原理、原則、邏輯推論；並由此引申出各種研究方法與步驟。複雜性科學基本假定是：凡事係相關聯成為動態複雜系統。組成系統的基本單元是作用者(agent)。動態複雜系統的特性是：相關性 (interdependence)、不可分割性(indivisibility)、不可逆性(irreversibility)、不完全預見(imperfect foresight)、不可回復性(irretrievability)。其所使用的概念，最基本的是作用者(agent)、互動、共同演化、自我組織 (self organization)、突現(emergence)、奇異引子(strange Attractor)、蝴蝶效應等。這些概念之間，需要有緊密的連結，不能只具啟發性的思維，要能更進一步，作為方法論嚴謹結合一致性的進展。目前研究者仍各自對這些概念，為因應不同的複雜的研究對象，有不同的解讀與連結 (Tenbensel, 2015: 373)。

公共衛生在實證的研究，不論在政策制定的研究，或政策執行的研究，都已有量化的研究、質化的研究，包括深入的個案研究，或者小樣本個案比較研究。分析最常見的方法為定性主題分析或者數據描述分析。但是相似的資料可以很容易連接到其他研究方法的詮釋，似乎欠缺嚴謹 (Tenbensel, 2015: 373)。

然而，在研究應用上，有更多是在複雜性科學的數學模型建構，特別是Haynes (2008) 醫療服務利用率數據趨勢分析。Mahamoud等人 (2013) 使用複雜性科學，建構服務模擬模型，來探討政策方向的可能醫療效果。可是，這裡不可能辨識出公共衛生研究的一般方法論趨勢 (Tenbensel, 2015: 374)。

(二)理論的建構

理論是一套相關的通則。Tenbensel (2015: 374)探討複雜性科學應用到公共衛生領域，他以新瓶裝舊酒說明。新瓶是新理論，也即複雜性科學在公共衛生領域所建構的新理論。舊酒是指舊有的公共衛生研究材料(理論與實務)。在這樣的改裝過程，有三種情況產生。

1.新理論給予舊的公共衛生題材，新的創新觀點

例如，路徑依賴、非線性與自我組織的概念，已經顯著地在目前的公共衛生政策領域建構起許多理論。而原本的舊觀點，例如，理性主義，自上而下，線性，層級體系等等，都受到批判。許多述說政策失敗與實施過程未盡如意的結果之故事，可以追溯至Pressman與Wildavsky (1973)的研究。但是，假如這一類的研究重新包裝，以複雜性觀點來探討，會有較新穎的理論解釋力(Tenbensel, 2015: 374)。

以新的複雜性科學觀點重新組合舊的理論，就會有創新的驅動力。根據創新的複雜性科學家，重組是創新的驅動力(Tenbensel, 2015: 374)。例如，將Kingdon「多匯流」(1984)、Baumgartner與Jones的「斷續均衡架構」(Punctuated equilibrium framework) (1993)，再用複雜性科學重組包裝，也會有更清楚明晰的觀點。如此，印證了複雜性科學所一向強調的「整體的政策過程大於各部分的總和」(Tenbensel, 2015: 374)。

2.複雜性科學概念可以結合其他理論，產生更具有創新性與成效性的理論

例如，Lanham 等人(2013)的研究，結合複雜性觀念 (例如：自我組織與互賴) 與Weick的「意義建構」概念。這些理論觀念的結合，能夠讓作者探索第一線醫療人員，因自我組織，獲得新的訊息；再來由於聚在一起，促成「意義建構」的普及，造就新的醫療服務方式的擴散(Tenbensel, 2015: 374)。

3. 某些老酒 (舊理論)在倒入新瓶 (複雜性科學理論) 的過程中漏失

例如，Alvaro等人(2011)發現複雜性科學理論傾向於不涉及對權力的探討。複雜性科學認為動態複雜系統是由作用者之間互動形成的。至於互動的類型有哪些？複雜性科學就未提到。其中有從上而下的權力運作方式，即層級體制(hierarchy)，就被忽略了。因此，需要把權力概念補充進來。為什麼有這樣缺漏？因為受到早期的系統論及控制論的高度影響 (Tenbensel, 2015: 374; Easton, 1953; Parsons, 1964)。

肆、結論

複雜性科學進入公共衛生領域。公共衛生的研究現在已處於醫療服務研究、流行病學、醫學、公共政策研究、管理學、行政學，以及複雜性科學等等跨科際，多元學科，科際整合的研究 (Tenbensel, 2015: 381)。複雜性科學進入公共衛生領域，以其新穎的概念，啟發並擴增公共衛生研究的思維。可是仍有待努力的是：直至今日，複雜性科學觀念的應用到公共衛生領域，仍沒有明確的核心概念，以及清晰、明確的研究方法論。不過，複雜性科學已經提供了相當新穎的觀念內涵，且其內容容易和其他理論概念和分析框架，創新性地相結合(Tenbensel, 2015: 381)。

參考文獻

張耕維，2018，〈健康照護〉，《科際整合月刊》，3(8)：1-18。

Abbott, A. 2001. *Time Matters: On Theory and Method*, Chicago: University of Chicago Press.

Alvaro, C., L. A. Jackson, S. Kirk, T. L. McHugh, J. Hughes, A. Chircop and R. F. Lyons. 2011. Moving Canadian governmental policies beyond a focus on individual lifestyle: Some insights from complexity and critical theories, *Health Promotion International*, 26(1),91-9.

Baumgartner, F. R. and B. D. Jones. 1993. *Agendas and Instability in American Politics*, Chicago: University of Chicago Press.

Bell, S and A. Hindmoor. 2009. *Rethinking Governance*, Melbourne: Cambridge University Press.

Cairney,P. 2012. Complexity theory in political science and public policy, *Political Studies Reviews*, 10(3).346-58.

Chalmers, L. 2014. *Inside the Black Box of Emergency Department Time Target Implementation in New Zealand*, PhD, University of Auckland.

Cohn, S. et al., 2013. Entangled complexity: why complex interventions are just not complicated enough, *Journal of Health Services Research & Policy*, 13(1), 40-43.

Coleman, A., K. Checkland, S. Harrison and U.Hiroah. 2010. Local histories and local sensemaking: A case of policy implementation in the English National Health Service', *Policy and Politics*,38,289-306

Dickinson, H. 2011. Implementing policy, in J. Glasby (ed.), *Evidence, Policy and Prractice: Critical Perspectives in Health and Social Care*, Bristol: Policy Press, pp.71-84.

Kernick, D. 2004. *Complexity and healthcare organization1: A view from the street*, London : Radcliffe Medical Publishing

Editorials. 2007. Addressing the complexity of health care: the practical potential of ethnography, *Journal of Health Services Research & Policy*, 12(4), 193-194.

Essen, A. and S.Lindblad. 2013. Innovation as emergence in healthcare: Unpacking change from within', *Social Science & Medicine*, 93(0), 203-11.

Geyer, R. 2012. Can complexity move UK policy beyond "evidence-based policy making and the audit culture? Applying a complexity cascade to education and health policy, *Political Studies*, 60(1), 20-43.

Geyer, R. 2013. The Complexity of GP commissioning: Setting GPs' free to make decisions for their patients' or 'the bravest thing' that GPs will ever do, *Clinical Governance*, 18(1),49-57.

Geyer, R. and P. Cairney (eds.). 2015. *Handbook on Complexity and Public Policy*, Cheltenham, UK: Edward Elgar.

Glouberman,S.,M.Gemar, P .Campsie,G. Miller, J. Armstrong, C.Newman, A. Siotis and P. Groff. 2006. A framework for improving health in cities: A discussion paper', *Journal of Urban Health*, 839(2), 325-38.

Greenhalgh, T. et. al., 2010. Response to 'The appropriation of complexity theory I health care' *Journal of Health Services Research & Policy*, 15(2), 115-117.

Gubb, J. 2009. Have targets done more harm than good in the English NHS? Yes', *British Medical Journal*, 338,130.

Hannigan, B. 2013. Connections and consequences in complex systems: Insights from a case study of the emergence and local impact of crisis resolution and home treatment services, *Social Science & Medicine*, 93(0), 212-19.

Hayes,P. 2008. Complexity theory and evaluation in public management, *Public Management Review*, 10(3), 401-19.

Hogwood,B.W. and L.A. Gunn. 1984. *Policy Analysis for the Real World*, Oxford and New York: Oxford University Press.

Hunter, D. 2003. *Public Health Policy*. Oxford: Policy Press.

Jessop, B. 2003. Governance and metagovernace: On reflexivity, requisite variety and requisite irony, in H.P. Bang(ed.), *Governance as social and political communication*, Manchester: Manchester University Press, pp.101-16.

Kingdom, J.W. 1984. *Agendas, Alternatives, and Public Policies*, Boston: Little, Brown.

Lanham, H.J., L. K. Leykum, B.S. Taylor, C. J. McCannon, C.. Lindberg and R.T. Lester. 2013. How complexity science can inform scale-up and spread in health care: Understanding the role of self-organization in variation across local context', *Social Science& Medicine*, 93(0), 194-202.

Mahamound, A. , B. Roche and J. Homer. 2013. Modelling the social determinants of health and simulating short-term and long term intervention impacts for the city of Toronto, Canada, *Social Science & Medicine*, 93, 247-55.

Marchal, B., S. Van Belle, V. De Brouwere and S. Witter. 2013. Studying complex interventions: Reflections from the FEMHealth project on evaluation fee exemption policies in West Africa and Moroco, *BMC Health Service Research*, 13 (1).

Matheson, A., K. Dew and J. Cumming. 2009. Complexity, evaluation and the effectiveness of community-based interventions to reduce health inequalities, *Health promotion Journal of Australia*, 20(3),221-26.

Moore, M. H. 1995. *Creating Public Value*, Cambrige: Harvard University Press.

O'Sullivan, T.L., C.E. Kuziemusky, D. Toal-Sullivan and W. Cornell. 2013. Unraveling the complexities of disaster management: A framework foe critical social infrastructure to promote population health and resilience, *Social Science & Medicine*, 93(0),238-46.

Paina, L. and D. H. Peters. 2012. Understanding pathways for scaling up health services through the lens of complex adaptive systems, *Health Policy and Planning,* 27(5), 365-73.

Paley, J. 2010. 'The appropriation of complexity theory I health care' *Journal of Health Services Research & Policy*, 15(1), 59-61.

Paley, J. 2011. Complexity in health care: a rejoinder, *Journal of Health Services Research & Policy*, 16(1), 44-45.

Plsek,P.E. and T.Greenhalgh. 2001. The challenge of complexity in health care', *British Medical Journal*, 323(7313), 625-8.

Pressman, J. and A. Wildavsky. 1973. *Implementation*, Berkeley: University of California Press.

Rhodes,R.A.W. 1997. From marketization to diplomacy: It's the mix matters's, *Australian Journal of Public Administration*, 56(2), 40-53

Room, G. 2011. *Complexity, Institutions and Public Policy: Agile Decision-Making in a Turbulent World,* Cheltenham, UK and Northampton, MA, USA: Edward Elgar Publish.

Ssengooba, F., B. McPake and N. Palmer. 2012. Why performance-based contracting failed in Uganda: An 'open box' evaluation of a complex health system intervention , *Social Science and Medicine*,75(2), 877-83.

Tenbensel, T. 2015. Complexity and health policy, in R. Geyer and P. Cairney (eds.), *Handbook on Complexity and Public Policy*, Cheltenham, UK: Edward Elgar, pp. 369-383.

Thompson, G. 2003. *Between Hierarchies and Markets*, Oxford: Oxford University Press.

Thompson, M. and R. Ellis. 1997. Introduction, in R. Ellis and Thompson(eds), *Culture Matters,* Boulder: Westview Press.

Trenholm, S. and E. Ferlie. 2013. Using complexity theory to analysis the organizational response to resurgent tuberculosis across London, *Social Science & Medicine*,93, 229-37.

Weick, K. 1995. *Sensemaking in Organizaions*, Thousand Oaks: Sage.

Willing, E. 2014. Understanding the Implementation of New Zealand's Immunisation Health Target for Two-year-olds, PhD, University of Auckland.

Xiao,Y.,K. Zhao, D.M. Bishal and D.H. Peters. 2013. Essential drugs policy in three rural counties in China: What does a complexity les add? *Social & Medicine*, 93(0), 220-28

CHAPTER 12

邊界組織 (Boundary organization)

摘要

「邊界組織」的概念是研究公共衛生政策與執行的很有用工具。本文介紹 Drimie 和 Quinlan (2011)的論文，討論跨越科學研究與政治之間界限的組織問題。他們利用非洲組織網絡的經驗，描述了利用南非愛滋病毒/愛滋病、糧食安全和營養之間，相互聯繫的研究方法，強調跨越科學與政治之間的界限可以系統地完成。本文揭示了研究政策制定與執行的複雜性，並確定了網絡實踐和政策與決策者參與的經驗教訓。

壹、前言

探討科際整合，有比學科研究整合更進一步的整合，是組織之間的整合；要先能穿透組織之間的邊界，才能進行組織之間的整合。最難穿透組織之間的邊界的是科學與政治之間的邊界，也就是科學研究與現實政治之間的邊界。Guston (2001)提出「邊界組織」(boundary organization)的概念，與1981年美國通用電氣公司(GE) 董事長韋爾許(Welch)所提出的「無邊界組織」(boundaryless organization)的意義完全不同。「無邊界組織」強調組織要消除組織邊界的障礙，及消除縱向、橫向、外部、地域的邊界障礙，讓組織能夠機動、靈活、開放、有效經營。而「邊界組織」(boundary organization) 指要突破科學與政治的邊界，能夠在有邊界的組織之間，遊走自如；組織要能夠針對不同組織之間的邊界，自由跨越或穿透，充分溝通、瞭解、信任、協調、運用並共享資源，達成政策目標。

本文介紹 Drimie 和 Quinlan (2011)的論文，討論跨越科學研究與政治之間界限的組織的實踐，以促進基於證據的政策和計劃。他們利用非洲組織網絡的經驗，描述了促進利用南非愛滋病毒／愛滋病，糧食安全和營養之間相互聯繫研究的方法，挑戰和成功經驗；強調跨越科學與政治之間的界限可以系統地完成，並且對任何尋求影響政策制定的嘗試都是不可避免的。本文揭示了研究政策制定界面的複雜性，並確定了網絡實踐和政策與決策者參與的關鍵經驗教訓。邊界組織的概念是理解研究政策和實踐以及理解「混亂」過程的方法論基礎的有用手段。

他們舉《愛滋病毒／愛滋病，生計和糧食安全區域網絡》（the Regional Network on HIV/AIDS, Livelihoods and Food security, RENEWAL）的例子(Drimie and Quinlan, 2011)，說明「邊界組織」(Boundary organization)如何發揮其參與政策制定與執行的功能。

貳、邊界組織

「**邊界組織**」指：「跨越科學與政治之間界限的組織，並利用雙方機構的利益和知識，促進循證和社會有益的政策和計劃。」（“boundary organisations”, signifying organisations that cross the boundary between science and politics and draw on the interests and knowledge of agencies on both sides to facilitate evidence-based and socially beneficial policies and programmes.) (Guston, 2001)。其構成要件是：1. 跨越科學與政治的邊界，不是跨越不同學科的邊界，如果只是跨越不同學科，頂多只是科際整合；也不是跨越不同政治組織黨派，那頂多只是跨黨派聯盟。「邊界組織」是跨越科學與政治，一個是講求科學的真，另一個是講求政治利益；完全是屬於兩個不同思考的世界，要相互溝通與信任，相當困難。2.要利用雙方機構的利益與知識。政治強調利益，科學強調知識。但政治並不排斥知識，政治的運作業要靠真知灼見；科學也不排除利益，要有充分的經費才能研究。這兩者是互補的，使得「邊界組織」能遊走其間，跨越邊界。3.其目的是提供論證基礎與對社會有益的政策與計畫。政策與計畫要有科學研究的論證基礎，並且為社會所需、所益。

本文以Drimie 和 Quinlan (2011)所研究的RENEWAL實例，探討「邊界組織」如何發揮其參與政策制定與執行的功能。RENEWAL隸屬在國際糧食政策研究所（The International Food Policy Research Institute, IFPRI），於2001年成立。國際糧食政策研究所的前身是國際農業研究中心，總部設在美國華盛頓，成立於70年代初，研究國家農業和糧食政策，促進農業技術創新，闡明農業和農村發展在一個國家更廣泛的發展道路中的作用。國際糧食政策研究所的使命是提供基於研究的政策解決方案，可持續減少貧困，消除飢餓和營養不良。

在國際糧食政策研究所 (The International Food Policy Research Institute)的推動下，RENEWAL是一個區域性網絡組織，適用於肯亞、

馬拉威、南非、烏干達、尚比亞，包括與愛滋病和公共衛生領域的合作夥伴的國家糧食和營養相關組織網絡（公共、私營和非政府組織）。RENEWAL旨在加強對愛滋病毒／愛滋病與糧食和營養安全之間日益惡化的相互作用，進行相關研究，並改善這些相互作用。其核心支柱是地方優先行動研究、能力加強、和政策溝通 (Drimie and Quinlan, 2011)。

RENEWAL是「邊界組織」，要跨越科學與政治邊界，有賴於網際網絡跨過各種的邊界，其名稱為「愛滋病毒／愛滋病，生計和糧食安全區域網絡」。RENEWAL通過其與區域機構的接觸，得到了區域組織的支持。例如，RENEWAL幫助起草了「南非發展共同體」（SADC）愛滋病毒／愛滋病單位的愛滋病毒／愛滋病框架。同樣，RENEWAL通過愛滋病規劃署資助，研究糧食價格上漲對愛滋病毒感染者和愛滋病患者的影響。該研究係由南非地區（NAP + SAR）和東非地區（NAP + EAR）的非洲愛滋病病毒感染者網絡共同委託進行(Drimie and Quinlan, 2011)。

RENEWAL是「邊界組織」，跨越科學和政治界限的組織，在促進基於證據和社會有益的政策和計劃方面，發揮著深思熟慮的作用，並且他們利用一系列策略，包括網絡、信心、能力、溝通、創新方法來實現其目標 (Drimie and Quinlan, 2011)。RENEWAL在2006年至2009年期間開展的工作，調查五個主要工作領域。首先，RENEWAL利用南非的兩個研究項目讓利益相關者了解合作夥伴關係。其次，RENEWAL從研究跨越政治組織的邊界。第三，RENEWAL擴大組織空間。第四，RENEWAL表現科學分析的貢獻。最後，RENEWAL加強組織能力的重要性 (Drimie and Quinlan, 2011)。

參、建立夥伴關係

RENEWAL「邊界組織」如何跨越科學與政治的邊界，表現其功能，獲得支持？利用兩個研究項目，促使利害關係人瞭解建立夥伴關係的重要性 (Drimie and Quinlan, 2011)。

1. RENEWAL的一個南非研究項目，要解決改善農村生計、健康和營養安全的挑戰，在研究開始獲得了南非衛生部官員和診所在研究地點的支持。然而，一旦所有人都原則上確定須經政府機構、非政府組織和社區組織的合作，但如未獲得衛生官員實際參與合作，建立真正夥伴關係，這一研究項目就會失敗 (Drimie and Quinlan, 2011)。
2. 另一個項目探討了飢餓，愛滋病毒和結核病之間的相互作用，最終在城市住區的一個研討會上達到高潮，其結果與研究參與者、居民、地方官員和非政府組織共享。研究結果顯示受到廣泛的共同感染，並激發了參與者和居民對缺乏有效的醫療服務支持（例如診斷時間緩慢，缺乏經驗的醫生）的聲音批評。隨後，一個研討會決議是該項目有責任闡明和要求更好的服務。此外，社區代表強烈認為，所有人都應該前往當地政界人士的辦公室和家中，以突顯他們的關切。然而，一些研究人員擔心該研究被用於更大的政治議程，超出了研究的實際焦點和結果。儘管如此，研究人員已經意識到他們的研究能夠引起比原先預期更大的反應 (Drimie and Quinlan, 2011)。

這兩個案例都為研究人員提供了經驗：研究人員經常是很難將研究轉成對實務的貢獻。由這兩個案例都揭示了研究人員產生的證據，不足以帶來人們的認同。也就是：研究是研究，政治現實是政治現實。研究的工具價值、研究者的可信度、研究者的客觀性、中立性、以及對人們經歷的關注，不足以產生對現實政治的貢獻；除非他們與有權力的政治勢力合作，以支持他們建設性地使用他們的權力(Drimie and Quinlan, 2011)。

肆、跨越政治組織的邊界

RENEWAL的另一個經驗，是處理科學中的政治問題 (Drimie and Quinlan, 2011)。RENEWAL的研究策略支持跨越學科界限。可以相對輕鬆地開展跨學科研究; 合作始於與志同道合的個人和組織合作。然而，隨著研究人員的共同努力，特別是在與愛滋病毒／飢餓關係一樣複雜的領域，在可靠和顯著的知識方面出現了具有挑戰性的問題；如何產生這種知識的方法使其有效；什麼類型的知識應優先於其他知識？換句話說，研究人員必須面對兩種方式的挑戰 - 對於經驗主義的科學基礎，從這些基礎到建構主義的方法(Drimie and Quinlan, 2011)。由此，引申跨越邊界的實際做法如下：

RENEWAL的策略在啟動研究項目時，在溝通表達，用包容性用語。例如，採用「到達」(in-reach)而不是「外展」(out-reach)語詞 (Drimie and Quinlan, 2011)。「外展」(out-reach)暗示強調不同機構之間的差異和界限。「到達」 (in-reach)隱含地承認了不同機構的共同關注以及接觸這些問題根源的範圍 (Drimie and Quinlan, 2011)。這些用語給讀者了解在多種組織間溝通用詞遣字謹慎的重要性 。要建立聯繫、接觸、溝通管道，例如建立國家諮詢小組並與之建立聯繫是確保與利益攸關方，持續磋商，確定研究重點和改變政治利益和觀點的重要手段 (Drimie and Quinlan, 2011)。加強對愛滋病毒／飢餓關係複雜性考慮的方法，包括RENEWAL協調員彼此之間以及每個國家與研究小組的所有成員定期互動，在跨組織研究的情況下，來自不同機構的高級團隊成員之間以及不同國家的RENEWAL項目的負責人之間的互動 (Drimie and Quinlan, 2011)。

這些互動旨在確保項目設計和政策相關性的跨站點可比性，並且它們是持續宣傳的管道 (Drimie and Quinlan, 2011)。在宣傳方面，各種活動是發展和制定傳播和營銷策略及產出的豐富思想和信息來源。換句話說，「研究交流」僅僅是傳播研究成果，而且可以包括從為不同媒體和培訓寫作的指導形式的能力建設，寫作「問題簡報」(Drimie and Quinlan, 2011)，到使用不同媒體作為不同目的的活動。一個項目的進展，「影響範圍」的議程是從一開始就最大限度地提高工作的所有權，可持續性和影響力，並確保結果的國家，區域和國際相關性。從本質上講，它鼓勵了許多方向的知識流動，從而進一步模糊了「純粹」和「應用」研究之間的區別 (Drimie and Quinlan, 2011)。

儘管如此，確保這種流動仍存在許多問題 (Drimie and Quinlan, 2011)。例如，國家行動計劃是一種手段，使從業者和政策制定者不僅能夠接受科學知識，而且還能幫助制定關於愛滋病毒／飢餓關係的研究。然而，研究預算是由華盛頓的國際糧食政策研究所預先確定和控制的，這導致了「制定（預算）議程」的緊張局面。隨著國家行動方案開始履行其職責，對RENEWAL預算提出了許多要求。資金承諾需要修改，但與捐助方合同和國際糧食政策研究所製定的原始提案相協調。總而言之，創建連接需要時間才能見效，但成本並不能準確預測 (Drimie and Quinlan, 2011)。

伍、擴大組織空間

RENEWAL爭取與許多組織接觸、溝通、討論，利用網際網路，擴大網絡組織的空間，包括「衛生經濟學和愛滋病毒／愛滋病研究部」（the Health Economics and HIV/AIDS Research Division at the University of KwaZulu-Natal, HEARD）、比勒陀利亞大學愛滋病研究中心（CSA）、以及國家衛生部營養理事會，積極促進研究人員和政府官員之間的討論。這些討論刺激了支持政府利益的項目的想法。RENEWAL在跨祖魯 - 納塔爾大學非洲糧食安全中心開展合作，培訓年輕研究人員和政府官員的評估能力，並協調不同政府部門的愛滋病毒和營養方案。RENEWAL又與威特沃特斯蘭德大學地理系建立合作關係，為食品安全專家合作提供了學術研究機會，包括為博士候選人提供部分研究資金。RENEWAL資助的研究項目，包括在愛滋病毒流行率高的情況下，研究環境作為安全網的重要性；約翰尼斯堡移民、糧食安全和愛滋病毒的問題；以及在犯罪和仇外暴力事件後，進一步研究在約翰尼斯堡處理移民問題的綜合戰略的衛生要求 (Drimie and Quinlan, 2011)。

RENEWAL還向南非國家農業部糧食安全局以及糧食不安全和脆弱性資訊管理系統（FIVIMS）提供服務。然而，與農業部的合作卻停頓很久，後來恢復，是因為農業部自身複雜的內部政治問題。RENEWAL已經謹慎行事，特別是在與農業和衛生部門的董事會合作時，他們的人員往往受限於他們可以說或做的事情 (Drimie and Quinlan, 2011)。

陸、展現研究的汲取效用

RENEWAL發現研究人員忽略與社區人員的溝通，他們所提供的研究報告和政策對話，從未返回到社區層面。RENEWAL通過HEARD的協助，展示如何將持續的反饋過程回饋給跨祖魯 - 納塔爾省AmaJuba區的社區和家庭層面的發展，同時也有助於驗證和加強研究結果 ，以發揮研究對社會的汲取效用 (Drimie and Quinlan, 2011)。

RENEWAL鼓勵社會各界對其研究成果進行瞭解和批判，並鼓勵研究人員參與該過程，作為加強最終分析有效性並確保其可利用的手段。然而，其他研究人員並不是在RENEWAL促進各種溝通方式（包括培訓研討會）中接受這些要求。RENEWAL有時發現其研討會和培訓課程被視為研究人員更有創造性地寫作的手段，但仍然可以在他們完成分析後，傳播他們的發現，並避免參與其工作的政治性 (Drimie and Quinlan, 2011)。

這些問題往往因充分溝通而消除。這些成果證明了建立信任和加強關係，能夠積極導致心態的轉變。例如，在2007年恢復南非國家愛滋病框架（SANAF）之後，RENEWAL與民間社會組織和政府在理解和概念化食品和營養安全方面進行了接洽。同樣，2008年，在繼續與該部門合作之後衛生部，RENEWAL受邀協助推動由高級官員組織的小型會議，這些會議希望激發政府內部關於愛滋病毒／飢餓關係的更廣泛討論。同樣，RENEWAL與糧食安全綜合戰略（IFSS）的代表進行持續討論，該戰略部分監測該國的糧食不安全狀況 (Drimie and Quinlan, 2011)。

柒、增強組織能力

RENEWAL為了增強組織能力，區分科學實踐培訓和專題知識培訓。這表是研究成果和使用研究成果是不同的。培訓教材由國際糧食政策研究所與RENEWAL團隊合作開發，而培訓方式由非洲糧食安全中心提供。

RENEWAL也提供網絡線上課程，包括研究計畫的撰寫和出版物科學的寫作。諮詢小組的成員和與該網絡相關的研究人員也參加了強化培訓課程，其中包含研究方法和建立和分析網絡的方式、與國際糧食政策研究所研究人員交流工作經驗和建議的機會，以及開發溝通技術的會議，特別是寫作，以及領導和項目管理等技能。2009年，RENEWAL提供制定政策環境和編寫政策簡報的培訓研討會 (Drimie and Quinlan, 2011)。

捌、跨越組織邊界的挑戰

RENEWAL「邊界組織」進行跨越「邊界工作」的經驗突出了四個主要的運營挑戰 (Drimie and Quinlan, 2011)。

第一個挑戰，是政治和政治參與的本質。南非的RENEWAL專門致力於支持對證據感興趣的政府官員為計劃提供資訊。然而，這些官員受到該國特有的愛滋病毒／愛滋病政治的制約，阻礙了政府內部的公開對話。此外，迷宮式部門政治在某些情況下阻礙了官員與RENEWAL研究人員網絡之間的計劃會議。事後看來，國家行動計劃本可以在他們自己的圈子裡更頻繁地推動RENEWAL議程。然而，真正的限制因素在於關注維持關係並將其視為必要的焦點，直到國家行動計劃提出關於更積極的角色的討論為止 (Drimie and Quinlan, 2011)。

第二個挑戰，是維護互動研究議程的完整性。這涉及堅持科學原則的爭議，同時又要與具有政治權威的人士保持密切關係，並確保對進行研究的社區負責。處理這些問題的關鍵前提是，在這種情況下，研究人員無能為力進行建設性的思考和行動，並觸及個人和組織共享的內容，而不是關注彼此間點的差異 (Drimie and Quinlan, 2011)。

第三個挑戰，是在政府部門和科學組織中選擇和培養研究「傑出」。高級官員經常轉到政府內外的新職位。 因此，選擇和培養研究「傑出」是持續的過程。研究人員以不同的形式和方式對他們的研究報告和出版物的交流和使用保持自然的緘默。有些人認為，與不同的非科學方面進行關鍵評論和對研究結果的解釋，以加強最終分析的有效性並確保可利用性。可是，這一點與實際情況相悖。RENEWAL的回應是支持參與RENEWAL項目的研究生對各種形式的溝通和探索互動研究議程的培訓 (Drimie and Quinlan, 2011)。

第四個挑戰，是影響政策／決策者是無休止的緩慢過程。這需要長遠的視角，並知道這將在適當的時候才能取得成果。RENEWAL的經驗是，一個有效的「邊界組織」需要堅持不懈; 更確切地說，採用瞭解、支持、靈活和適應性的方法，逐步加強網絡，可以建立信任 (Drimie and Quinlan, 2011)。

最後，一個關鍵的論點是，政策過程很少是合乎邏輯的 (Drimie and Quinlan, 2011)，特別是在南非的愛滋病毒和糧食安全充滿挑戰的地區。為了吸引所涉及的參與者的多樣性，RENEWAL為中層公務員、民間社會以及研究和學術界，建立了「安全空間」，來處理這些問題，並最終建立信心和專業知識，以便在政策方案，在實際執行時，成為可行。這反映了一個重要的挑戰，即做為「邊界組織」，採取的態度是成為一個具有長遠眼光的「**政策企業家**」(Drimie and Quinlan, 2011)。

玖、結論：跨越邊界的教訓

在上述挑戰的基礎上，提出重要的教訓是，RENEWAL通過網絡方法，發揮了「邊界組織」的作用。「邊界組織」要跨越各組織邊界，涉及邊界兩邊的行動者以及扮演調解角色的個人和組織，而每個角色都有不同的問責制。由於希望保留非正式交流和支持的狀況，這在很大程度上從未形成正式化，這可能是轉變政策的政治機會出現時的限制因素。因此，「邊界組織」必須警惕改變其重點，特別是在政策對話發生變化時 (Drimie and Quinlan, 2011)。

RENEWAL並沒有聲稱直接改變了政策。它更多地被視為有助於更廣泛的政策變革進程，其中包括為決策者提供可用的證據，加強某些個人和團體使用該證據的能力，鞏固可能推動政策議程的關係並提供各級決策者可獲得的背景支持。最相關的是通過南非國家愛滋病框架向民間社會組織和政府提供的對糧食和營養安全的理解和概念化的支持。同樣，邀請協助促進衛生部組織的小型會議，以促進政府內部關於愛滋病毒 - 飢餓關係的更廣泛討論 (Drimie and Quinlan, 2011)。

RENEWAL以研究成果對社會做出貢獻。這些研究成果通過網絡方法在行動者之間建立橋樑。實例證明：研究人員必須與有能力進行變革的行動者建立關係，無論他們是民間社會還是政府，這揭示了研究的工具價值和研究團隊的可信度。因此，希望利用「邊界組織」影響政策制定的團體，本文提供強而有力的論據，有助於理解如何通過網絡參與政策制定與執行 (Drimie and Quinlan, 2011)。

參考文獻

Drimie, Scott and Tim Quinlan. 2011. Playing the role of a ‘boundary Organisation’: getting smarter with networking, *Health Res Policy Syst* . 9 (Suppl 1): S11. Jun 16. doi: 10.1186/1478-4505-9-S1-S11

Guston, D. 2001. Boundary organizations in environmental policy and science: an introduction. *Science, Technology, and Human Values*. 26 (4):87–112.

原作者簡介

Scott Drimie, PhD, is the Regional Co-ordinator of the Regional Network on AIDS, Livelihoods and Food security (RENEWAL), a programme of the International Food Policy research Institute (IFPRI).

Tim Quinlan, PhD is the Research Director of the Health Economics and HIV/AIDS Research Division (HEARD) at the University of KwaZulu-Natal.

CHAPTER 13

無邊界組織 (boundaryless organisation)

摘要

「無邊界組織」強調組織的各個職位、單位、部門，各有其本身自已在組織裡的角色；在履行自己所專負的相應職責的基礎上，還要對整個組織目標的實現承擔不同程度的職責，包括協助其他職位、單位、部門的角色履行；必要時，就逕行接辦，以保證這個組織目標的實現。「無邊界組織」的觀念能夠帶來充分高的效益。人力資源成為組織發展的主導資源之後，組織發展與員工發展的關係就直接形成了一種相互依存的關聯關係，都需要通過對方的發展來實現自身的發展。

壹、組織的生物學觀點

組織的無邊界原理受到生物學的啟發，認為組織就像生物有機體一樣，存在各種隔膜使之具有外形或界定 (MBA智庫百科，無邊界組織)。雖然生物體的這些隔膜有足夠的結構和強度，但是並不妨礙食物、血液、氧氣、化學物質暢通無阻地穿過。無邊界組織的原理認為，信息、資源、構想、能量也應該能夠快捷順利地穿越組織的邊界，使整個組織真正融為一體 (MBA智庫百科，無邊界組織)。在無邊界原理中，組織各部分的職能和邊界仍舊存在，仍舊有位高權重的領導，有特殊職能技術的員工，有承上啟下的中層管理者，使各個邊界能夠自由溝通、交流，實現最佳的合作 (MBA智庫百科，無邊界組織)。在無邊界原理下需要重新分析組織原有的邊界。Ron Ashkenas (羅恩·阿什克納斯)等人合著(2015)的《無邊界組織：打破組織結構的鎖鏈》一書中對四種邊界進行了分析界定 (MBA智庫百科，無邊界組織)。

一、垂直邊界

舊的垂直邊界主要是傳統的金字塔式組織結構引起的內部等級制度，組織按各自的職權劃分為層層的機構，各個機構都界定了不同的職責、職位和職權。無邊界模式則突破了僵化的定位，從某種程度上撇開權威與地位，職位讓位於能力，大家群策群力，往往採用一種團隊模式，只要是有利於組織的建議都會受到重視和採納。在無邊界模式下各個層級之間是互相滲透的，能夠最大限度地發揮各自的能力 (Ashkenas, 2015)。

二、水平邊界

舊的水平邊界組織按各個組成部分的職能不同而劃分為不同的職能部門，由於各職能部門都依據自身的特點行事，往往與其它部門發生矛盾和衝突。無邊界模式就是要突破各個職能部門之間的邊界，真正使計畫、生產、銷售等各部門真正連為一體，形成統一的系統 (Ashkenas, 2015)。

三、外部邊界

外部邊界是組織與不同專業、服務對象、政府管制機構、社區等外部環境的分水嶺。這些邊界在傳統組織中涇渭分明，使大多數組織與外部環境之間形成一種內外有別的關係，資訊不對稱、難以溝通協調、缺乏互信、很難整合。一個無邊界組織則把外部的圍牆推倒，讓組織內外一個更大系統的組成部分，真正做到為民眾服務，這樣可以形成融洽和諧的外部環境和良好的公共關係 (Ashkenas, 2015) 。

四、地理邊界

地理邊界是區分文化、地域、市場的界限。邊界的存在往往使得新方法新思想局限於某地域之一角，而難以傳播，整個組織不能充分學習他人之經驗，不利於組織的成功。伴隨著經濟全球化的到來，組織的地理邊界慢慢被打破，不同地域的組織相互學習，跨國公司慢慢的與當地的文化相融合。無邊界就是要打破各個邊界之間的障礙，使資訊和資源能夠得到最佳配置，使組織系統能夠達到最佳狀態。無邊界管理本質上也是一種人本管理的模式，它把組織成員從嚴格的等級制度下解放出來，真正尊重成員的價值，使他們能夠最大限度地發揮自己的才智(Ashkenas, 2015)。

貳、「無邊界組織」名詞來源

「**無邊界組織**」(boundaryless organization) 是相對於有邊界組織而言的。有邊界組織要保留邊界，完全是為了保證組織的穩定與秩序。但無邊界組織也需要穩定、秩序、呈現度，所以它絕不是要完全否定組織必有的控制手段，包括工作分析、層級定位、職責權力等等的設定，只是不能把它們僵化。無邊界組織是指邊界不由某種預先設定的結構所限定的組織結構 (MBA智庫百科，無邊界組織)。

美國通用電氣公司(GE)前董事長傑克·韋爾許 (Jack Welch)，1981年，首先使用了「無邊界組織」(boundaryless organization) 這一名詞(MBA智庫百科，無邊界組織)。韋爾許力求取消公司內部的橫向和縱向邊界，並打破公司與客戶和供應商之間存在的外部邊界障礙。在外部環境下，組織為了更有效的運營，就必須保持靈活性和非結構化 (MBA智庫百科，無邊界組織)。為此，無邊界組織力圖取消指揮鏈，保持合適的管理幅度，以授權的團隊取代部門。如何實現無邊界的組織設計呢？管理者可以通過跨職能團隊以及圍繞工作流程而不是職能部門組織相關的工作活動等方式，以取消組織的橫向邊界；通過運用跨層級團隊或參與式決策等手段，取消組織的縱向邊界，使組織結構扁平化；通過與供應商建立戰略聯盟等，取消組織的外部邊界。通過網際網路使組織不受地域的限制 (MBA智庫百科，無邊界組織)。韋爾許強調無邊界組織應該將各個職能部門之間的障礙全部消除，工程、生產、營銷，以及其他部門之間能夠自由溝通，工作及工作程式和進程完全透明 (MBA智庫百科，無邊界組織)。

參、無邊界組織的特徵

Robert Slater (羅伯特·史雷特)在他的 (The GE Way Fieldbook: Jack Welch's Battle Plan for Corporate Revolution, 2015)《通用商戰實錄》一書中就「無邊界組織」(boundaryless organization)的界定做了更細緻的描繪，對四種邊界成為四種關係 (縱向、橫向、外部夥伴、空間區域)，從速度、彈性、整合程度和創新四個方面，進行了分析。他認為無邊界組織具有以下16個特徵 (Slater, 2015；華人百科，2019，無邊界組織)。

一、縱向關係

1.縱向關係的速度特徵為：由上而下、或由下而上，快速傳送最接近服務對象的現場，限數小時完成，而不是數星期、數個月(Slater, 2015)。

2.縱向關係的彈性特徵為：各級管理者不但肩負日常的一線管理責任，而且承擔有更為廣泛的戰略責任 (Slater, 2015)。

3.縱向關係的整合程度特徵為：關鍵問題由多層次的團隊共同解決，其成員的努力不再受組織中的層級限制 (Slater, 2015)。

4.縱向關係的創新特徵為：針對要解決的問題，經常通過跨層級的腦力激盪法來發掘新議題、新思路，並現場決策，不再來來回回地申報決定 (Slater, 2015)。

二、橫向關係

5.橫向關係的速度特徵為：新產品或服務以越來越快的速度推向市場，橫向快速擴展。一發掘出服務對象的價值，就以最快的速度呈獻給他們 (Slater, 2015)。

6.橫向關係的彈性特徵為：各種資源的分配，已打破單位、部門之間的部門分割，能夠根據各部門需要，快速、經常、無阻礙地在各部門之間流轉 (Slater, 2015)。

7.橫向關係的整合程度特徵為：日常工作可通過「標準作業程序」(SOP) 的方式予以解決，非常規性的工作由任務編組、專案管理來處理 (Slater, 2015)。

8.橫向關係的創新特徵為：經常舉辦跨單位、跨部門，甚至是跨組織的專題研討會、報告會，或問題研究小組活動，以橫向方式，自主、自動、自發地去探索新議題、新思路、新技術和新方法 (Slater, 2015)。

三、外部夥伴關係

9.組織伙伴關係的速度特徵為：對於外部服務對象和合作伙伴的要求，能預先採取措施，並適時答覆。與服務對象的關係也是一種合作伙伴關係(Slater, 2015)。

10.組織伙伴關係的彈性特徵為：對於外部服務對象與業務相關組織，相關人力、物力、財力、設備機具、資訊，可以在相互支援、提供、流用 (Slater, 2015)。

11.組織伙伴關係的整合程度特徵為：對於外部服務對象與業務相關組織，在設計組織運行中，依個別需要，可以居於核心地位，並發揮主導作用 (Slater, 2015)。

12.組織伙伴關係的創新特徵為：經由與外部夥伴組織的接觸、互動、觀念資訊激盪，能獲得大量的新思維、新產品和新工藝 (Slater, 2015)。

四、空間區域關係

13.空間區域關係的速度特徵為：最好的經驗得以利用跨地區、跨國界地傳播 (Slater, 2015)。

14.空間區域關係的彈性特徵為：組織領導者，包括所屬區域組織領導人，定期參與在不同地區、不同國家的區域業務營運會議及決策 (Slater, 2015)。

15.空間區域關係的整合程度特徵為：在組織聯盟內部的各地域業務之間，存在標準的產品平臺、統一的行動和分享的經驗 (Slater, 2015)。

16.空間區域關係的創新特徵為：新產品推廣到其母組織以外的地域，評價其適應性(Slater, 2015)。

肆、無邊界組織的作用

「無邊界組織」強調各個職位、單位、部門，各有其本身自已在組織裡的角色；在履行自己所專負的相應職責的基礎上，還要對整個組織目標的實現承擔不同程度的職責，包括協助其他職位、單位、部門的角色履行，當他們履行其角色有困難時。甚至當其他職位、單位、部門不能及時有效地承擔責任時，本職位 (或單位、或部門) 就直接頂上，以保證這個組織目標的實現 (MBA智庫百科，無邊界組織)。「無邊界組織」的出現與發展，是伴隨組織發展主導資源的變化而發生的一種組織變化，它是人力資源成為組織主導資源之後，必須作出的一種選擇。組織的各個職位、單位、部門在組織的發展上有共同的目標，正是這種共同的目標使這種「無邊界組織」能夠帶來充分高的效益。人力資源成為組織發展的主導資源之後，組織發展與員工發展的關係就直接形成了一種相互依存的關聯關係，都需要通過對方的發展來實現自身的發展 (MBA智庫百科，無邊界組織)。

在「無邊界組織」的建設中，通用電氣公司(GE)強調的一個關鍵點是，要大公司像小公司一樣運作 (MBA智庫百科，無邊界組織)。因為小公司發展為大公司之後，官僚注意就會泛濫起來，每個人都只是按照等級科層組織所限定的職責進行活動，並不關注組織的整體目標。每個人都只是為了履行自己的職責而履行職責，不知道這種職責所服務的最終目標是什麼，因而也就不會根據所服務的最終目標來靈活地調整自己的職責的履行方式和履行內容 (MBA智庫百科，無邊界組織)。組織如果處於這樣一種狀態，其效益就必然會大幅度地降低，無法靈活地協調內部關係以適應外部環境的變化。如果這樣，組織就會變成一個行動遲緩、生命力低下的龐然大物，一旦遇到外部環境的快速變化，只能坐以待斃 (MBA智庫百科，無邊界組織)。

「無邊界組織」又絕不是要完全否定組織必有的控制手段 (MBA智庫百科，無邊界組織)。因為只要是一個組織，穩定和秩序是其存在的前提，所以，有必要藉助一些控制手段來保證這種穩定和秩序。「無邊界組織」強調的是在保證這種穩定和秩序的前提下，突破彼此之間的種種界限，以增強組織的靈活性和適應性。就像作為有機體的人一樣，手能夠正常地完成它的目標功能作用，握筆寫字等，就沒有必要讓腳趾來代行其功能。

參考文獻

華人百科，2019，無邊界組織。

Aahkenas,R., Dave Ulrich, Todd Jick, and Steve Kerr. 2015. The Boundaryless Organization. New York: John Wiley & Sons.

MBA 智庫百科，2019，無邊界組織。

Slater, Robert. 2015. *The GE Way Fieldbook: Jack Welch's Battle Plan for Corporate Revolution*. New York: McGraw-Hill.

CHAPTER 14

世界衛生組織

摘要

全球就是一個生命共同體。每一個人與其他人彼此相關，因為任何人的健康與疾病會相互傳染與影響。人類的健康、疾病的防治非常重要。任何傳染疾病的發生，很可能快速擴散，造成全球性傳染病，世界衛生組織的存在與運作是人類生存發展所必要的國際組織。本文探討世界衛生組織（World Health Organization, WHO）的成立、組織結構、活動參與、活動功能，與世界衛生大會的組織結構、活動、活動參與，世界衛生組織對人類的貢獻。

壹、前言

本文包括《**世界衛生組織**》（World Health Organization, WHO）的成立、組織結構、活動參與、活動功能，與世界衛生大會的組織結構、活動、活動參與，世界衛生組織對人類的貢獻。

隨著全球化的發展，交通的便利，各個國家人民往來頻繁，全球可視為一個生命共同體，每一個人與其他人彼此相關，因為任何人的健康與疾病會相互感染與影響。因此，人類的健康、疾病的防治非常重要。任何傳染疾病的發生，很可能快速擴散，造成國際性傳染病，世界性衛生組織的存在與運作是人類生存發展所必須的國際組織 (陳隆豐，2013)。

貳、世界衛生組織的成立

《**世界衛生組織**》（World Health Organization, WHO），為聯合國環境規畫署(United Nations Environment Programme, UNEP)中負責國際衛生工作的專門機構。最初於1946年在紐約召開國際衛生大會，於會議上通過「世界衛生組織法」，於1948年生效，衛生組織正式成立，將總部建立在瑞士日內瓦，其下設六個區，分別是非洲區、美洲區、東地中海區、歐洲區、東南亞區和西太平洋區(World Health Organization,2016；國家教育研究院，2002)。

《**世界衛生組織**》(WHO)的宗旨是促進世界人類獲得最高水準的健康，主要任務是指導、協調世界各國的衛生工作，協助各國發展衛生業務，並加強撲滅流行病及其他疾病。**世界衛生大會(World Health Assembly，WHA)**是該組織的最高權利機構，每年五月召開一次，主要工作是審查新會員國的加入、執行委員會（Executive Board）和總幹事(Director-General)的工作報告、計劃預算，以及改選執行委員會等(World Health Organization,2016；國家教育研究院，2002)。

WHO在公共衛生所扮演的角色包括：(1)領導攸關衛生之事項並以夥伴身分參與必要的聯合行動；(2)制訂研究議程、協助開發及宣揚有價值的知識；(3)制訂規範與標準，並促進及監測其實施；(4)闡釋合乎倫理且證據導向的政策方案；(5)提供技術支援，促進變革，並建構永續組織能力；(6)監測衛生狀況並評估衛生趨勢(World Health Organization,2016；外交部官網，2014)，見圖1。

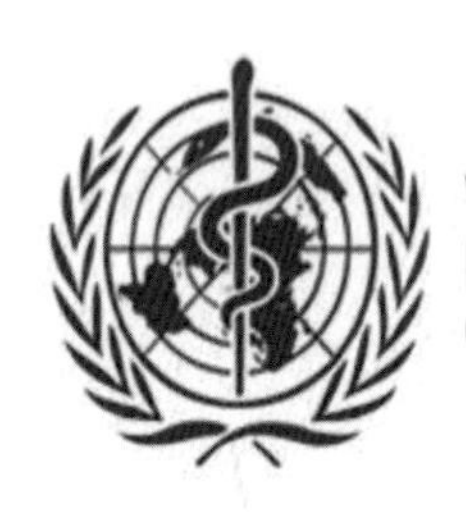

圖1　WHO在公共衛生所扮演的角色。

資料來源：World Health Organization,2016；
中華民國外交部-參與國際組織，2014。

參、世界衛生組織的組織結構

《世界衛生組織》分為總部(headquarters)、區域辦事處(country offices)、會員(Membership)、合作夥伴。目前總部設立於瑞士的日內瓦(Genève)，6個區域的辦事處，分別世界衛生組織非洲區域、世界衛生組織美洲區域、世界衛生組織東南亞區域、世界衛生組織歐洲區域、世界衛生組織東地中海區域、世界衛生組織西太平洋區域(World Health Organization,2016；國家教育研究院，2002)，如圖2，共有194個會員國與2個仲會員(波多黎各及托克勞群島)，150多個國家辦事處、7000多名員工、700多個機構支持世界衛生組織的工作，並與聯合國機構及捐助者、基金會、學術界、非政府組織、私部門共同合作(World Health Organization, 2016)，世界衛生組織總部的組織架構如表1。

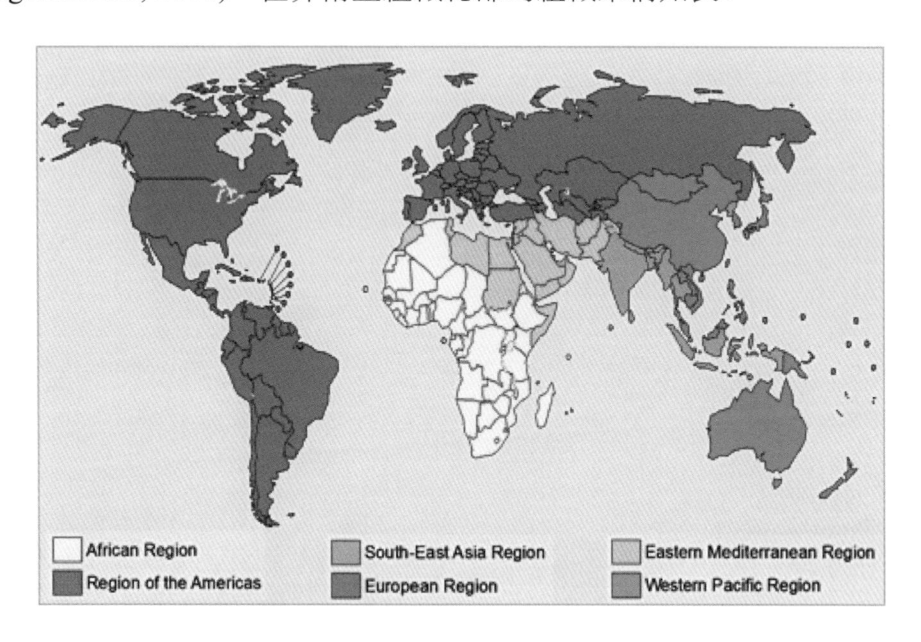

圖2　世界衛生組織區域辦事處

資料來源：World Health Organization, 2021。

表1　世界衛生組織的組織架構

職稱	現職人員	負責內容
總幹事 (Director-General)	Dr. Tedros Adhanom Ghebreyesus	技術及行政首長
副總幹事 (Deputy Director-General)	Dr. Zsuzsanna Jakab	技術及行政副首長

職稱	現職人員	負責內容
突發衛生事件規劃執行主任 (Executive Director Health Emergencies Programme)	Dr. Michael Ryan	針對突發衛生事件，進行規劃與執行主任。
助理總幹事 (Assistant Directors-General)	Dr. Samira Asma	資料、分析和行動事務助理總幹事
	Hanan Balkhy	抗微生物藥物耐藥性事務助理總幹事
	Agnès Buzyn	總幹事多邊事務特使
	Soce-Ibrahima Fall	突發事件應對事務助理總幹事性問題特別代表
	Ranieri Guerra	主要負責世衛組織籌備定於聯合國大會期間舉辦的全民健康覆蓋問題高級別會議助理總幹事
	Jaouad Mahjour	突發事件防範和《國際衛生條例》事務助理總幹事
	任明輝博士	全民健康覆蓋／傳染病和非傳染性疾病事務助理總幹事
	Raul Thomas	業務運作事務助理總幹事
區域主任 (Regional Directors)	Dr. Matshidiso Rebecca Moeti	非洲區域主任
	Dr. Carissa F. Etienne	美洲區域主任
	Dr. Poonam Khetrapal Singh	東南亞區域主任
	Dr. Hans Kluge	歐洲區域主任

職稱	現職人員	負責內容
區域主任 (Regional Directors)	Dr. Ahmed Al-Mandhari	東地中海區域主任
	葛西健博士	西太平洋區域主任

資料來源：World Health Organization, 2021。

而在執行機關上，分為世界衛生大會(World Health Assembly，WHA)、執行委員會（Executive Board）、總幹事(Director-General)，如下所述：

(一)世界衛生大會(World Health Assembly，WHA)

世界衛生大會是世界衛生組織中最高決策機構，於每年5月在日內瓦舉行，由所有會員國派代表團參加大會，並集中於執行委員會準備的特定衛生議程。世界衛生大會的主要職能是制定世界衛生組織的政策，任命總幹事，監督財政政策，以及審查和批准規劃預算方案(World Health Organization,2016)。

(二)執行委員會（Executive Board）

執行委員會委員由各區域會員國推派衛生專業人員組成，總額34名，見表2，任期三年。主要職能是執行衛生大會的決定和政策，向其提供建議並普遍促進工作。執行委員會每年舉行兩次會議，第一次會議在每年1月舉行，決定衛生大會的議程及議案的內容，第二次會議於5月衛生大會舉辦完畢之後舉行，決定衛生大會通過議案之執行，執行委員會應互選一人為主席，任期三年(World Health Organization, 2011;2016)。

表2 世界衛生組織執行委員會組成(2021)

非洲區域(7人)	美洲區域(6人)	東南亞區域(3人)
布吉納法索 (2019-2022) 波札那 (2020-2023) 加蓬 (2018-2021) 迦納 (2020-2023) 幾內亞比索 (2020-2023) 肯亞 (2019-2022) 馬達加斯加 (2020-2023)	阿根廷 (2019-2022) 智利 (2018-2021) 哥倫比亞 (2020-2023) 格瑞那達 (2019-2022) 圭亞那 (2019-2022) 美國 (2018-2021)	孟加拉 (2019-2022) 印度 (2020-2023) 印尼 (2018-2021)
歐洲區域(8人)	**東地中海區域(5人)**	**西太平洋區域(5人)**
奧地利 (2019-2022) 芬蘭 (2018-2021) 德國 (2018-2021) 以色列 (2018-2021) 羅馬尼亞 (2018-2021) 俄羅斯聯邦 (2020-2023) 塔吉克斯坦 (2019-2022) 英國 (2020-2023）	吉布地 (2018-2021) 阿曼 (2020-2023) 蘇丹 (2018-2021) 突尼斯 (2019-2022) 阿拉伯聯合大公國 (2019-2022)	澳大利亞 (2018-2021) 中華人民共和國 (2018-2021) 大韓民國 (2020-2023) 新加坡 (2019-2022) 東加 (2019-2022)

資料來源：World Health Organization, 2021。

(三)總幹事(Director-General)

秘書處置總幹事一人。秘書處是世界衛生組織常設的行政機關，聘任具有技術的人才及行政人員。總幹事由「執行委員會」提名，經大會投票表決任命，任期五年，可以連任。依組織法的規定，總幹事是世界衛生組織的「技術及行政首長」，對秘書處職員有任免的權力、提出預算的權力及財務報告的義務。秘書處除了在瑞士的日內瓦設有總部外，更在下述六個地區設有區域委員會和辦事處：東南亞區、西太平洋區、非洲區、美洲區、東地中海區以及歐洲區。目前，整個組織大約有四千名技術人才及工作人員(陳隆豐，2013)。前任總幹事為香港陳馮富珍博士，於2006年11月9日任命，後再度當選連任，任期自2012年7月1日至2017年6月30日(World Health Organization 2011；2016)。

總幹事的選舉過程，以2017年選舉為例，在前一年 (2016年) 9月公佈參選人名單。2016年10月各會員國和參選人在有密碼保護的網絡論壇互動。2016年11月舉辦論壇，各參選人向會員國闡述理念，答覆競選問題。2017年1月由「執行委員會」選定5名參選人，經面試後，提名3名候選人：Tedros Adhanom Ghebreyesus博士(衣索比亞籍)、David Nabarro博士(英國籍)、Sania Nishtar博士(巴基斯坦籍)。2017年5月世界衛生大會選舉投票，選出下任總幹事Tedros Adhanom Ghebreyesus博士，並於2017年7月1日就職，任期至2022年6月30日(World Health Organization,2017)，見表3。

表3　世界衛生組織總幹事選舉程序

日期	步驟
2016年9月	公布參選人名單
2016年10月	各會員國和參選人在有密碼保護的網絡論壇互動
2016年11月	舉辦論壇，各參選人向會員國闡述構想，答覆競選問題
2017年1月	由世界衛生組織執行委員會選定5名參選人，經面試後，提名3名候選人供2017年5月世界衛生大會選舉
2017年5月	舉辦世界衛生大會，各會員國投票選出下任總幹事
2017年7月	新任總幹事就職

料來源：World Health Organization, 2017。

肆、世界衛生組織的活動內容

世界衛生組織主要的活動內容為建立衛生系統(Health systems)、促進生命全程健康(Promoting health through the life-course)、預防與治療非傳染性疾病(Noncommunicable diseases)、防治傳染疾病(Communicable diseases)、全世界範圍服務(Universal health coverage)、處理衛生突發事件(Health emergencies) (World Health Organization, 2021)。

(一)建立衛生系統(Health systems)

建立強而有力的衛生系統、衛生規畫與妥善運作是促成各國良好健康狀況的因素。世界衛生組織監測各區域和全球衛生的狀況，蒐集所有關於疾病和衛生系統的資訊，並將可靠與最新的衛生資訊和證據，對公共衛生進行決策、資源分配、鑑測和評價。世界衛生組織為全球衛生資訊的監護者，並與各國共同致力於提高優質知識資源的生成、共享和利用(World Health Organization, 2016)。

(二)促進生命全程健康(Promoting health through the life-course)

世界衛生組織在促進生命全程良好健康上，需要處理環境風險和健康問題的社會決定因素，並需重視性別、公平和人權問題。世界衛生組織在本年度工作的一項關鍵重點是完成千年發展目標議程，和減少國家之間和國家內部的差異(World Health Organization, 2021)。

(三)預防與治療非傳染性疾病(Noncommunicable diseases)

非傳染性疾病包括心臟病、中風、癌症、糖尿病、慢性肺病、精神疾患、以及暴力和傷害，共佔全球死亡總數的70%以上。其中五分之四的死亡數發生在低收入和中等收入國家。這些疾病造成的後果超過衛生部門的範圍，目前僅靠預防和治療疾病的系統無法完全解決問題(World Health Organization, 2021)。

(四)防治傳染疾病(Communicable diseases)

世界衛生組織與各個國家共同努力，增強控制、預防、治療和護理愛滋病毒，結核病，瘧疾和被忽視的熱帶病，並透過推廣接種疫苗，以減少疾病的蔓延(World Health Organization, 2021)。

(五)全世界範圍服務(Universal health coverage)

全世界範圍服務指提供開展一切工作的職能、工具和相關資源。全世界範圍服務包括：由理事機構召集各會員國制定政策、法律團隊協助制定國際相關條約、聯絡人員協助傳播衛生資訊、人力資源部門邀請全世界最好的公共衛生專家們、或辦公服務部門準備辦公空間和工具提供給150多個辦事處與約7000名工作人員使用 (World Health Organization, 2021)。

(六)處理衛生突發事件(Health emergencies)

世界衛生組織在突發事件所扮演的作用，為協助指導和協調衛生的應對措施，向國家提供支持，進行風險評估，確定重點和制定策略，提供技術指導，供應資金，並監督衛生情形。世界衛生組織更協助各國加強自身緊急與危機管理風險的核心能力，以防範和應對任何會對於人類健康造成危害的突發事件，並協助在突發事件發生後的恢復工作(World Health Organization, 2021)。

伍、世界衛生組織的活動功能

世界衛生組織的活動功能主要為發展提升全民健康覆蓋率(Universal health coverage)、訂定並執行《國際衛生條例（2005）》(The International Health Regulations (2005))、增進獲得醫療產品(Increasing access to medical products)、了解並掌控社會、經濟和環境決定因素(Social, economic and environmental determinants)、治癒非傳染性疾病 (Noncommunicable diseases)、提出衛生相關的千年發展目標(Health-related Sustainable Development Goals) (World Health Organization, 2021)。

(一) 提升全民健康覆蓋率

過去十年中，衛生作為社會進步的主要推動因素，人民普遍健康、生產力增強、經濟才會提升，因此衛生受到了前所未有的重視，獲得的資源比以往任何時候都多。以往的貧困造成健康不佳，而健康不佳又使許多人群深陷貧困之中，衛生發展以公平作為道德基本準則進行指導，即不得以不公平的理由，拒絕提供拯救生命或促進大眾健康的措施，堅持準則可以確保世界衛生組織活動優先重視窮困、處境不利或弱勢群體，實現衛生相關發展目標、預防和治療慢性病，以及處理被忽視的熱帶病是衛生和發展議程的基礎(World Health Organization, 2017；MBA智庫百科，2015)。

世界衛生組織因而發展，提升全民健康覆蓋，加設良好健康所需的服務，並同時提供經濟保障，防止出現因病致貧情況。全民健康覆蓋的目標是確保所有人都獲得其所需要的衛生服務，而在付費時不必經歷財務困難(World Health Organization, 2017)。

一個社區或國家要實現全民健康覆蓋，以下幾個因素必不可少：第一，有力、高效、運轉良好、以人為本的綜合保健服務（包括為愛滋病毒、結核病、瘧疾、非傳染性疾病、孕產婦和兒童健康提供的服務）滿足重點衛生需求的衛生系統，包括：為人們提供信息，並鼓勵人們保持健康、預防疾病；及早發現健康方面的狀況；有能力治療疾病；幫助患者康復。第二，可負擔性建立為衛生服務供應的制度，確保人們在利用衛生服務時不經歷財務困難。這可以通過多種方式實現。要實現全民健康覆蓋，還要承認所有部門對於確保人類健康發揮著關鍵作用，包括交通、教育和城市規劃部門(World Health Organization, 2017)。

全民健康覆蓋對人口健康有直接影響。獲得衛生服務使人們能夠更具生產力，從而能夠積極為家庭和社區做出貢獻。它還確保兒童能夠到學校上學。同時，針對財務風險的保護措施可以防止人們因為自費支付衛生服務費用而致貧。因此，全民健康覆蓋是可持續發展和減貧的關鍵組成部分，也是減少社會不公平的關鍵要素。全民覆蓋是政府致力於改善其公民福祉的標誌(World Health Organization, 2017)。

全民覆蓋以宣布健康為基本人權的1948年世界衛生組織《組織法》和1978年《阿拉木圖宣言》所確定的全民健康議程為基礎。公平是最重要的。這意味著各國不僅要跟蹤整個國家人口的進展情況，而且要在不同的群體內部（例如，按收入水平、性別、年齡、居住地、移民身份和民族等）促進實現公平(World Health Organization, 2017)。

(二)訂定並執行《國際衛生條例（2005）》

國際衛生組織於1969年7月25日第22屆世界衛生大會通過「國際衛生條例」（International Health Regulations，IHR）。國際衛生安全的最大威脅之一，源於新出現疾病、和有流行傾向疾病的暴發，這些暴發正逐年增加，由於城市化的迅速、環境管理不佳、食品的生產情況、與貿易的方式、及抗菌素使用和誤用等都是觸發的因素。2007年6月經修訂的《國際衛生條例》後，世界集體防範疾病暴發的能力也獲得提升(衛生福利部疾病管制署，2001；World Health Organization,2017；MBA智庫百科，2015)。

世界衛生組織建立國際制度，抵禦來自微生物世界的衝擊方面發揮領導作用。國際衛生條例是一個國際法律工具，《國際衛生條例》於2007年6月15日生效，對全球196個國家具有約束力，包括世界衛生組織所有會員國。條例旨在幫助國際社會預防和應對那些有可能跨國威脅世界範圍人民的緊急公共衛生風險。《國際衛生條例》要求各國將一些疾病的暴發情況和公共衛生事件向世界衛生組織報告。以世界衛生組織在全球疾病監測、預警和應對方面的獨特經驗為基礎，《國際衛生條例》定義了各國報告公共衛生事件的權利和義務，確定了世界衛生組織在維護全球公共衛生安全工作中必須遵循的一系列程序。

各國建立起《國際衛生條例（2005）》所需的核心能力，並報告進展情況。我們將加強自身系統和網絡，確保能夠迅速協調應對公共衛生突發事件 (World Health Organization, 2017)。

(三)增進獲得醫療產品

將改善健康作為一項減少貧困的策略，必須讓窮困和難以獲得服務的人群能夠獲得衛生服務。但是世界許多地區的衛生系統，往往缺乏足夠的最基本衛生服務，所以世界衛生組織必須將加強衛生系統視為一項首要的重點。這方面涉及到的領域包括提供一定數量充足並經專業培訓的工作人員、充足的資金、收集重要統計資料的系統、獲得適當技術、基本的藥物資源(World Health Organization,2017；MBA智庫百科，2015)。

實現公共衛生公平有賴於獲得高質量和可負擔的基本醫療技術。改進醫療產品的獲得性對於實現全民健康覆蓋至關重要。世界衛生組織將繼續改善安全、優質、可負擔和藥物的獲取。我們將會支持創新可負擔的醫療技術，本地化生產和國家監管機構。基本藥物是那些滿足人群衛生保健優先需要的藥品。對藥物的選擇考慮到了患病率、安全性、藥效以及相對成本效益。

在一個正常運轉的醫療衛生體系中，基本藥物在任何時候都應有足夠數量的可獲得性，其劑型是適當的，其質量是有保障的，其價格是個人和社區能夠承受的(World Health Organization, 2017)。

(四)了解並掌控社會、經濟和環境決定因素

改善人們的健康結果和延長健康預期壽命，都需要針對與健康不良和不公平健康結果有關的各種背景因素採取行動。世界衛生組織與其它部門共同開展工作，就導致疾病和健康不良的因素採取行動，處理健康問題決定因素並促進公平。

健康問題社會決定因素係指人們出生、生長、生活、工作和老年環境，包括衛生系統。這些環境受到全球、國家和地方各級金錢、權力和資源分配狀況制約，並受政策選擇的影響。健康問題社會決定因素是造成衛生不平等現象的主要因素，導致本可避免的國家內部以及國與國之間不平等的健康差異。

為對付這些持續存在且日益擴大的不公平問題，世衛組織於2005年設立了健康問題社會決定因素委員會，由該委員會負責建議如何減少不平等現象。委員會於2008年8月發表了最後報告，提出了三項總體建議：1.改善日常生活條件；2.解決權力、資金和資源分配不平等的問題；3.衡量和了解存在的問題並評估行動的影響 (World Health Organization, 2017)

(五)治癒非傳染性疾病

非傳染性疾病，也稱為慢性病，是指病情持續時間長、發展緩慢的疾病。非傳染性疾病的4個主要類型為：心血管疾病（如心臟病發作和中風）、癌症、慢性呼吸道疾病（如慢性阻塞性肺病和哮喘）以及糖尿病。非傳染性疾病的上升，使個人、家庭和社區帶來災難性的健康後果，並對整個衛生系統構成威脅。世界衛生組織在全球、區域和地方各級協調採取一致性多部門應對行動(World Health Organization, 2017)。

(六)提出衛生相關的千年發展目標

世界必須維持在實現2015年千年發展目標方面已經取得的進展並促使改善所取得的成就的平等程度。這些目標將涉及我們工作的多個方面，尤其是建立強有力的衛生系統和有效的衛生機構，以得到可持續和公平的衛生結果。

聯合國千年發展目標是聯合國全體會員國一致同意力爭到2015年實現的八個目標。世界各國領導人於2000年9月簽署了《聯合國千年宣言》，承諾消除貧窮、飢餓、疾病、文盲、環境惡化和對婦女的歧視。千年發展目標於這項宣言中提出，所有八個目標都有具體目標和指標(World Health Organization, 2017)。

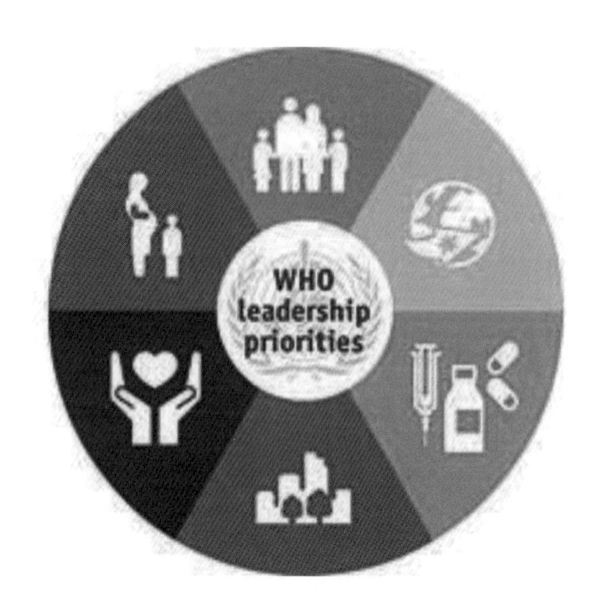

圖3　世界衛生組織的活動功能

資料來源：World Health Organization, 2017。

陸、世界衛生大會的組織結構

世界衛生大會(World Health Assembly，WHA)是世界衛生組織的最高決策機構，每年5月在瑞士日內瓦舉行(World Health Organization, 2017)，由世界衛生組織所有會員國派代表團參加大會，並集中於議決「執行委員會」的大會議程。世界衛生大會的主要職能是決定世界衛生組織的後續的政策、任命總幹事、監督財政政策、以及審查和批准規劃預算方案(World Health Organization,2016)。世界衛生大會的組織架構分為正式成員(Member States)、仲會員(Associate Members)與觀察員(Observer)，其中可分為政治實體和國際組織(World Health Organization, 2011)：

(一)正式成員(Member States)

目前共有194個會員國。衛生大會每年舉行一次年會，每一會員國有一票表決權，每票等值同重，無否決權，可接受所有通知，文件，報告及記錄，參與制訂關於召開特別會議的程序，有權向執行委員會提交建議，並根據執委會規定的條例參加其所成立的委員會，且會員國應將改進人民健康辦法及成績向本組織提出常年報告(World Health Organization,2021；陳隆豐，2013)。

(二)仲會員(Associate Members)

仲會員可稱為「副會員」或「準會員」。為針對非「國家」的領土或領土群而設立的，非完全正式會員，世界衛生組織目前有兩個仲會員，為波多黎各及托克勞群島。依組織法第8條：「不能自行負責處理國際關係的領土或領土群，經負責對該領土或領土群國際關係的會員國或其他當局代表為申請，並經世界衛生大會通過，得為本組織仲會員」(World Health Organization,2011)。

仲會員所享有的權利與所負擔的義務與會員國不同，可參加衛生大會及其主要委員會的討論，但無表決權，除會務委員會，證書審查委員會及提名委員會外，可參加衛生大會的其他委員會或小組委員會，並提任職務和參與表決；在議事方面，可提出項目列入大會臨時議程、接受所有通知，文件，報告及記錄、參與製訂關於召開特別會議的程序。此外，依據組織法，仲會員國出席代表則作了與會員國代表相同的要求，即「出席世界衛生大會的仲會員代表，應具有衛生技術方面的能力」(World Health Organization,2011；陳隆豐，2013)。

(三)觀察員(Observer)

世界衛生組織總幹事可視需要邀請非會員以觀察員身份與會，但沒有投票權以及取得WHO內部資料的權利。觀察員主要為：1.已提出入會申請，但尚未被允准加入的國家；2.已提出加入為仲會員的申請，但尚未被允准的非自治領土；3.已批准世界衛生組織組織法的國家(陳隆豐，

2013)。應大會主席邀請並經大會或委員會同意，他們可對討論的問題發言，可提供非機密性文件，以及總幹事認為可以發給的其它文件，依其性質，可分為(World Health Organization,2011；維基百科，2017)：

1. 國家與政治實體

   現有的觀察員具有國家與政治實體(political entity)的性質，為：梵蒂岡、巴勒斯坦、馬爾他騎士團、中華臺北（台灣以此名義於2009年至2016年參與，2017年因故取消資格，但取得與資格無關的10張旁聽證）(維基百科，2017)

2. 國際組織

   在觀察員當中，屬國際組織(International organizations)的性質，為：紅十字國際委員會、紅十字會與紅新月會國際聯合會、各國議會聯盟(維基百科，2017)。

柒、世界衛生大會的活動

世界衛生大會應每年舉行常會，並於必要時舉行特別會議。特別會議應由執委會或多數會員國之請求召集之，衛生大會之活動內容主要為(World Health Organization, 2011)：

1. 決定世界衛生組織之後續政策：依據所得知相關數據，決定後續政策的導向與內容。
2. 推選各會員國其有權指派代表參加執委會者。
3. 任命總幹事：推選下一屆總幹事人選，透過投票當選後進行任命。
4. 決議行動：審核執行委員會及總幹事報告與工作，並指示對各項待解決問題應採取之行動。
5. 設立委員會：設立與本組織工作中，有必要設立之各委員會。
6. 審核財政預算：監督本組織之財政政策，並審核各項預算。
7. 提請各國注重衛生：指示執委會與總幹事，對於在衛生大會中提出應適當注意衛生之相關事宜，提請會員國及政府與非政府之國際組織多加留意。

8. 邀請相關組織：邀請其職責與本組織職責相關之國際或國內政府或非政府之任何組織，指派代表依照衛生大會規定，參加大會或大會所召開之會議與委員會會議，各該代表無表決之權利。
9. 研究聯合國對衛生事宜之建議：了解聯合國大會、經濟暨社會理事會、安全理事會或託管理事會對於有關衛生事宜之建議，並將對於建議之後續實施情況，向各機關報告。
10. 指導會員國衛生相關研究：由本組織職員、設立的機關、或經會員國政府同意與其官方機關合作，獎勵並指導有關方面的研究 (World Health Organization 2011; 2016)。

捌、世界衛生大會的活動參與

中華民國為世界衛生組織（World Health Organization, WHO）創始會員，從1972年失去會員席位後即無法參與該組織，然而醫療衛生是屬於全球性的議題，攸關全體公平獲得基本的健康與保健，及對世界疾病威脅的集體防護。為了保障國民衛生權益，自1997年起，我國行政院外交部正式推動參與WHO一案，歷經多年的盡心竭力，世界衛生組織於2009年一月將中華民國納入「國際衛生條例」（International Health Regulations,IHR）實施對象，並自該年起連續邀請中華民國以觀察員身分參加世界衛生大會(World Health Assembly，WHA) (中華民國外交部官網，2014；中華民國行政院，2016)。

2016年衛生福利部林奏延部長率團參加第69屆WHA，秉持「專業」、「務實」及「有貢獻參與」原則，掌握全球最新醫衛資訊，並促進國際間相互交流合作，增進國人健康，同時宣揚參與國際衛生，達成與美、歐、日等各個國家與國際組織雙邊會談、參與技術會議進行醫療專業知識的交流(中華民國行政院，2016)。

然而，由於「中華民國」與「中華人民共和國」在主權與政治上的爭議，2017年第70屆世界衛生大會（ＷＨＡ），中華民國未能獲邀參與，請友邦協助提出「邀請中華民國以觀察員身分參與ＷＨＡ」一案，經過激烈的辯論後，也因「中華人民共和國」反對，而未能列入議程(衛服部，2017；呂伊萱，2017)。

薩爾瓦多衛生部長曼吉瓦（Violeta Menjivar）在辯論中強調「具有包容性的普遍醫療」，提出「醫療不應遺漏任何一人」，強烈支持中華民國成為觀察員，參與世界衛生大會；而索羅門群島部長凱圖吾（Tautai Kaitu'u）、瓜地馬拉衛生部長葉南德茲（Lucrecia Hernandez）、尼加拉瓜衛生部次長薩恩茲（Carlos Saenz）與諾魯、帛琉、海地、馬紹爾群島、吐瓦魯及聖文森等各方代表，均發言表達支持中華民國以觀察員身分參與WHA(呂伊萱，2017)。

但中國大陸代表團團長李斌亦明確表示，中華民國政府若不承認「一中原則」，中華民國就無法可能參與WHA。李斌強調，中華民國是手足兄弟，大陸在解決中華民國同胞關心的衛生健康問題上是有誠意的(楊家鑫、崔慈悌，2017)。由於中國大陸代表團的強烈反對，故中華民國最終未能以觀察員身分參與第70屆世界衛生大會（WHA）。

在第70屆世界衛生大會（WHA）舉辦後也推選由衣索比亞政府提名，現年52歲的衣索比亞籍譚德塞(Tedros Adhanom Ghebreyesus)作為下一任世界衛生組織總幹事。譚德塞是衣索比亞前任外交部長、衛生部長、及國際瘧疾研究專家，2017年7月任期開始，為期五年，接替香港的陳馮富珍成為新任世界衛生組織總幹事(曾冠融，2017)。

衛福部長陳時中表示，譚德塞與中華人民共和國的關係，相較於香港的陳馮富珍並沒有更好，因此中華民國與世界衛生組織的關係仍然未知。衛生福利部部長陳時中也提出，中華民國目前的處境無法抱持樂觀，但仍會在這個基礎持續努力(曾冠融，2017)

玖、世界衛生組織對人類的貢獻

世界衛生組織對於人類的主要貢獻，如下三點所示：

(一)天花病毒的絕跡

由天花病毒（variola virus）所引起之急性傳染病，對人類造成不同程度的危害，其致死率自1%至30%，死亡情形常發生在發病後1或2週內，無有效之治療方法。該疾病最早於4世紀於中國及印度發現，16世紀時曾肆虐全球造成350多萬人死亡，於1970年以前，全球每年感染人數超過1500萬人以上，至少200萬人死亡。因此，世界衛生組織（WHO）計畫根除天花，於1980年正式宣佈天花病毒自地球上完全根除，且不會再自然發生。天花病毒的根除計畫的成功因素為：策略性的疾病監測調查系統的建置、確實隔離任何的可疑與確診個案、和對接觸者的痘苗接種等三大策略，而天花病毒成為第一個人類從自然界根除的病毒(衛生福利部疾病管制署，2017；維基百科，2017)。

(二) 維多利亞宣言

世界衛生組織於1992年發表了著名的《維多利亞宣言》，提出了健康的四大基石：即「合理膳食、適當運動、戒煙限酒、心理平衡」(李劍，2016)。

(三) 嚴重急性呼吸道症候群(SARS)的防治

嚴重急性呼吸道症候群(severe acute respiratory syndrome, SARS)是由SARS病毒所引起的疾病，為2003年新發現的一種冠狀病毒，2003年4月16日世界衛生組織正式將其命名為「SARS病毒」。因為是新病毒，所以大眾皆無抗體，其傳播力、毒力、致病力均比一般的呼吸道病毒強，病患可能會發生肺纖維化，甚至引發呼吸衰竭而導致死亡，世界衛生組織持續領導、督促各國政府防治，避免其再度爆發(衛生福利部疾病管制署，2017；維基百科，2016)。

拾、結論

由於全球化的發展，地球像是一個地球村；而人類的健康，疾病的防治更是與各個國家具有密切關連，任何傳染疾病即可能快速擴散，造成國際性傳染病。

因此，世界衛生組織（World Health Organization, WHO）於1948成立，目的為促進世界人類的健康與防治疾病，讓人類免於疾病的折磨，主要促進各國健康相關政策發展、促進衛生安全、加強衛生環境系統、蒐集相關數據進行利用與政策依據、加強國家與國際組織間的伙伴關係、改善績效。因此，中華民國希望能夠透過參加WHA，成為全世界健康防治的一員，增進人民的衛生健康，也希望我國本身的醫療專業技術，透過醫療與國際接軌，推動全世界的醫療與健康服務，幫助需要幫助的國家、人民，同時可提升國際能見度，拓展國際合作關係。

雖然我國2017年參與WHA受到阻礙，但由於我國在醫療專業上的能力，與外交部持續的努力，未來仍然可能有機會以觀察員身分參與。

參考文獻

MBA 智庫百科，2015，〈世界衛生組織簡介〉，網站：http://wiki.mbalib.com/zh-tw/%E4%B8%96%E7%95%8C%E5%8D%AB%E7%94%9F%E7%BB%84%E7%BB%87，檢索時間 :2017 年 5 月 24 日。

中華民國外交部 - 參與國際組織，2014，〈世界衛生組織簡介〉，網站：http://www.mofa.gov.tw/igo/cp.aspx?n=22C3B697A101DF19。檢索時間：2017 年 5 月 24 日。

中華民國行政院，2016，〈臺灣參與「WHA」〉，網站：http://www.ey.gov.tw/News10.aspx?n=DECD960E4AB09B41&sms=5829D550AE03F42D，檢索時間：2017 年 5 月 24 日。

呂伊萱，2017，〈18 國在 WHA 為台灣發聲 中國竟要求停止干涉內政〉，網站：http://news.ltn.com.tw/news/politics/breakingnews/2078430，

呂伊萱，2017，〈WHA 開議 美、德、澳發言挺台灣〉，自由時報電子報，網站:http://news.ltn.com.tw/news/focus/paper/1104593，檢索時間:2017 年 5 月 24 日

李劍，2016，〈世界衛生組織：健康的四大基石〉，網站：http://www.ntdtv.com/xtr/b5/2016/12/01/a1299953.html，檢索時間：2017 年 5 月 24 日。

國家教育研究院 - 雙語詞彙、學術名詞暨辭書資訊網，2002，〈世界衛生組織〉，網站：http://obesity.hpa.gov.tw/TC/HelpSchoolContent.aspx?id=1&chk=f90e6827-0d4e-4d40-b7cf-9fd30e217135，檢索時間：2017 年 5 月 24 日

陳隆豐，2013，〈世界衛生組織〉，《新世紀智庫論壇》第 61 期，網站：http://www.taiwanncf.org.tw/ttforum/61/61-15.pdf，檢索時間：2017 年 5 月 24 日。

曾冠融，2017，〈WHO 非洲裔當家！台灣處境「不會更糟」〉，網站：http://www.taiwannews.com.tw/ch/news/3171454，檢索時間：2017 年 5 月 24 日。

楊家鑫、崔慈悌，2017，〈李斌：沒有一中 台灣就沒有 WHA〉，網站：http://www.chinatimes.com/newspapers/20170523000385-260108，檢索時間：2017 年 5 月 24 日。

維基百科，2021，〈世界衛生組織〉，網站：https://zh.wikipedia.org/wiki/%E4%B8%96%E7%95%8C%E5%8D%AB%E7%94%9F%E7%BB%84%E7%BB%87#.E8.A7.80.E5.AF.9F.E5.93.A1，檢索時間：2021 年 5 月 5 日。

衛生福利部，2017，WHA 之最新狀況報告及因應作為，網站：file:///C:/Users/Shih-Hsien%20Chang/Downloads/0510%E5%A4%96%E4%BA%A4%E5%8F%8A%E5%9C%8B%E9%98%B2%E5%A7%94%E5%93%A1%E6%9C%83%E5%B0%88%E6%A1%88%E5%A0%B1%E5%91%8A.pdf，檢索時間：2017 年 5 月 24 日。

衛生福利部疾病管制署，2001，〈「國際衛生條例」修正背景與重點簡介〉，網站：http://www.cdc.gov.tw/info.aspx?treeid=075874dc882a5bfd&nowtreeid=875e420d705a97d9&tid=7C08E3EB6D2C8E6D，檢索時間:2017年5月26日。

衛生福利部疾病管制署，2016，〈嚴重急性呼吸道症候群〉，網站：http://www.cdc.gov.tw/diseaseinfo.aspx?treeid=8d54c504e820735b&nowtreeid=dec84a2f0c6fac5b&tid=3687AF99CCB7AABA，檢索時間:2017年5月24日。

衛生福利部疾病管制署，2017，〈天花〉，網站：http://www.cdc.gov.tw/diseaseinfo.aspx?treeid=8d54c504e820735b&nowtreeid=dec84a2f0c6fac5b&tid=4B84885EB6795AC7，檢索時間：2017年5月24日。

World Health Organization,2021,〈Constitition of the World Health Organization〉, http://apps.who.int/gb/bd/PDF/bd48/basic-documents-48th-edition-ch.pdf#page=7，檢索時間：2021年5月5日。

World Health Organization, 2021, The Global Guardian of Public Health, http://www.who.int/about/what-we-do/global-guardian-public-health/en/，檢索時間：2021年5月5日。

World Health Organization. 2021. The Global Guardian of Public Health，http://www.who.int/zh/，檢索時間：2021年5月5日

World Health Organization. 2021. Director-General's Office，http://www.who.int/dg/election/nominees/en/，檢索時間：2021年5月5日。

CHAPTER 15

世界衛生組織健康促進之探討

摘要

本文說明世界衛生組織健康促進的定義、健康促進的基本原則、「政策都要有健康的意涵」、並舉菸害防制、肥胖、慢性病、酒精毒品危害、食品安全、環境污染等「棘手問題」（wicked problems）為例，說明相關部門制定各專業政策，都要有健康的意涵、台灣的健康促進計畫、健康促進的學校成果以及台灣傲人的健康促進成果。

壹、健康促進的定義

根據世界衛生組織（WHO）的定義，「健康促進是指促使人們提高與改善健康狀態的過程。」在美國一般採用狹義的定義，即指「幫助人們改變其生活習慣以達到理想健康狀態的一門科學與藝術。」(維基百科)

1986年WHO在加拿大渥太華召開的〈第一屆國際健康促進大會〉(The Ottawa Charter)上通過了渥太華宣言，其中包括健康促進的基本原則：

1.建立公共政策要有健康內涵(政策)。 2.創造有利環境(環境)。
3.強化社區行動(社區)。 4.發展個人技能(個人技能)。
5.重新調整衛生服務(服務)。

貳、健康促進的基本原則

(一)公共政策要有健康意涵

強調健康要在各部門及各層級的政府之政策議定過程中，結合許多個不同行政與立法過程；包括；立法、財政措施、徵稅及組織變更，以建立健康導向之政策，以促進全民健康為目的之公共政策。公共政策要有健康意涵，不等於公共的健康政策，公共的健康政策只包含衛生醫療之政策；而「政策都要有健康的意涵」(Health in all Policies，HiAP)則指所有的政策都要有健康意涵，政府所制定的各種政策，都要考慮到對人民健康的影響，支持並配合公共衛生政策，也就是定訂健康政策時，應跳脫醫療衛生之外，包括所有的社會政策、環境政策、教育政策、基礎建設政策、交通政策、都市規劃政策……等等都要一併考慮在內(胡淑貞，2015)。

(二)創造支持健康的環境

由於社會與環境彼此相通，健康與環境不能相離。世界、國家、區域、及社區均須鼓勵對等而互惠之主張。照顧彼此及我們的社區，才會創造有利於健康的社區物質及社會條件(胡淑貞，2015)。

(三)強化社區行動

透過具體即有效的社區行動方案，來設定目前社區行動的優先順序與計劃策略來達到健康促進。此過程要讓社區賦予能力，使社區能夠達到與完成目前計畫之中的所有目標。社區發展應支持社區民眾參與健康事務(胡淑貞，2015)。

(四)發展個人技能

健康促進應提供健康資訊與教育，以提升個人及社區之能力，可結合教育、專家、志工等來協助(胡淑貞，2015)。

(五)調整健康服務的方向

健康服務需要以更開闊的精神來進行。應考慮不同在地文化的需求。例如：要支持個體與群體對健康促進的需求，並開放健康部門與社會、政治、經濟及物質環境交互作用之結果。同時必須重視健康研究、專業教育與個人訓練來協助改善健康服務與組織，以達到所有民眾的需求。WHO定義健康為：「健康是身體、心理及社會三方面都完整的安適狀態，而不僅是沒有病痛或不舒適而已。」所以過去醫療服務只有處理病人的身體不適，而達到症狀之緩解。但是以現在更積極的角度，要將醫療服務轉型為促進民眾身體、心理、及社會之健康(胡淑貞，2015)。

參、「政策都要有健康的意涵」的定義

2013年，世界衛生組織 (WHO) 與芬蘭社會事務暨衛生部 (Ministry of Social Affairs and Health of Finland)共同舉辦「第八屆健康促進全球會議」(8th Global Conference on Health Promotion, 8GCHP)，將政策都要有健康意涵 (Health in All Policies, HiAP) 定義為(WHO, 2013)：

> 一種跨部門的公共政策制定途徑，以系統化的方法考量決策與健康的關聯性、尋求綜效(synergies)、並且避免對健康造成不良的影響，以提昇人民健康與健康均等(health equity)。

分析其內涵為：

1. 強調維護人民的健康與幸福是政府責無旁貸的工作，且健康幸福的國民是達成社會、經濟和環境發展目標的關鍵(WHO, 2013)。
2. 提昇人民健康也成為政府所有部門的共同目標(WHO, 2013)。
3. 政府所做任何政策，或多或少、直接或間接、正面或負面，都會影響到人民的健康。而健康問題是由諸多社會、經濟與環境因素交互影響所導致，成為「棘手問題」（wicked problems）(WHO, 2013)。
4. 要解決健康問題，不能單從醫學或臨床層面下手，而是要從社會與環境層面來處理。因為影響健康的其他因素是由政府其他部門所管轄，但所造成的健康結果往往得由衛生部門概括承受。衛生部門即便想解決健康問題，成效有限(WHO, 2013)。
5. 藉由全觀性的考量各種政策對於健康的影響，尋求最好政策方案，可以提昇人民的健康並且減少醫療支出，降低國家財政的負擔(WHO, 2013)。

肆、實例說明「政策都要有健康的意涵」

實例一：菸害防制

要減少菸害，單單只靠衛生部門宣導「吸菸有害健康，拒吸二手菸」及提供免費戒菸服務是不可能達到目的，還需要其他行政部門、立法部門與司法部門的配套措施，從避免年輕人開始吸菸、促使吸菸者戒菸、減少二手菸暴露和管理菸品等方面多管齊下。例如，提高稅捐，公共場所禁菸，規範與檢測菸品成分，規範菸品包裝與標示，限制廣告、促銷與贊助，透過教育宣導提高民眾意識，禁止未成年人買賣菸品，禁止走私、非法製造和仿冒，輔導菸農、菸廠員工與零售商轉業，簽署貿易協定時注意菸品進口和菸商投資的問題……，這些政策都是支持禁菸者與反對禁菸者長期政治角力的成果(醫e刊，2013)。

實例二：其他健康棘手問題。

肥胖、慢性病、酒精毒品危害、食品安全、環境污染等複雜難解的「棘手問題」（wicked problems）問題，超出衛生部門所能處理的範圍，且各界對於造成這些健康問題的原因與最好的解決方法各持己見。這些問題很難清楚地定義，是由許多彼此糾結、相互影響的複雜原因所導致，且沒有明確或正確的解決方法。解決「棘手問題」不是某個單一部門的責任，而是需要不同層級與部門、公家與私人單位、社區與個人的參與，而各個利害關係者對於問題與解決方法有各自不同的觀點，亦需要加以協調；對於問題的看法、影響問題的因素與解決問題所需要的資源會隨著時間而改變，且解決方案通常需要人們改變行為；問題通常無法得到完全的解決，而且一個解決方案可能會在其他方面帶來未曾預期的負面影響(醫e刊，2013)。

伍、解決棘手問題，促進健康的方案

攸關健康的「棘手問題」很難用傳統直線性的政策制定過程（定義問題→分析問題→解決問題）來處理，而是需要創新的想法與作法。最有效的處理方法是讓受到影響的人成為計畫的參與者，不只是詢問他們的意見，而是讓他們主動參與規劃過程。這需要跨部門的共識與合作，衛生部門必須跳脫健康照護的框架，而其他部門必須「考量健康」，並且促成有益於人民健康的環境(醫e刊，2013)。

針對健康棘手的問題，「第八屆健康促進全球會議」提出「政策都要有健康意涵—赫爾辛基聲明」（The Helsinki Statement on Health in All Policies），呼籲各國政府採取下列行動，以實現他們維護人民健康與幸福的義務(醫e刊，2013)：

1. 致力於將健康與健康均等視為政治優先，採用HiAP (政策都要有健康涵)原則並且針對「影響健康的社會決定因素」採取行動。
2. 確保有效的架構、過程和資源，讓政府所有層級和政府之間能夠實行HiAP。
3. 加強衛生部門與其他部門合作的能力，藉由領導、夥伴、倡議和調解來提升健康結果。
4. 建立機構的能力和技術以實行HiAP，並且提供有關於健康決定因素、健康不均等、有效因應方法的證據。

5. 對於健康與均等之影響應採用透明的稽核和責任機制，以建立政府部門之間以及政府和人民之間的信任。
6. 建立有關於利益衝突的規範與有效的防範措施，以保護政策不受商業利益與既得利益者的扭曲與影響。
7. 讓社區、社會運動（social movements）與公民社會（civil society）參與HiAP之發展、實行與監控，建立民眾的健康識能（health literacy）。
8. 享有高標準的健康是所有人類的基本人權，不因種族、宗教、政治、經濟或社會情況而有所差異，「**全民健康**」（health for all）應為政府的主要社會目標，且是國家永續發展的基礎(醫e刊，2013)。

陸、台灣的健康促進計畫

台灣的衛生部門早就知道社會因素會影響人民健康，但改變這些因素的相關政策往往不在他們的管轄範圍內，而是由其他部門所提出並執行。因此，關鍵在於其他部門是否能夠了解與採用「政策都要有健康意涵」。可是，其他部門通常不會將「影響健康的社會決定因素」和人民健康放進他們的政策議程，提升健康也不可能成為他們的核心業務，所以衛生部門的責任是將公共衛生的知識與專長帶到政策決策桌上，在倡議健康和健康均等的同時，了解其他部門的目標與需求並提供協助(醫e刊，2013)。在「政策都要有健康意涵」(Health in All Policies, HiAP) 的觀念下，衛生部門可以更主動積極且系統化地參與其他部門的政策制定，在政策還只是草案或初步計畫、甚至才在構思目標的階段，就早早進行所有層面的「健康影響評估」（Health Impact Assessment, HIA）並給予建議，而不是等到政策發展到最後階段才被交付健康影響評估的任務，且評估範圍僅侷限於空氣、水、噪音、污染物等環境層面。HiAP不是強迫各部門都必須以健康掛帥，或是健康在其他社會目標與價值之上，而是尋求雙贏方案（win-win solution），希望在達成其他社會目標的同時也能提升人民健康。當目標之間發生衝突時，HiAP能確保決策者了解政策對於健康可能造成的衝擊，並且建立一個可供遵循的決策責任架構(醫e刊，2013)。

政府在推動有益於人民健康的政策時，常常面臨強大經濟勢力、商業利益、市場力量、外交和貿易壓力等多方面的阻撓與抗拒，衛生部門可以提供政府因應挑戰、化解衝突的工具(醫e刊，2013)。

台灣由衛生福利部所屬的國民健康署進行全國之健康促進計畫之推動，包含有健康城市、健康學校、健康社區、健康職場等計畫推動 (陳孝平、李佳綺，2017)。以健康學校為例：對學校而言，照顧兒童和青少年成為國家寶貴人力資產的責任十分重要，必須採取一種包容全校人員健康需求和能妥善運用各項促進健康機會的策略(醫e刊，2013)。

換言之，早期透過學校衛生工作來維護學童健康使命的方式，需要更積極強化與擴充，才能達致全人關懷的目標。世界衛生組織對健康促進學校(Health promoting school) 的定義是，「學校社區的全體成員共同合作，為學生提供整體性與積極性的經驗和組織，以促進並維護學生的健康」(健康促進學校，2010)。

柒、健康促進的學校成果

目前健康促進學校的推動成果(衛生福利部國民健康署)如下：辦理健康促進學校國際認證工作，由各縣市教育署（處）共推薦293所學校報名參加，其中214所學校完成資料送件，經過第一階段由各縣市教育局（處）聘請地方認證委員，進行書面資料初審；第二階段由教育部及國民健康署聘請中央認證委員，進行線上複審及實地訪視；後續則邀請推動全球健康促進學校之專家 (WHO及IUHPE顧問Mr.Ian Young、美國Noy S Kay臨床副教授、美國Robert F. Valois教授、澳洲Lawrence Harry St Leger教授、香港李大拔教授、國民健康署邱淑媞署長)擔任國際委員，共同確認本次認證流程及獲獎學校。經國內外委員審查遴選出4校榮獲金質獎，另有14所學校榮獲銀質獎，120所學校榮獲銅質獎，共計138所，各縣市平均獲獎率為3.54%。成效卓越(衛生福利部國民健康署)。

捌、結論：台灣傲人的健康促進成果

台灣健康促進醫院網路也在2006年獲得世界健康醫院協會認證，成為該組織的成員之一。目前國民健康署提供民眾能增進健康的相關資源，包含各種健康促進機構名單的查詢服務，線上服務協助民眾計算BMI、每日攝取熱量及健康量測，還有連結至健康資訊相關資源的網站，提供專業的衛教宣導，讓民眾健康知能提升。如:健康久久網站、及健康聰明吃之衛教網站(陳孝平、李佳綺，2017)。

台灣有全球最傲人的全民健康保險，負責全民之醫療健康之把關。台灣健康問題已經從傳統的傳染病為主轉換成慢性病為主的疾病模式(陳孝平、李佳綺，2017)。疾病的防治應該由治療單一病人轉變成國民健康的全面性防治與積極增進全民健康福祉之作為。

參考文獻

WHO. 2013. Health in All Policies: Framework for Country Action. http://www.who.int/healthpromotion/frameworkforcountryaction/en/. 檢索時間：2017 年 4 月 15 日。

胡淑貞，2015，〈健康促進與健康城市〉。《公共衛生學》，台北：台灣大學出版中心。

健康促進學校，2010，〈健康促進學校 WHO 定義〉，網站：http://hpshome.hphe.ntnu.edu.tw/About/Who.aspx，檢索時間 2017 年 4 月 15 日

陳孝平、李佳綺，2017，〈健康促進 我軟實力揚威國際〉，《聯合報》，A15 版。

維基百科，2017，〈健康促進〉，網站：https://zh.wikipedia.org/wiki/%E5%81%A5%E5%BA%B7%E4%BF%83%E8%BF%9B ，檢索時間：2017 年 4 月 15 日。

衛生福利部國民健康署，2015，〈什麼是健康促進學校〉，網站：http://obesity.hpa.gov.tw/TC/HelpSchoolContent.aspx?id=1&chk=f90e6827-0d4e-4d40-b7cf-9fd30e217135 ，檢索時間：2017 年 4 月 15 日。

醫 e 刊，2013，〈Health in all policies 所有公共政策皆應將健康納入考量〉，53 期，網站：http://vip.flysheet.com.tw:8080/mednews/053/item/330-053-hot.html，檢索時間：2017 年 4 月 15 日。

CHAPTER 16

打擊全球的衛生貪腐

摘要

本文觀點是出自於Tim K.Mackey在2017年的一篇論文。主要說明全球衛生的貪腐會威脅所有全球衛生工作者在疾病防治與醫療保健的成果。貪腐不只侵襲公共衛生領域，還會影響社會經濟層面以及健康保險的永續發展。健康領域的貪腐造成全球健康投資的損失是難以估計的。可以運用最新的科技來預防全球衛生中的貪汙腐敗；例如，大數據與社交媒體。最後，本文探討聯合國永續發展目標(sustainable development goals)怎樣促進反貪污的工具、計畫、發展、評估與政策。

長久以來，人類一直對腐敗做鬥爭。但僅在過去20年中，國際社會才完全地認識到貪汙的巨大代價以及其普遍性，包括在人類健康的破壞效果。健康相關的貪腐負面地影響社會在經濟成長、發展、保險以及大眾健康領域(Mackey, 2016)。衛生部門對於貪污的敏感性被系統複雜性、大量公共花費、市場不確定性與訊息不對稱性，與其他的作用者所突顯，而這些都共同地阻礙反貪腐工作(Mackey, 2016)。

雖然衛生貪腐的精確程度難以衡量，但是估計為數至少十萬美元(Mackey, 2016)。然而，對於無法獲得衛生保健服務的數百萬人而言，其受害的代價是無法估量的。本文有必要討論：對貪腐多因子的挑戰，以及貪腐如何阻礙全球捐助者來達到積極健康的貢獻。本文也探討聯合國永續發展目標(sustainable development goals)怎樣促進反貪污的工具、計畫、發展、評估與政策的擴大(Mackey, 2016)。

壹、 衛生貪腐嚴重

醫療衛生的貪腐是多樣的，範圍廣泛。貪腐會侵害國家健康系統與國際健康系統的成員。健康相關的貪腐在低、中收入國家無所不在(Mackey, 2016)。貪腐阻礙了達到健康的權利，侵害國際法所記錄的基本人權原則 (包括世界人權宣言與國際衛生組織的章程)。其治理不善，則衛生機構薄弱、缺乏法治、衛生政策執行不力，為貪腐創造了滋生條件。然後，這促使衛生系統瓦解，甚至剝奪公民得到基本健康服務的機會(Rispel, 2016)。

在病原菌全球化的現在年代，貪腐與健康安全息息有關。世界衛生組織必須確保國際衛生系統可預防、偵測與遏止傳染疾病大流行(Mackey, 2016)；例如：2003年SARS大爆發及2014年伊波拉病毒流行，需要公共信任與信心。然而，醫療反應力卻被貪腐削減了，特別在公共機關薄弱的脆弱國家：例如，獅子山共和國與賴比瑞亞在2014年伊波拉大爆發時，發現審計不受規範，包括沒有任何文件證明支出，醫療設備採購中的腐敗以及伊波拉幽靈工人的索賠 (偽造身分以收取報酬或額外工資) (Mackey, 2016)。因此，貪腐影響全球多方面的衛生功能、破壞提供生命搶救干預措施的能力、威脅衛生系統能力與緊急應變反應、以及浪費數百億經費投資在國內與全球衛生的計畫。

貳、全球衛生的貪腐

依據健康指標與評估研究所(institute for Health Metrics and Evaluation)資料，2016年全球衛生發展援助達37.6億美元。全球衛生已經成為一個數十億元的產業了。健康經費快速地在全球衛生財務成長，伴隨著資金來源和施行者的擴張，也已經創造其複雜性與脆弱性，助長犯罪的機會，特別在治理不佳的國家(Usher, 2016)。

防治愛滋病、肺結核與瘧疾的全球基金，自2020年以來，多方利益相關者的公私合作夥伴關係已支出超過270億美元，在衛生部門貪腐方面有第一次親身的經驗。對其投資組合的貪腐調查有詳細的管理不善和濫用資金、不規則的採購程序、回扣、非法藥物轉移、串通、偽造文件以及其他形式的直接欺詐行為(Usher, 2016)。

在2011年，在馬利、毛里塔尼亞、吉布提、與尚比亞的貪腐第一次被全球基金監察長報導；及隨後，媒體對全球基金對其計劃的管理缺乏吸引力。其後果，數個政府威脅暫停提供資金，支付被凍結，當時的督察長遭受解僱(Usher, 2016)。然而，34億在基金中消失了，其數額小於捐款總額的1%而已。

全球基金採取了強而有力的反貪腐措施，包括了「我大聲疾呼」活動，現在旨在鼓勵舉報違規行為。它還規定2:1的處罰，即政府以苛扣兩倍新增的捐款當遺失的基金做為懲罰(Usher, 2016)。除了這些措施以外，貪腐依舊盛行：最近的調查發現，布基納法索有900萬起欺詐行為，尼日利亞有300萬起欺詐行為。監察長的報告意指從2008年到2016

年中期，在32不同的國家已經有13件調查，總計發現1.04億不符合規定的消費；據說，這些一半基金已經被全回復了。

對抗愛滋病、結核病與瘧疾的全球基金的經驗，說明了在打擊全球衛生貪腐的基本挑戰。這些包括：捐助者以及援助機構的地方性貪腐、保障措施很少的國家開展業務有一定的困難、採取適當措施，增加透明度、以及問責制的潛在負面影響；在確保計畫繼續運作的同時，追回挪用的基金是難以實行；當數百萬美元危在旦夕要被掏空時，腐敗分子仍持續貪汙。評估反腐策略的有效性，以及挑戰性，仍須考慮到衡量腐敗的困難(Mackey, 2016)。

全球衛生腐敗所造成的浪費，還超過人類維持健康與財務的花費。例如，凱撒家庭基金會的一項調查發現，美國人始終認為腐敗是改善發展中國家健康的最大挑戰(Mackey, 2016)。

參、新興的反貪腐技術

由於全球數十億美金投資於衛生，依然易受到貪腐的影響，跨學科反貪腐的嚴格設計與執行是必要的。這些包含展示現存策略的有效性，如同增強的財政管理，推動透明度、吹哨者機制、處理利益衝突，確保反貪腐法律、以及適當加強防腐政策及計畫 (Mackey, 2016)。

評估反腐敗技術的實用性亦是非常重要，因為貪腐逐漸變成複雜與跨國性犯罪。舉例來說，流行社會網路平台目前為無所不在，可以使用當做教育工具(例如，增加公眾有關貪腐及公民權利的意識)與社會動員媒介(Bertot,2010)。社群媒體與其他資訊技術平台，也用於貪腐相關活動的監視，包括舉報者和公共報告提供防腐資訊(Bertot, 2010)。

大數據的運用在反貪腐行動得到動能。如同政府機關的採購計畫，其財政透明度改為數位化，以公開政府，電子政務，公開合同和其他透明度倡議，來提高透明度和資訊共享(Bertot, 2010)。這是交互運用，且創造更多資料，可以杜絕貪腐；如果使用得宜，足以更好偵測貪腐份子及其相關活動。

全世界健康保險系統逐漸地應用大數據挖掘技術，偵測詐騙案件(Joudaki, 2015)。數據探鑽使用統計學方法與機器學習來建構模型。這些允許具體索賠與提供者的認定，可以描繪出詐騙或濫用資金輪廓。通過分析大型報銷數據，來識別高風險區域；然後可以提高審計和執法活動的效率。然而，資訊科技依據審計基礎設計需要再強化，特別在低中收入國家，並且必須努力確定最能預測欺詐的數據元素(Joudaki, 2015)。

特殊部門的技術也已經發展，例如在製藥行業(Mackey, 2016)。舉例來說，授權方式，用於驗證產品的功能（例如全息圖和法醫標記）及追蹤技術(序列化和射頻識別)，可用於預防藥物轉移與打擊假藥中的國際貿易(Mackey, 2016)。當結合了移動技術，防偽解決方案，例如mPedigree可增權消費者驗證產品與提報偽藥給調解者與法律部門。

反貪腐技術的有效性之基礎是政府跟蹤腐敗行為和起訴非法行為的能力。然而，政府表示不願意在缺乏政策授權或具體指標的情況下，承擔識別和處理違規行為的責任，這點出需要針對衛生貧腐的統一治理架構。

肆、永續發展目標：全球衛生反貪腐架構

在2015年，聯合國會員國接受永續發展目標(SDGs)，迎來了新全球議程具焦於分享健康目標、國際發展、教育、氣候變遷、正義與扶貧(Mackey, 2017)。辨別健康與貪腐的重要性在他們的各個領域，目標3與目標16對於健康與正義的規定非常明確。

目標3專注於確認健康生活與促進人生，包括確保獲得優質的基本衛生服務和藥品，增加健康財務，與加強國家處理健康緊急事件的能力。腐敗的存在仍威脅著可持續發展目標及其目標的實現(Mackey,

2017)。目標16專注於促進訴諸正義與負責任的包容性機構，具體目標16.5明確要求大幅減少各種形式的腐敗和賄賂(Mackey, 2017)。

雖然這些目標非常重要，它們必須整體配合運作，個別單一進行，卻毫無效用。這必然是更精確地在目標架構之下運作(Mackey, 2017)。因此，在這呼籲聯合國可持續發展目標指標機構間，專家組召集工作組或針對全球衛生腐敗問題進行公開磋商，尋求聯合國專門機構夥伴關係與專業知識(譬如，世界衛生組織，聯合國毒品和犯罪問題辦公室、聯合國發展計畫、世界銀行)，公民社會、私人機構，社區不成比例被衛生貪腐影響(Mackey, 2017)。

該工作組的任務將發展目標(SDGs)的衛生貪腐指標(indicators)，可被併入已有目標(SDGs)全球指標架構或使用當作技術輔助機制(Mackey, 2017)。衛生貪腐指標可以協同方式部署，來幫助國家實現、監督與報告，實現目標與跨領域目標以及可持續發展目標3與目標16的現存指標(Mackey, 2017)。

提倡設計和採用健康貪腐「子指標」(subindicators)可催化這個議題受到政治關注；增加研究經費、資料的蒐集、設計與計劃評估，以嚴格證明和記錄現實世界中反貪腐計劃，政策和干預措施的可行性和有效性；擴大反貪腐計畫的投資與增加預防的政策(Mackey, 2017)。

「子指標」(subindicators)的設計需從下列三方法製作：(1)詳細蒐集現有資料、全國性資料及探索衛生和治理部門的「代理指標」(proxy indicators)，以作為「子指標」衡量之用；(2)檢驗方法與技術(舉例來說，審計的使用、檢視資料、主要訊息訪談、社區監視、健康衝擊評估、適時評估研究、大數據)當作提升資料與加強反腐敗干預措施的實現；(3)進行反貪腐法律、規定、政策的比較分析，來評估其執行是否有效性，改善其設計與評估其應用於不同司法管轄權(包括測量聯合國公約對抗貪污的實施與其在政治連貫性與在健康部門反貪腐活動的衝擊) (Björkman, 2009)。

蒐集資料過程應與目標17保持一致，包括促進政策與機構的連貫性目標、鼓勵多個利益關係者夥伴關係、增加資料可獲取性與使用技術的權利。所有這些因素在全球反貪汙效果都非常重要，目標17可單一化健康貪腐「子指標」在目標 (SDGs)架構之下，促進其以多機構、跨學科、跨領域議題，建立全球夥伴關係。

伍、結論

在2016年5月，世界領袖來自於超過40個國家的政府、公民團體以及私人部門，參與了反貪腐高峰會議，由前英國首相David Cameron主辦這次會議。這高峰會有崇高的目標，其全球宣言的標題是「揭露、追捕與懲罰並大幅度減少任何形式的貪腐與賄賂」。然而，這高峰會議主題主要聚焦於違法財政流動與傳統易受傷害的部門(舉例來說，建築、海關、安全和採掘業)。據統計，只有九個國家在他們所參加的特別會議中，提到健康議題。

聯合國反貪腐公約的簽訂，為關鍵的國際機構制定反貪腐計劃，奠定了基調；但是需要更多有健康意涵的行動。在世界領袖之間，關於衛生相關的貪腐的後果，有關的政治倡議需要開始進行，達成共識。

直到今日，衛生貪腐依然「適應力」強大，因為它可以是看不見、系統性、與多樣性，可以快速擴散，影響不同社區、國家與組織。雖然目前沒有特效藥可以治療衛生貪腐的疾病，在分享健康與反對貪腐全球目標，SDGs的引進代表關鍵機會來彌合既有的分歧，以確保這一代與下一代健康與人類發展的完整性。

參考文獻

Bertot J.C., P.T.Jaeger, J.M.Grimes. 2010. Using ICTs to create a culture of transparency :E-government and social media as openness and anti-corruption tools for societies. *Gov. Inf. Q.* 27,264-271.

Björkman M., J.Svensson. 2009. Power to the people: Evidence from a randomized field experiment on community-based monitoring in Uganda. *Q.J.Econ.*124, 735-769.

Hanf M., A. Van-Melle, F. Fraisse, A.Roger,B.Carme, M.Nacher. 2011. Corruption kills:Estimating the global impact of corruption on children deaths. *PLOS ONE* 6, e26990.

Holeman I., T.P, Cookson, C.Pagliari. 2010. Digital technology for health sector governance in low and middle income countries: A scoping reviews. J. Glob. Health 6 ,020408. tools for societies*,Gov.Inf.Q.*27, 264-271.

Joudaki H., A.Rashidian, B.Minaei-Bidgoli, M.Mahoodi, B.Geraili, M.Nassiri, M. Arab. 2015. Using data mining to detect care fraud and abuse : A review of literature. *Glob.J.Health Sci.* 7,194-202.

Mackey T,K., J.C, Kohler, W.D.Savedoff, F.Vogl. M.Lewis, J.Sale, J.Michaud, T. Vian. 2016. The disease of corruption: Views on how to fight corruption to advance 21st century global health goals. *BMC Med.* 14,149.

Mackey T.K., J.Kohler, M.Lewis,T.Vian. 2017. Combating corruption in global health. *Sci. Transl. Med.*9, eaaf9549.

Rispel L.C., P.de Jager, S. Fonn.2016. Exploring corruption in the South African health sector. *Health Policy Plan.* 31, 239-249.

Usher A.D. 2016. Global Fund plays hard ball on corruption. *Lancet* 387, 213-214.

CHAPTER 17

WHO「一個世界：一同在家」特別節目

摘要

《世界衛生組織》和《全球公民》為慶祝和支持醫護人員，於2020年4月18日（週六）播出「一個世界：一同在家」全球特別節目，報導世界各地醫師、護士和家庭的對抗COVID-19大流行的真實經驗，以支援醫護人員，並進行募款。

壹、發布新聞

2020年4月6日，《世界衛生組織》和《全球公民》宣布：為慶祝和支持醫護人員，「一個世界：一同在家」(One World: Together at home)全球特別節目，於4月18日（週六）播出世界各地醫師、護士和家庭的真實經驗，以支援醫護人員對抗COVID-19大流行。

WHO and Global Citizen announce: ‘One World: Together at home’ Global Special to support healthcare workers in the fight against the COVID-19 pandemic. 6 April 2020 News release. ‘One World: Together At Home’ global special to air on Saturday, 18 April 2020 in celebration and support of healthcare workers, broadcast to feature real experiences from doctors, nurses and families around the world.

貳、節目目的

這個特別節目在支持者和企業合作夥伴的贊助下，將為「COVID-19團結應對基金」(the COVID-19 Solidarity Response Fund)募款，協助當地和地區的慈善機構，向最需要幫助的人，提供食物，住房和醫療照護。

Powered by commitments from supporters and corporate partners in benefit of the COVID-19 Solidarity Response Fund, Broadcast special to also benefit local and regional charities that provide food, shelter and healthcare to those that need help most.

參、節目主持人

此歷史性的特別節目將由《今夜秀》主持人Jimmy Fallon、《現場秀》主持人Jimmy Kimmel、《深夜秀》主持人Stephen Colbert聯合主持，芝麻街小伙伴也將參與盛會，以協助匯集全世界人民的力量，鼓勵各國人民大力行動，支持全球對抗COVID-19疫情。

Historic broadcast to be hosted by Jimmy Fallon of 'The Tonight Show,' Jimmy Kimmel of 'Jimmy Kimmel Live' and Stephen Colbert of 'The Late Show with Stephen Colbert,' Friends from Sesame Street Also on hand to help unify and inspire people around the world to take meaningful actions that increase support for the global COVID-19 response.

肆、節目參加人

在Lady Gaga安排和策劃下，這次特別節目參加人包括：Alanis Morissette、Andrea Bocelli、Billie Eilish、Billie Joe Armstrong of Green Day、Burna Boy、Chris Martin、David Beckham、Eddie Vedder、Elton John、FINNEAS、Idris和Sabrina Elba、J Balvin、John Legend、Kacey Musgraves、Keith Urban、Kerry Washington、郎朗、Lizzo、Maluma、Paul McCartney、Priyanka Chopra Jonas、Shah Rukh Khan和Stevie Wonder。

Curated in collaboration with Lady Gaga, broadcast to include Alanis Morissette, Andrea Bocelli, Billie Eilish, Billie Joe Armstrong of Green Day, Burna Boy, Chris Martin, David Beckham, Eddie Vedder, Elton John, FINNEAS, Idris and Sabrina Elba, J Balvin, John Legend, Kacey Musgraves, Keith Urban, Kerry Washington, Lang Lang, Lizzo, Maluma, Paul McCartney, Priyanka Chopra Jonas, Shah Rukh Khan and Stevie Wonder.

伍、播出時間

日內瓦/紐約----國際倡導組織《全球公民》和《世界衛生組織》4月6日宣布「 一個世界：一同在家」-----全球電視直播的特別節目----以支持對抗COVID-19大流行。《一個世界：一同在家》於2020年4月18日（週六）北美太平洋時間下午5：00 PDT / 北美東部時間晚上8:00 EDT / 格林威治時間上午00:00 GMT，現場直播，在美國廣播公司(ABC)、美國全國廣播公司(NBC)、Viacom哥倫比亞傳播網（ViacomCBS Networks）、iHeartMedia和Bell Media網絡，以及加拿大平台直播。在國際上，英國廣播公司1台 (BBC One)於2020年4月19日(週日)播出。其他國際廣播公司，包括beIN Media Group、MultiChoice Group和 RTE也將播出。虛擬廣播顯示：面對COVID-19威脅，所有人團結一致，將慶祝和支持勇敢地在前線進行救生工作的醫護人員。

Geneva/New York - International advocacy organization Global Citizen and the World Health Organization today announced the One World: Together At Home -- a globally televised and streamed special in support of the fight against the COVID-19 pandemic. One World: Together At Home will be broadcast live on Saturday, 18 April 2020 at 5:00 p.m. PDT/8:00 p.m. EDT/12:00 a.m. GMT airing on ABC, NBC, ViacomCBS Networks, iHeartMedia and Bell Media networks and platforms in Canada. Internationally, BBC One will run the program on Sunday 19 April 2020. Additional international broadcasters include beIN Media Group, MultiChoice Group and RTE. The virtual broadcast will show unity among all people who are affected by COVID-19 and will also celebrate and support brave healthcare workers doing life-saving work on the front lines.

《全球公民》共同創始人兼執行長Hugh Evans表示：「當我們尊重並支持社區衛生工作者的英勇努力時，『一個世界：一同在家』的目標顯示我們的團結，鼓勵全球遏制COVID-19疫情。我們以全球直播音樂、娛樂和其他活動，向奮不顧身，護衛我們的每一位人士，表示謝意。」

Hugh Evans, Co-Founder and CEO of Global Citizen, said "As we honor and support the heroic efforts of community health workers, 'One World: Together At Home' aims to serve as a source of unity and encouragement in the global fight to end COVID-19. Through music, entertainment and impact, the global live-cast will celebrate those who risk their own health to safeguard everyone else' s."

陸、媒體傳播

「一個世界：一同在家」還將在多個全球平台上播放長達數小時的特別節目，包括：阿里巴巴、亞馬遜Prime Video、蘋果、臉書，Instagram、LiveXLive、騰訊、騰訊音樂娛樂集團、TIDAL、TuneIn、Twitch、Twitter、雅虎和 YouTube。這數位特別節目也將包括來自全球各地藝術家的表演，以及全世界醫務人員的英勇事蹟。有關資訊，請查閱 www.globalcitizen.org/togetherathome。

One World: Together At Home will also be a multi-hour digital broadcast streaming online on multiple global platforms, including: Alibaba, Amazon Prime Video, Apple, Facebook, Instagram, LiveXLive, Tencent, Tencent Music Entertainment Group, TIDAL, TuneIn, Twitch, Twitter, Yahoo and YouTube. This digital special will include additional artists and performances from all over the globe as well as unique stories from the world' s healthcare heroes. For information about how to tune in and take action, visit www.globalcitizen.org/togetherathome.

柒、節目內涵

《世界衛生組織》秘書長譚德賽(Tedros Adhanom Ghebreyesus)博士說：「《世界衛生組織》以科學和公共衛生措施，戰勝冠狀病毒全球大流行，並支援抗疫前線的醫務人員。」「我們可能需要保持人際距離，但是我們仍然可以虛擬在一起，享受美妙的音樂。『一個世界：一同在家』音樂會彰顯我們團結一致，對抗共同威脅。」。

“The World Health Organization is committed to defeating the coronavirus pandemic with science and public health measures, and supporting the health workers who are on the frontlines of the response,” said Dr Tedros Adhanom Ghebreyesus, Director-General of WHO. “We may have to be apart physically for a while, but we can still come together virtually to enjoy great music. The 'One World: Together At Home' concert represents a powerful show of solidarity against a common threat."

聯合國秘書長古特雷斯 (António Guterres) 說：「聯合國系統已充分動員起來：支援各國抗疫、把我們的供應鏈置於全世界支配、並倡導全球停火(停止軍事對抗)。我們很自豪與『一個世界：一同在家』攜手合作，以幫助抑制病毒的擴散，最大程度地減少對全球的社會經濟衝擊，並共同努力，推進未來全球目標。」，「共同抗對COVID-19疫情，是當務之急----我們只有同舟共濟，才能渡過難關。」。

"The United Nations system is fully mobilized: supporting country responses, placing our supply chains at the world's disposal and advocating for a global cease-fire. We are proud to join forces with 'One World: Together At Home' to help suppress the transmission of the virus, minimize social-economic impacts on the global community and work together now to advance Global Goals for the future," said António Guterres, Secretary-General of the United Nations. "There is no greater case for collective action than our joint response to COVID-19 – we are in this together and we will get through this together."

捌、募款活動

上個月(2020年3月)，為對抗疫情全球大流行，《全球公民》發起了一項緊急募款活動，以支持由《聯合國基金會》(the UN Foundation)資助的《世界衛生組織COVID-19團結應對基金》(the COVID-19 Solidarity Response Fund for WHO)。來自全球130多個國家的《全球公民》人士，採取了數萬種行動，支持「應對基金」；呼籲人們採取行動，並促請世界各國領導人和企業界，提供足夠資源，支援這項活動。

Last month in response to the global pandemic, Global Citizen launched an urgent campaign in support of the COVID-19 Solidarity Response Fund for WHO, powered by the UN Foundation. Calling on individuals to take action, and asking world leaders and corporations to support the response with sufficient resources, Global Citizens from over 130 countries around the world have taken tens of thousands of actions in support of the response fund.

在這個歷史的關鍵時刻，《全球公民》還發起「在世捐贈」(Give While You Live)活動，呼籲慈善家參與並支持立即開展COVID-19抗疫工作；敦促投資人、變革者和基金會負責人實現捐贈，以及迅速投入相關工作，例如更強大的衛生系統和疫苗開發。

At this critical moment in history, Global Citizen is also calling on philanthropists to join and support immediate COVID-19 response efforts as part of the organization' s Give While You Live effort. Investors, changemakers and foundation leaders are being urged to actualize their giving and invest quickly in related efforts like stronger health systems and vaccine development.

在過去的三週中，表演藝術家響應《世界衛生組織》和《全球公民》的號召，參加 「**一同在家**」系列演出者，包括：克里斯・馬丁、約翰・傳奇、查理·普斯、Common、Shawn Mendes、卡米拉・卡貝洛、OneRepublic的瑞安・泰德、尼爾・霍蘭、史蒂夫・奧基、珍妮弗・哈德森、米格爾、HER、Anthony Hamilton、Rufus Wainwright、Hozier和Julianne Hough等人。

Over the past three weeks, the Together At Home series has featured performances from artists including, Chris Martin, John Legend, Charlie Puth, Common, Shawn Mendes, Camila Cabello, Ryan Tedder of OneRepublic, Niall Horan, Steve Aoki, Jennifer Hudson, Miguel, H.E.R., Anthony Hamilton, Rufus Wainwright, Hozier and Julianne Hough, among others in support of WHO and Global Citizen' s campaign.

支持者和企業合作夥伴承諾《世界衛生組織COVID-19團結應對基金》，支援世界各地的前線醫護人員，口罩、防護衣服和其他重要裝備；以及當地慈善機構，提供食品、住所和醫療保健，給最需要的人。這些當地團體已經過驗證，確認他們正在幫助受到COVID-19影響的社區。

Commitments from supporters and corporate partners will go to the COVID-19 Solidarity Response Fund for WHO to support and equip frontline healthcare workers around the world, with masks, gowns and other vital equipment, and to local charities that provide food, shelter, and healthcare to those that need it most. These local groups have been verified to ensure that they are helping communities impacted by COVID-19.

玖、資訊查閱

需要更多《全球公民》與《世界衛生組織團結應對基金》的資訊，請查閱globalcitizen.org 並利用#GlobalCitizen，進入@GlblCtzn Twitter、Facebook和Instagram。

For more information about Global Citizen and the campaign to support the WHO' s Solidarity Response Fund, please visit globalcitizen.org and follow @GlblCtzn Twitter, Facebook and Instagram using #GlobalCitizen.

需要更多《世界衛生組織》對流感大流行和《COVID-19團結應對基金的應對基金》措施的資訊，請查閱www.who.int/COVID-19並在Twitter、Facebook、Instagram、 LinkedIn和TikTok，進入@WHO。

To learn more about WHO' s response to the pandemic and the COVID-19 Solidarity Response Fund, please go to www.who.int/COVID-19 and follow @WHO on Twitter, Facebook, Instagram, LinkedIn and TikTok.

拾、附錄

一、《全球公民》簡介

《全球公民》是動員全世界積極行動者和影響者，致力於在2030年之前，消除極端貧困的最大規模運動。每個月有超過1千萬位倡導者參加。我們的聲音有能力推動圍繞可持續性、平等和人類的持久變革之議題。我們以發貼、推文、留言、投票、簽名和呼籲，激勵有所作為的人----政府領導人、企業、慈善家、藝術家和公民----共同改善生活。全球公民可以下載我們的應用程式，了解導致極端貧困的系統性原因，針對這些議題採取行動，並獲得獎勵點數；這些獎勵點數可以兌換成全世界各地的音樂會、活動、體驗營等的入場券。迄今為止，我們的社區行動，以及高層的倡導與合作夥伴的工作，獲得領導人做出超過480億美元的承諾和政策聲明，在2030年之前將對22.5億多人的生活，產生積極影響。更多資訊，請查閱 www.GlobalCitizen.org。

About Global Citizen:

Global Citizen is the world’s largest movement of action takers and impact makers dedicated to ending extreme poverty by 2030. With over 10 million monthly advocates, our voices have the power to drive lasting change around sustainability, equality, and humanity. We post, tweet, message, vote, sign, and call to inspire those who can make things happen to act — government leaders, businesses, philanthropists, artists, and citizens — together improving lives. By downloading our app, Global Citizens learn about the systemic causes of extreme poverty, take action on those issues, and earn rewards, which can be redeemed for tickets to concerts, events, and experiences all over the world. To date, the actions of our community, along with high-level advocacy efforts and work with partners, has resulted in commitments and policy announcements from leaders valued at over $48 billion, affecting the lives of more than 2.25 billion people by 2030. For more information, visit www.GlobalCitizen.org.

二、《世界衛生組織》簡介

《世界衛生組織》是聯合國的衛生專門機構。它是一個政府間組織，通常經由會員國衛生部與會員國合作。《世界衛生組織》負責在全球衛生事務上發揮領導作用，制定衛生研究議程，制定規範和標準，闡明基於證據的政策選擇，向各國提供技術支援以及監測和評估衛生趨勢。更多資訊，請查閱www.who.int。

About the World Health Organization:

The World Health Organization (WHO) is the United Nations' specialized agency for health. It is an inter-governmental organization and works in collaboration with its Member States usually through the Ministries of Health. The World Health Organization is responsible for providing leadership on global health matters, shaping the health research agenda, setting norms and standards, articulating evidence-based policy options, providing technical support to countries and monitoring and assessing health trends. Learn more at www.who.int.

三、《聯合國基金會》簡介

《聯合國基金會》匯集了《聯合國》為推動全球進步和解決緊迫問題所需的理念、人員和資源。為了支持《世界衛生組織》（WHO）在COVID-19方面的全球性工作，《聯合國基金會》幫助啟動了「COVID-19團結應對基金」。該基金在不到兩週的時間內，籌集了超過1億美元，用於全球的救生工作。需要更多資訊，請查閱www.covid19responsefund.org以了解「COVID-19團結應對基金」；以及www.unfoundation.org以了解「聯合國基金會」。在Twitter和Instagram進入@unfoundation，在Facebook進入@聯合國基金會。

About the United Nations Foundation:

The UN Foundation brings together the ideas, people, and resources the United Nations needs to drive global progress and tackle urgent problems.

To support the work of the World Health Organization (WHO) in its global work on COVID-19, UN Foundation helped launch the COVID-19 Solidarity Response Fund that has raised more than $100 million in less than two weeks for lifesaving work around the world. Learn more about the COVID-19 Solidarity Response Fund at www.covid19responsefund.org. Learn more about the UN Foundation at www.unfoundation.org. Follow @unfoundation on Twitter and Instagram, and @United Nations Foundation on Facebook.

四、原編者說明

「COVID-19團結應對基金」將根據WHO的戰略準備和應對計劃，使用捐款，並支援多個組織的工作。其中包括：為《世界衛生組織》跟踪病毒傳播，提供衛生工作者的防護配備、實驗室和測試工具，以及社區和前線應對人員最新指導；使《兒童基金會》(UNICEF)能夠為全球兒童和家庭提供循證指導，以保護他們免受COVID-19侵害，為脆弱國家提供水、環境衛生和個人衛生以及基本的感染預防和控制措施，並照顧脆弱的家庭和兒童；協助重要合作夥伴《流行病防範創新聯盟》（CEPI），為研發對抗COVID-19新型疫苗，提供資金。

Note to Editors:

Resources donated to the COVID-19 Solidarity Response Fund will be spent in alignment with the WHO Strategic Preparedness and Response Plan and support the work of multiple organizations. These include WHO, for tracking the virus spread, equipping health workers, making lab and testing tools available, and providing communities and frontline responders with the latest guidance; enabling UNICEF to equip children and families globally with evidence-based guidance to protect them from COVID-19, providing water, sanitation and hygiene, and basic infection prevention and control measures to vulnerable countries, and caring for vulnerable families and children; and to CEPI, the Coalition for Epidemic Preparedness Innovations, a key partner leading the financing for research and development for novel vaccines to combat COVID-19.

索引

AI醫療產業 62, 65, 66
COVID-19團結應對基金 254, 258, 259, 260, 262, 263
HOX基因 49, 61
mPedigree 249
NK模型 47, 51, 58
NK適應度景觀模型 51, 53
PDSA循環 25
RNA干擾相關 50

一劃

一事二罰 95
一個世界：一同在家 177, 253, 254, 255, 256, 257, 258

二劃

人工智能 66
人工智慧 62, 63, 67, 68
人文關懷 158, 165

三劃

上游公共衛生政策 181, 182
下游公共衛生政策 182
大統黑心油事件 86
大數據 63, 64, 65, 68, 245, 248, 249, 250
大數據分析 63, 64
大學英語檢定 159

四劃

不可分割性 189
不可回復性 189
不可逆性 189
不可預測性 11, 13, 15, 19, 22, 24, 27, 181, 184, 187
不完全預見 189
不當利得 89, 90, 93, 96, 100, 101, 105, 108, 129, 135, 137
不確定性 11, 13, 19, 20, 27, 70, 246
中華人民共和國執業醫師法 152, 157, 160, 173
中觀 44, 73, 181
公私夥伴關係 71
公務人員週休二日實施辦法 9
公務員服務法 9
分照制度 98, 132, 144
化約論 11, 13, 18, 22, 26, 71, 180
反式脂肪 105, 106, 108, 139, 140, 144
反思實踐 24
反貪腐工作 246
天花病毒 233
天擇 31, 32, 52
弔詭 11, 13, 17, 18
引子 20, 185, 189

手搖飲料店殘留農藥 87
文官體系 72
比爾蓋茲 62, 63, 64
水平邊界 208

五劃

世界衛生大會 5, 214, 215, 219, 221, 225, 228, 229, 230, 231, 232
世界衛生組織 3, 4, 5, 6, 10, 177, 214, 215, 216, 217, 219, 220, 221, 222, 223, 224, 225, 226, 227, 228, 229, 230, 231, 232, 233, 234, 235, 237, 238, 239, 243, 246, 250, 253, 254, 255, 257, 258, 259, 260, 262, 263
世界衛生組織西太平洋區域 216
世界衛生組織東地中海區域 216
世界衛生組織東南亞區域 216
世界衛生組織非洲區域 216
世界衛生組織美洲區域 216
世界衛生組織歐洲區域 216
世界醫學教育聯合會 154, 155, 174
主動查驗 97, 135
代理指標 250
可及性 8
可用性 8
台灣人體生物資料庫 65
外展 201
外部夥伴 210, 211
外部邊界 209, 210
市場 15, 34, 39, 40, 64, 70, 71, 73, 74, 76, 77, 78, 112, 113, 114, 115, 152, 153, 156, 186, 209, 211, 243, 246
市場機制 71, 73, 78, 113
布爾值超立方體 52
未可預測性 19
正式成員 228, 229
民主問責制 72
永續發展 242, 245, 246, 249
生活資源 3, 4
用進廢退法則 38
甲基化 50

六劃

在世捐贈 259
仲會員 216, 228, 229
全民健康 218, 223, 224, 225, 226, 238, 242, 244
全球公民 253, 254, 255, 256, 258, 259, 260, 261
全球標準 154, 155, 156
全創生系統 44
共同演化 11, 13, 17, 26, 47, 48, 52, 72, 121, 189
危害特性化 84
危害辨識 84
地理邊界 209
地擇說 31
死產率 7

肉類注保水劑增重事件 86
自主檢驗 97, 110, 111, 113, 132
自行檢驗 90, 91, 96, 128
自我組織 11, 13, 20, 21, 26, 42, 43, 45, 46, 71, 72, 73, 76, 77, 181, 182, 184, 185, 186, 187, 188, 189, 190
自動創生 1, 42, 43, 44, 45, 46
自動創生系統 43, 44
行動者 26, 183, 187, 205, 206, 261

七劃

私人自律 115
成分分析檢驗報告 99, 134
低密度膽固醇LDL 139
作用者 11, 13, 15, 16, 17, 18, 19, 20, 21, 22, 26, 27, 59, 71, 77, 182, 187, 189, 191, 246
作用者為基礎的分析模式 26
利害關係人 26, 122, 199
吸引型態 11, 13, 20
吹哨者機制 248
宏觀 36, 73, 77, 78, 181, 182
決議的議程 122
系統 11, 13, 15, 16, 17, 18, 19, 20, 37, 38, 39, 40, 42, 43, 44, 45, 48, 58, 61, 67, 71, 72, 73, 75, 77, 88, 91, 94, 97, 99, 102, 103, 104, 105, 107, 116, 129, 133, 138, 139, 141, 142, 143, 180, 183, 184, 186, 187, 189, 191, 196, 197, 202, 208, 209, 222, 224, 225, 226, 227, 233, 234, 239, 242, 246, 247, 249, 251, 258, 259, 261
初始條件 18

八劃

到達 21, 31, 57, 201
制度論 77, 78
制度壓枝變遷 77
奇異引子 181, 189
拓撲空間 44
物聯網技術 64
社區監視 250
社會不公平 225
社會自我管理 112, 113, 115
社會流行病學 151, 152, 153, 156
社群媒體 248
空間區域 210, 212
長學制 159, 161, 172
阿拉木圖宣言 225
非傳染性疾病 218, 222, 223, 224, 227
非線性 11, 13, 18, 19, 22, 58, 72, 184, 185, 190
非編碼DNA 49
垂直邊界 208
政府議程 122

政治流 119, 120, 121, 122, 123, 124, 125, 127, 131, 138, 140, 143, 144
政治實體 228, 230
政策企業家 119, 120, 121, 122, 123, 124, 125, 127, 131, 143, 149, 205
政策流 119, 120, 121, 122, 123, 124, 125, 127, 131, 138, 140, 142, 143, 144
政策原湯 123, 143
政策動態 69, 72, 73, 78
政策都要有健康的意涵 237, 238, 239, 240, 241, 242
政策窗 81, 118, 119, 120, 121, 122, 123, 124, 125, 127, 143, 144
毒澱粉事件 86

九劃

表觀遺傳學 50
相關性 189, 201
突現 11, 13, 18, 20, 26, 58, 72, 73, 181, 184, 185, 186, 187, 189
突變 30, 31, 34, 51, 58, 59, 60
胖達人香精麵包 86
風險特性化 84
食品三級品管機制 88
食品安全 81, 83, 84, 85, 86, 87, 88, 89, 90, 91, 93, 95, 96, 97, 99, 101, 102, 103, 105, 106, 107, 108, 109, 110, 111, 112, 113, 114, 115, 116, 117, 118, 119, 120, 121, 122, 123, 124, 126, 127, 129, 130, 132, 133, 134, 135, 136, 137, 138, 139, 140, 141, 142, 143, 144, 145, 147, 148, 149, 202, 237, 240
食品安全事件 83, 85, 87, 91, 93, 109, 115, 117, 118, 120, 123, 129, 143, 144, 148
食品安全保護基金 89, 90, 91, 93, 96, 101, 129, 137, 143
食品安全風險評估 84, 85, 117, 120, 134, 148
食品安全會報 96, 97, 127, 134, 135
食品安全衛生管理法 83, 84, 87, 88, 89, 90, 95, 102, 105, 106, 108, 110, 112, 116, 117, 118, 122, 123, 124, 126, 127, 138, 139, 144, 148, 149
食品原料 87, 88, 89, 91, 93, 94, 95, 99, 103, 129, 133, 139, 140
食品添加物 84, 88, 90, 91, 98, 99, 104, 106, 107, 109, 111, 119, 126, 132, 133, 134
食品衛生管理法 83, 84, 87, 90, 91, 95, 105, 108, 109, 111, 115, 116, 118, 119, 126, 127, 144, 148

十劃

真核細胞 43
核酸 43
起雲劑 86, 91, 126
追溯系統 88
追繳不當利得 89, 100, 135
高密度膽固醇HDL 139

十一劃

英國國家衛生服務部 70
假扣押 100, 136
假處分 100, 136
健康 1, 3, 4, 5, 6, 7, 8, 9, 10, 11, 12, 13, 14, 17, 18, 20, 23, 26, 27, 65, 67, 73, 74, 75, 76, 84, 85, 86, 87, 88, 90, 91, 92, 93, 94, 95, 96, 99, 99, 100, 116, 120, 127, 129, 130, 131, 134, 136, 139, 148, 152, 153, 156, 157, 158, 168, 170, 177, 182, 183, 191, 200, 214, 215, 218, 222, 223, 224, 225, 226, 227, 229, 231, 232, 233, 234, 235, 237, 238, 239, 240, 241, 242, 243, 244, 245, 246, 247, 248, 249, 250, 251
健康促進 177, 237, 238, 239, 241, 242, 243, 244
健康衝擊評估 250
健康權 1, 3, 7, 8, 9, 10
動物學哲學 37, 38
動態的適應力 4
問題流 118, 119, 120, 121, 122, 123, 124, 125, 126, 127, 130, 131, 137, 139, 140, 141, 143, 144
問題導向學習 158
國際衛生條例 218, 223, 225, 231, 236
國際糧食政策研究所 198, 202, 203, 204
執行委員會 215, 219, 220, 221, 228, 229, 230
執業醫師法 152, 157, 160, 170, 173
執照政策 81, 151, 152, 153, 154, 156, 157, 158, 170, 173
基本假定 189
基因 12, 30, 31, 34, 35, 40, 48, 49, 50, 51, 52, 53, 54, 55, 56, 58, 59, 61, 64, 65, 84, 85, 88, 89, 91, 93, 94, 95, 103, 117, 120, 129, 139, 149
基因改造食品 85, 88, 89, 91, 93, 94, 95, 103, 120, 129, 139
基因型 48, 49, 50, 51, 52, 53, 54, 55, 56, 58, 59, 61
基因突變 30, 31, 34
基因組 34, 48, 49, 52, 61
基因漂變 31

第14號一般性意見書 7
第一屆國際健康促進大會 238
第三方核查 105, 138
組蛋白乙醯化 50
組織架構 217, 228
脫乙醯化 50
蛋白質 43, 48, 49, 65
規劃、執行、研究、行動 25
透明度 248
部分氫化油 105, 108, 139, 140
陳馮富珍博士 221, 232

十二劃

創新行為 11, 13
景觀 1, 47, 48, 50, 51, 52, 53, 54, 56, 57, 58, 59
智慧醫療 1, 62, 63, 64, 67, 68
智慧醫療科技 64
棘手問題 21, 237, 240, 241
渥太華宣言 238
無邊界組織 177, 197, 207, 208, 209, 210, 212, 213
登錄制度 88
等位基因 34, 50, 51, 53, 61
策略聯盟 71
雲端運算 64, 65
順序的 69, 70, 72, 74

十三劃

傳統化約論 18
匯合交會 119, 120, 122, 123, 125
塑化劑 83, 84, 85, 86, 91, 118, 119, 120, 123, 126
塑化劑DEHP 86, 91, 126
塑化劑事件 83, 86, 91, 118, 126
微觀 73, 77, 78, 181, 182
意義建構 183, 184, 188, 190
新達爾文主義 33, 34, 41
會診 12
溝通能力 165
經濟、社會、文化權利國際公約 7
義美條款 97, 112, 113
賄賂 250, 251
隔離 15, 34, 233
電子發票 97, 98, 104, 107, 133, 142, 144
電子發票溯源制度 133
鼎王麻辣鍋湯頭事件 86

十四劃

菸害防制 237, 240
飼料用雞血製鴨血事件 87
飽和脂肪酸 139
演化 1, 11, 13, 17, 24, 26, 27, 29, 30, 31, 32, 33, 34, 37, 38, 39, 40, 47, 48, 49, 50, 51, 52, 53, 54, 57, 58, 59, 60, 71, 121, 123, 143, 187, 189
演化生物學 47, 48, 50
演化論 31, 32, 37, 39
演化樹 37

漸進變遷 77
監測計畫 97, 103, 107, 110, 132
種群 34
管制法律 115
維多利亞宣言 233
網絡 70, 71, 73, 74, 76, 77, 78, 124, 183, 184, 196, 197, 198, 199, 202, 204, 205, 206, 221, 225, 255
網際網絡 71, 76, 199
腐敗 245, 246, 247, 248, 249, 250
赫爾辛基聲明 241
銅葉綠素 84, 85, 86, 94, 119, 120, 126, 130

十五劃

審計 246, 249, 250
層級體制 1, 69, 70, 71, 72, 73, 74, 75, 76, 77, 78, 191
層級體制治理 73, 77
影像辨識 63
暴露評估 84
標準化病人 166
線性 11, 13, 18, 19, 22, 26, 49, 58, 69, 70, 71, 72, 73, 74, 76, 180, 181, 184, 185, 189, 190, 241
線性思考 70, 189
衛生突發事件 222, 223, 225
衛生貪腐指標 250
複方食品添加物 90, 99, 134
複雜性科學 1, 11, 13, 15, 18, 20, 58, 70, 71, 72, 78, 177, 179, 180, 181, 182, 183, 184, 185, 186, 187, 188, 189, 190, 191
複雜性問題 21, 22, 23, 24, 25, 26
複雜性理論 11, 17, 70, 73, 74, 75, 76, 77, 179, 182, 184, 186
複雜性與衛生政策 180
複雜適應系統 15, 16, 17, 18, 19
適應 1, 4, 5, 6, 11, 13, 15, 16, 17, 18, 19, 20, 22, 29, 30, 32, 33, 38, 39, 41, 43, 47, 48, 50, 51, 52, 53, 54, 55, 56, 57, 58, 59, 71, 184, 186, 188, 205, 212, 213, 251
適應度 1, 47, 48, 50, 51, 52, 53, 54, 55, 56, 57, 58, 59
適應度景觀 1, 47, 48, 50, 51, 52, 53, 56, 57, 58, 59
適應度景觀圖 51, 52, 53, 56, 57, 59
適應值 50, 51
憲法第22條 8
整體基因型 54, 55, 56

十六劃

橫向 197, 209, 210, 211
機器學習 63, 64, 67, 249
默會知識 182
舉證責任倒置 101, 131, 136

十七劃

嬰兒死亡率 7, 7-263
檢舉 89, 93, 94, 96, 102, 129, 131, 137
獲得情況遺傳法則 38
縱向 197, 209, 210
總幹事 215, 217, 218, 219, 220, 221, 228, 229, 230, 232
聯合國千年宣言 227
聯合國永續發展目標 245, 246
聯合國基金會 258, 262
聯合國經社理事會 7
聯合稽查 88
臨床自主性 182

十八劃

斷續均衡 77, 190
簡單的問題 21, 22, 23
醫師法 152, 154, 157, 158, 159, 160, 168, 169, 170, 173
醫師執業註冊制度 167
醫師資格考試報名資格規定（2014版） 161, 173
醫德醫風 165
醫學教育 151, 152, 153, 154, 155, 156, 173, 174
醫學教育標準化 155
醫療法學 151, 152, 153, 156
雙贏方案 242

十九劃

餿水油 84, 86, 87, 94, 119, 130, 131
餿水油混充食用油事件 86
譚德塞 232
邊界組織 177, 196, 197, 198, 199, 204, 205, 206, 207, 208, 209, 210, 212, 213

二十劃

釋字785號 8
嚴重急性呼吸道症候群 233, 236
議程 122, 200, 201, 202, 204, 205, 206, 216, 219, 222, 224, 225, 228, 229, 232, 242, 249, 262

二十一劃

驅動力 21, 190

二十三劃

體驗式學習 25

國家圖書館出版品預行編目(CIP)資料

公共衛生新思維 / 張耕維著 . -- 第二版 . -- 新北市 :
商鼎數位出版有限公司 , 2021.06
　面；　公分
ISBN 978-986-144-198-6(平裝)

1.公共衛生 2.文集

412.07　　110006856

公共衛生新思維

著　　者　張耕維

發 行 人　王秋鴻
發 行 者　商鼎數位出版有限公司
新北市中和區中山路三段 136 巷 10 弄 17 號
TEL : (02)2228-9070　FAX : (02)2228-9076
郵撥／第 50140536 號　商鼎數位出版有限公司
編輯經理　甯開遠
執行編輯　廖信凱
封面設計　張雅惠
內文編排　商鼎數位出版有限公司

出版日期　2021/6/15　　第二版／第一刷